U0802616

科学出版社“十四五”普通高等教育研究生规划教材

肿瘤心理学

主　　编　曹　科　谢建飞

副 主 编　段应龙　黄薛冰　冯　威

编　　委（按姓氏汉语拼音排序）

曹　科（中南大学湘雅三医院）

成琴琴（湖南省肿瘤医院）

段应龙（中南大学湘雅三医院）

冯　威（复旦大学附属肿瘤医院）

郭巧红（首都医科大学护理学院）

郭玉芳（山东大学护理与康复学院）

何家欣（香港理工大学护理学院）

黄薛冰（北京大学第六医院）

刘　敏（中南大学湘雅三医院）

罗媛慧（中南大学湘雅护理学院）

蒲唯丹（中南大学湘雅三医院）

佘彩婷（中南大学湘雅三医院）

申丽娟（河南医药大学第二附属医院）

谢建飞（中南大学湘雅三医院）

颜萍平（中南大学湘雅三医院）

杨　姣（中南大学湘雅二医院）

于　泽（复旦大学附属肿瘤医院）

张　丽（中南大学湘雅二医院）

张　燕（中南大学湘雅二医院）

赵　旻（北京大学肿瘤医院）

郑树基（澳大利亚西悉尼大学健康科学院）

科 学 出 版 社

北　京

内 容 简 介

《肿瘤心理学》作为科学出版社“十四五”普通高等教育研究生规划教材之一，是一部集科学性、实用性与前沿性于一体的教材，旨在为心理学、肿瘤学及相关医疗健康领域的研究生、学者及临床工作者提供一个全面、深入的肿瘤心理学知识体系。本教材分为九章，系统介绍了肿瘤心理学的各个方面，从绪论到基本原理，再到肿瘤患者的心理、心理问题筛查、心理干预与治疗，以及肿瘤患者周围人群的心理和卫生政策中的肿瘤心理学，内容全面、结构清晰、逻辑严谨。

本教材为高等院校研究生教育提供了高质量的教材资源，同时，也适合作为临床医护人员、心理咨询师及肿瘤患者的参考指南。

图书在版编目（CIP）数据

肿瘤心理学 / 曹科，谢建飞主编. -- 北京 : 科学出版社，2025. 8. (科学出版社“十四五”普通高等教育研究生规划教材). -- ISBN 978-7-03-082251-2

Ⅰ. R730. 59

中国国家版本馆 CIP 数据核字第 202554VW91 号

责任编辑：周　园/责任校对：周思梦
责任印制：张　伟/封面设计：陈　敬

科学出版社 出版
北京东黄城根北街 16 号
邮政编码：100717
http://www.sciencep.com

三河市骏杰印刷有限公司印刷

科学出版社发行　各地新华书店经销

*

2025 年 8 月第　一　版　开本：787×1092　1/16
2025 年 8 月第一次印刷　印张：12 1/2
字数：357 000

定价：88.00 元

（如有印装质量问题，我社负责调换）

前　言

在人类健康与疾病的广阔画卷中，肿瘤因其复杂多变、影响深远而备受瞩目。随着医学科技的飞速发展，肿瘤的治疗不再局限于生物学的范畴，而是日益融入了心理学、社会学等多学科的智慧与力量。《肿瘤心理学》作为科学出版社“十四五”普通高等教育研究生规划教材之一，旨在为我国肿瘤学及心理学领域的研究生教育提供一本兼具理论深度与实践指导意义的教材，从而更好地服务于肿瘤患者，满足他们在治疗与康复过程中的多元化需求。

本教材的编写团队汇集了肿瘤学、心理学、护理学、社会学等多个领域的专家学者，他们凭借丰富的临床经验、深厚的学术底蕴以及跨学科的视角，共同为本教材的诞生付出了艰辛的努力。在内容编排上，我们精心设计了九章的知识框架，从绪论到卫生政策中的肿瘤心理学，逐步深入、层层递进。第 1 章绪论为全书奠定了基调，概述了肿瘤心理学的研究背景与意义；第 2 章则详细阐述了肿瘤心理学的基本原理，为后续章节奠定了坚实的理论基础。从第 3 章到第 5 章，我们聚焦于肿瘤患者的心理状态、心理问题筛查以及异常心理分析，旨在帮助读者深入理解患者的内心世界。第 6 章至第 8 章则分别探讨了医患关系与沟通、肿瘤心理治疗以及肿瘤患者周围人群的心理问题，为读者提供了实用的干预策略与支持方法。最后一章则从宏观角度出发，分析了卫生政策在肿瘤心理学中的应用与挑战，为读者拓展了更广阔的视野。

在本教材的编写过程中，我们特别强调了实证研究的重要性，力求将最新的研究进展成果融入其中。每一章节都经过精心打磨，既包含了扎实的理论知识，也穿插了丰富的案例分析与实践指导。我们希望通过这种方式，帮助读者建立科学、系统的知识体系，并在实践中灵活运用所学知识与技能。

同时，我们也深知肿瘤患者的心理需求是多维度、多层次的。因此，在本书中我们不仅关注患者的直接心理问题，还延伸到医患沟通、家庭支持、社会认知等多个方面。我们期望通过这种全方位的视角，能够为医科人才培养提供一个更为立体、全面的肿瘤心理学知识体系。

最后，我们要衷心感谢所有为本书编写付出辛勤努力的作者、审稿人以及支持者。没有他们的智慧与奉献，这本书不可能顺利问世。我们也诚挚地期待各位读者能够提出宝贵的意见与建议，帮助我们不断完善与提升本书的质量与水平。愿这本《肿瘤心理学》能够成为广大医务工作者、研究生以及肿瘤患者与家属的良师益友，共同为战胜肿瘤、提升生命质量贡献智慧与力量。

曹　科

2024 年 12 月

目　　录

第1章 绪　论

癌症作为一种严重威胁人类健康的疾病，发病率和死亡率逐年上升，已成为全球范围内的主要公共卫生问题。根据世界卫生组织的统计数据，癌症每年可导致数百万人死亡，给全球社会经济造成了巨大的负担。随着医学技术的进步和人类寿命的延长，癌症的诊断和治疗手段不断完善，患者的生存率有了显著提高。然而，癌症不仅是一种生理疾病，还涉及心理和社会问题，其对患者及其家属的心理健康和生活质量造成了深远影响。

在癌症治疗过程中，患者往往会经历巨大的心理压力和情感波动。从确诊时的震惊和恐惧，到治疗过程中的焦虑和抑郁，再到康复期间的孤独和无助，患者的心理状态在各个阶段都需要得到充分的重视和关怀。此外，癌症不仅影响着患者本人，也使其家属面临着心理与经济上的巨大压力，家庭成员的情感支持和社会支持在此时显得尤为重要。

因此，肿瘤心理学（psycho-oncology）应运而生。作为新兴的交叉学科，肿瘤心理学主要研究肿瘤患者及其家属在诊断、治疗和康复过程中经历的心理和社会问题，并探讨如何通过有效的心理干预来改善患者的心理健康和生活质量。本章将首先介绍肿瘤心理学的定义，逐步扩展到其研究范围、方法、相关学科及未来展望，旨在为读者提供全面、科学的肿瘤心理学知识体系。

第一节　肿瘤心理学概述

一、肿瘤心理学定义

肿瘤心理学是一门结合心理学、社会学与肿瘤学的交叉学科。它通过研究肿瘤患者及其家属在癌症不同阶段的心理反应，探索心理社会因素与肿瘤发生发展过程中的相互作用。肿瘤心理学既是心理学的分支，将心理学的理论和技术应用于肿瘤的临床实践，也是肿瘤学的分支，研究肿瘤对患者及其家庭成员心理和行为的影响。

二、肿瘤心理学学科性质

肿瘤心理学是一门新兴的交叉学科。从研究范围来看，肿瘤心理学涵盖多个学科的知识与技术；从基础与应用角度来看，其既是肿瘤学的基础学科，也是临床肿瘤学的应用学科。

（一）交叉学科

肿瘤心理学与许多现有的医学学科课程有着紧密的联系。

1. 肿瘤心理学与生物学、神经生理学、神经内分泌学、病理生理学等基础医学课程密切相关。例如，肿瘤心理学中关于应激反应机制的研究，涉及神经生理和内分泌系统的知识。

2. 肿瘤心理学与肿瘤学、护理学、精神病学等学科有密切的联系，存在诸多交叉研究课题与应用领域。

3. 肿瘤患者及其相关人群的语言、人际交流、习俗、婚姻、家庭、社区等方面的心理行为问题，与人类学、社会学、生态学等密切相关。此外，肿瘤心理学还广泛涉及预防医学和康复医学的内容，如心理健康教育和危机干预就是这两门学科的重要应用领域。

（二）基础学科

肿瘤心理学揭示了肿瘤患者及其相关人群心理活动的生物学和社会学基础，从生物学、心理学和社会学的不同角度研究肿瘤的发生、发展、转归和预后，探索战胜肿瘤、维持健康的心理途径。

因此，肿瘤心理学是肿瘤学专业学生必修的基础理论课程。通过学习该课程，学生不仅能拓宽知识面，还能从心理学和生物学的角度更全面地认识肿瘤，在未来的工作中更加自觉地运用心理行为科学规律，为患者提供更好的服务，帮助患者早日恢复身心健康。

（三）应用学科

肿瘤心理学也是临床肿瘤工作中不可或缺的应用学科，它将心理学与肿瘤学紧密结合，并应用于临床肿瘤工作的各个领域。肿瘤心理学知识与技术的应用推动了肿瘤学的快速发展，同时肿瘤学的发展也促进了肿瘤心理学理论和技术的不断完善。肿瘤学专业的学生所掌握的肿瘤心理学知识与技能，将广泛应用于他们的临床实践中。

三、肿瘤心理学研究范围

在过去的50年里，肿瘤心理学已经发展为肿瘤学中的一个重要分支学科，形成了独立的理论体系，为肿瘤患者及其家属提供了重要的支持。肿瘤心理学的主要任务是将心理学的基本理论和技术应用于肿瘤治疗领域，指导医务人员遵循肿瘤患者的心理活动规律，提供有效的心理干预。其研究范围包括以下几个方面。

（一）研究肿瘤患者心理的生物学和社会学基础

肿瘤患者的心理是人脑对外界客观事物的主观反应，并具有显著的生物学和社会学基础。遗传、神经内分泌、脑功能等生物学因素构成了影响患者心理与行为的生物学基础，而生活方式、居住环境、文化习俗及各种生活事件等社会因素则是肿瘤患者心理行为发生和发展的重要影响因素。因此，研究肿瘤患者心理行为的生物学和社会学基础对其心理干预和治疗至关重要。

（二）研究肿瘤和心理之间的相互关系及其作用机制

除了已知的物理化学因素、病毒、慢性感染和遗传因素外，近几十年的行为医学研究表明，情绪状态，尤其是负面情绪，如紧张、抑郁、焦虑、痛苦和忧伤等，也与某些类型的肿瘤发生密切相关。此外，罹患恶性肿瘤这一重大生活事件对患者的心理造成了深远影响，从症状出现到确诊、治疗、复发、长期适应，甚至最终死亡，患者的心理反应会经历不同的阶段。因此，研究肿瘤与心理之间的相互作用机制是肿瘤心理学探索肿瘤发病机制的一个重要领域。

（三）研究肿瘤患者的心理特征和变化规律

肿瘤患者的心理活动并非一成不变，而是会随着疾病的进展不断发生变化。肿瘤心理学的任务是研究患者在罹患肿瘤过程中的心理变化，包括心理特征的性质、强度、频率及持续时间等，进而制订有效的应对策略，以提高疾病治疗效果。

（四）研究肿瘤患者的心理干预理论与技术

肿瘤患者常承受着巨大的心理压力，如恐惧、焦虑和抑郁等，这些压力不仅影响着其生活质量，还可能对治疗效果产生负面影响。心理干预可通过多种理论和方法，帮助患者调整心态，增强心理韧性，从而更好地应对疾病。研究心理干预理论与技术不仅有助于推动干预方法的创新，还可以进一步明确最佳的干预时机、方式和方法，并探讨其与其他治疗手段的协同作用。通过将研究成果应用于临床实践，能为更多的肿瘤患者提供心理支持服务。

（五）研究肿瘤患者周围人群的心理

肿瘤不仅影响着患者的心理健康，还对其周围人群造成了严重影响，这些人可能面临焦虑、压力和恐惧等情绪挑战，这些情绪不仅干扰他们的日常生活，还可能影响与患者的互动，从而降低患者的治疗依从性和生活质量。研究肿瘤患者周围人群的心理状况，有助于优化患者的支持网络，提升家庭和社会的整体生活质量，并为肿瘤患者创造一个更加友善的环境。

四、肿瘤心理学研究方法

作为心理学的一个分支，肿瘤心理学的研究方法继承了现代心理学的理论基础，同时也具有自身的特殊性。根据具体的研究手段，肿瘤心理学的研究方法可分为观察法、调查法、测验法和实验法等。

（一）观察法

观察法是医护人员进行心理学研究的常用且有效的方法。通过有步骤地观察肿瘤患者的举止、言谈，并认真记录数据，最后进行综合分析，可以总结出大量有科学价值的资料。作为一种应用最广泛的研究方法，观察法在心理学研究中不可或缺。人的言行举止、表情、外貌、衣着、兴趣、爱好、态度及面对困难或疾病时的应对方式，都可以作为观察内容。根据观察情境的不同，观察法通常可分为以下两类。

1. 自然观察法 是在不干涉自然情境的情况下，对研究对象的行为进行直接观察和记录，随后分析解释，以获得行为变化的规律。例如，医务人员在肿瘤治疗、日常照护或巡视病房时对患者心理活动和行为方式的观察，就属于自然观察法。

2. 控制观察法 是在预先设定条件和情境下对研究对象进行观察。例如，在传染病隔离病房或白血病患者的无菌病房中，对患者情绪和行为反应的观察就属于控制观察法。优点是能够获取被试者无法或不愿报告的行为数据，无须人为干预即可掌握大量实际资料。缺点在于，数据的可靠性较依赖观察者的能力，观察本身也可能影响被试者的行为，从而导致结果失真；此外，适用于A群体的观察结果未必适用于B群体。分析研究结论的最重要条件是所得资料必须具有真实性与代表性。因此，使用观察法时，必须考虑如何避免观察者主观因素导致的误差。观察法在研究患者的心理活动、心理评估、心理治疗、心理健康教育中被广泛使用。

（二）调查法

调查法是通过访谈、问卷等方式获得资料并加以分析研究的方法。

1. 访谈法 是通过与被试者交谈，了解其心理活动，同时观察其被访谈时的行为反应，并通过记录和分析，补充和验证所获得的资料。访谈法通常采用一对一的方式，效果取决于问题的性质，以及研究者的知识水平和技巧。此法既适用于患者，也适用于健康人群，是肿瘤心理评估中常用的手段之一。访谈过程中，研究者常根据预先设计的调查问题进行询问，并做详细记录，尤其适用于研究肿瘤患者在不同阶段的心理反应。

2. 问卷法 指的是通过事先设计的问卷，现场或远程分发给被试者填写，在收回后进行分类和分析。该方法适用于短时间内收集大量人群的书面资料，如“了解肿瘤患者的心理健康状况”和“肿瘤患者心理痛苦的发生率”等。问卷法的质量取决于设计者对问题性质、内容、目的和要求的明确性，也取决于问题设计的技巧和被试者的合作程度，如问题是否反映研究的实质、设问是否恰当、回答要求是否一致、结果是否易于统计处理、内容是否引发调查对象的顾虑等。问卷法常使用定量分析，某些客观指标也可进行直接量化。

问卷法简便、易行、信息量大，可在短时间内获取大量信息，但结果的真实性和可靠性会受各种条件因素的影响，因此必须以科学、客观的态度进行分析和报告。

（三）测验法

测验法是通过定量评估个体心理反应、行为特征等变量的手段，通常使用经过信度和效度验证的测量工具或量表，如人格评定量表、智力评定量表、行为评定量表和症状评定量表等。在临床心理护理研究中，常使用这些量表对患者的心理行为进行测评，并评估心理护理干预的效果。

例如，通过心理测验评估肿瘤患者术前和术后的焦虑、抑郁和恐惧水平，从而评估心理护理和干预的效果。

（四）实验法

实验法是研究者通过控制和改变实验条件，干预被试者的活动，从而验证假设并获得有规律的科学数据。在肿瘤心理学中，实验法可采取 3 种方式。

（1）实验室实验法：在实验室内，借助实验仪器严格控制条件。例如，使用多导生理记录仪测量被试者在不同言语暗示下的生理变化。

（2）自然实验法：在自然环境中进行，如让患者佩戴监测设备进行日常活动，并根据实验设计定时采集数据。

（3）临床实验法：此方法能够获得较为系统和可靠的数据，尤其适用于临床环境下的心理学研究。

五、肿瘤心理学发展简史

自古以来，心理因素与疾病之间的关系一直是医学领域关注和探索的重点。这一观点在我国古代医学经典《黄帝内经》中得到了体现，其“形神合一”的论述展示了古人对心理状态与身体健康关系的深刻理解。古人早已认识到，过度的悲哀、忧愁等情绪变化会影响人体五脏六腑的平衡，进而引发疾病。在西方医学史上，心理因素与疾病的关系也得到了广泛探讨。早在公元2世纪，盖伦就提出忧郁情绪与女性肿瘤之间可能存在关联。然而，直到 20 世纪，随着心理咨询机构的兴起和心理学的不断进步，关于心理社会因素与肿瘤关系的研究才逐步深入。

肿瘤心理学始于 20 世纪 70 年代中期，是一门新兴的交叉学科，主要研究肿瘤患者及其家属在疾病发生、发展各阶段所承受的压力和心理反应，以及心理、社会、行为因素在肿瘤进展过程中的作用。肿瘤心理学的产生为恶性肿瘤的整合治疗和护理提供了新的思路，心理社会因素在恶性肿瘤的诊疗和护理中发挥了重要作用。经过半个多世纪的发展，肿瘤心理学在国际上已成为一门成熟的学科，拥有专业的临床团队、科研团队和完善的人才培养体系。在许多国际一流的癌症中心，肿瘤心理学服务已成为肿瘤临床常规诊疗的一部分，且有专门的肿瘤心理学临床实践指南用于指导和规范专业人员的工作。

（一）国外肿瘤心理学的发展

在 20 世纪 70 年代的美国，随着肿瘤患者生存期延长，患者知情权立法以及一些抗癌明星开始活跃在公众面前，肿瘤患者的心理痛苦逐渐被重视。1975 年，第一届肿瘤心理学研究会议在美国召开，主题为肿瘤患者心理痛苦的科学评估。1977 年，肿瘤心理学创始人 Jimmie C. Holland 医生在美国纪念斯隆–凯特琳癌症中心（Memorial Sloan-Kettering Cancer Center，MSKCC）设立了精神与行为医学科，开始对肿瘤患者的精神、心理和行为问题进行调查与干预，使该中心成为肿瘤心理学的重要发源地。之后西方国家对肿瘤心理学领域的研究陆续开展，如英国、瑞典、比利时、加拿大和澳大利亚等国家都有肿瘤心理学的专门研究机构和专家。1984 年国际肿瘤心理学会（International Psycho-oncology Society，IPOS）成立，其宗旨是建立全球肿瘤心理学临床工作者和科研人员的合作网络，在全球范围内共同推动肿瘤心理学的发展。1989 年 IPOS《肿瘤心理学手册》和美国国立综合癌症网络（National Comprehensive Cancer Network，NCCN）的心理痛苦管理指南发布，加拿大及澳大利亚肿瘤心理学协会等机构也倡导对所有肿瘤患者进行常规痛苦筛查。2009 年，美国医学研究所建议将心理社会支持纳入肿瘤常规照护模式。截至 2020 年底，IPOS 已有全球会员 616 名，包括精神科医生、心理治疗师、护理人员、社工、灵性关怀工作者、肿瘤康复工作者、流行病学家和患者权利倡导者等，32 个国家加入了 IPOS 联盟。随着越来越多的肿瘤心理学研究机构成立，如欧洲心身医学肿瘤研究工作小组、美国肿瘤心理协会、英国肿瘤心理学组等，肿瘤心理学的研究范围逐渐扩展，涵盖了癌症预防、诊断、治疗、康复和临终关怀。肿瘤心理学逐渐成熟，研究方法更加多样化，研究内容更加深入，研究者不仅关注肿瘤患者的心理健康，还开始探讨心理干预的具体方法和效果。认知行为疗法、支持性心理治疗和团体治疗等心理干预方法被广泛应用于肿瘤患者的治疗过程中，并取得了显著效果。

（二）国内肿瘤心理学的发展

由于历史原因，我国肿瘤心理学研究起步较晚。直到20世纪80年代末，国内一些学术期刊才陆续出现了几篇有关肿瘤患者心身特点的文献。到20世纪90年代，有关应对方式和生活质量的研究逐渐增多。在此期间，罗健博士阐述了肿瘤心理学的历史与概念，并提出肿瘤心理学的作用是“在肿瘤诊治的全过程中，由专业人员和志愿者对患者及其家属提供身心和社会学层面的帮助”。1990年8月，中国抗癌协会（民间学术团体）成立了中国癌症康复会二级学会，致力于贯彻生物–心理–社会医学模式，提倡患者积极参与治疗。在各大、中城市，学会组织恶性肿瘤患者成立康复会、抗癌乐园、康复俱乐部等团体，建立了较为完善的社会支持系统。20世纪90年代初，张宗卫教授等在北京肿瘤医院成立了康复科，尽管规模较小，但标志着我国肿瘤心理学临床和研究工作的开端。2006年，中国抗癌协会肿瘤心理学专业委员会（Chinese Psychosocial Oncology Society，CPOS）成立。在CPOS的支持下，山西、河北、湖北和新疆等地相继建立了省（自治区）级肿瘤心理学专业委员会。目前，国内已有多家省、市肿瘤中心设立了相关科室，专业人员接受培训后逐步开展临床工作。近年来，该领域的临床和科研工作逐渐得到了国际同行的认可，越来越多的专业人员加入进来，探索将肿瘤心理学融入肿瘤临床常规诊疗的模式，肿瘤心理学领域科研论文的发表数量和质量也呈现逐年增长的趋势。

第二节 医学模式转变与肿瘤心理学

医学模式是指人们在特定时期内对疾病与健康的总体认识，并构成了医学发展的指导思想。随着人们对健康需求的不断提高，以及社会生产力和医学科技的持续进步，医学模式也在不断地发展和完善。医学模式的转变与肿瘤心理学密切相关，开设肿瘤心理学课程，也是为了适应医学模式从“生物医学”模式向“生物–心理–社会医学”模式的转变。

一、宗教及哲学的医学模式

（一）神灵主义医学模式

在人类原始社会中，由于生产力水平低下，医学科学思想尚未确立，人们对健康与疾病的理解带有超自然色彩，认为生命和健康由神灵主宰，人类只能听命于神灵。因此，当时人们通常通过祈求神灵希望获取健康，巫医和巫术成为治疗疾病的主要手段。尽管这种医学模式随着社会和科学的发展已逐渐消失，但在一些偏远地区和特定文化群体中仍能找到痕迹。有些学者对于神灵主义医学模式还在进行着一些深入的研究。

（二）自然哲学医学模式

自然哲学医学模式是一种基于朴素唯物论和辩证法解释疾病成因及其防治的医学观念。这种模式源远流长，可追溯到大约公元前3000年。它摒弃了迷信和巫术，打破了神灵对人体及环境支配的观念，确立了一种更加理性和科学的视角。在这一模式下，人的心身被视为一个和谐、统一的整体，强调人与自然的紧密联系及其对疾病的重要影响。自然哲学医学模式的理念分别体现在我国古代的《黄帝内经》与古希腊希波克拉底的医学思想中。《黄帝内经》总结了古代医学成就，提出了“天人合一”“天人相应”“内伤七情”“外感六淫”等观点。中医将人与宇宙结合在一起探索健康与疾病问题，强调心身统一，也注重自然环境与人们患病之间的密切关系。希波克拉底被视为西方医学的奠基人，他认为“治病先治人”，并提出“知道患病的人是个什么样的人比知道他患何种病更重要”及“一是语言，二是药物”等观点。这些医学典籍都强调了朴素唯物论、整体观的重要性，以及心身一元论的深远影响。这种思想推动了医学摆脱对神秘与超自然力量的依赖，转向对人体结构功能及疾病发生、发展和防治的深入研究。这种模式推动了医学向更科学、理性的方向迈进，为现代医学理论的形成奠定了基础，但由于受到当时社会形态和科技水平的限制，仍存在对生命本质及疾病健康认识的局限。

（三）宗教与哲学模式对心理健康的影响

宗教医学模式通过仪式和祈祷为患者提供心理支持，缓解其焦虑和恐惧，尽管这些方法缺乏科学依据，但在心理层面上仍有一定的积极作用。哲学医学模式则通过理性分析和自然观察，帮助人们理解疾病的自然原因，减轻了对超自然力量的恐惧，为现代医学的发展奠定了基础。

二、生物医学模式

生物医学模式确立于 19 世纪末至 20 世纪初，伴随科学技术的迅猛发展，特别是细菌学说的兴起，基于生物科学的理论基础形成。该模式认为，疾病可在器官、细胞或生物大分子上找到形态或化学变化，并确定生物或理化原因，从而制订相应的治疗措施。生物医学为人们认识人体的结构与功能、疾病的病因与发病机制提供了重要依据，极大地推动了医学科学的发展，也为人类健康水平的提高作出了历史性贡献。

（一）生物医学模式的贡献

生物医学模式的形成与中世纪以来，特别是 14 世纪欧洲频繁暴发的严重传染病密切相关。生物学因素作为这一时期的主要致病因素成为共识，这种认识一直持续到 20 世纪早期。研究表明，20 世纪初，传染病是全球大多数国家的主要死亡原因，死亡率高达每 10 万人中 580 例。在这样的背景之下形成了生物医学模式。

生物医学模式的贡献在于：①揭示生物学致病机制，广泛应用自然科学的认识论和方法论，帮助深入理解疾病的发病机制。②建立了有效的、特异性强的诊断治疗方法，有力地控制了许多由生物因素造成的人类疾病，特别是针对急、慢性传染病的疫苗接种，给西医学和人类健康事业的发展带来了许多历史性的变化。③在医学史上发挥了巨大作用，为人类的健康事业作出了伟大贡献。生物医学模式的发展大大降低了传染性疾病的死亡率，在很大程度上提高了人类健康水平，对人类健康事业功不可没。

（二）生物医学模式的不足

生物医学模式认为，健康是宿主、环境与病因间的平衡，而疾病则是破坏这种平衡的因素，通常由单一生物或理化因素引发，进而导致组织结构改变和生理生化功能异常。这种认识存在明显的不足，主要表现在以下几个方面：①片面强调人的生物学属性，忽视了人的社会属性，它将生命视为单纯的生物学过程，割裂了躯体与精神，忽略了人的社会属性以及心理和社会因素对健康的重要影响；②过分强调疾病的单因单果致病模式，忽视健康与疾病过程的复杂性。

三、生物–心理–社会医学模式

20 世纪以来，随着生产力的发展和社会进步，生活方式显著改变，环境和心理社会因素对健康和疾病的影响越加重要，人类的“疾病谱”和“死亡谱”也随之发生变化。过去那些主要威胁人类健康的传染病和营养缺乏病大为减少，而心脑血管疾病及癌症等与心理、社会因素密切相关疾病（即心身疾病）的患病率则逐年上升。随着工业化、城市化的推进，人们的生活节奏越来越快，竞争激烈、人际冲突加剧，使得各种心理障碍和精神疾病不断增多。这使得人们逐步认识到，以往的生物医学模式已不足以阐明人类健康和疾病的全部本质，疾病的治疗也不能单凭药物或手术，人们对健康的要求也不再停留在身体上的无病水平而是更加追求心身的舒适和协调，从而促进了医学模式的转变。美国医学家乔治·恩格尔（George L. Engel）于 1977 年提出生物–心理–社会医学模式（bio-psycho-social medical model），迅速被人们所接受。医学模式的转变，不只是理论概念上的改变，它涉及医学领域中的许多实际问题，如医学研究的思维方式和内容的改变、医学教育的变革、医疗卫生人员知识的更新、社会卫生保健网的结构和职能，以及政府医疗卫生政策和措施的制定等，它促进了医学问题的社会化和社会问题的医学化，要求医学从更为广阔的角度考虑人类的健康问题，加强心理、社会因素对健康影响的研究。肿瘤心理学正是在医学模式转变过程中逐步发展起来的，同时，肿瘤心理学的发展也促进了医学模式的转变。

生物–心理–社会医学模式是一种综合的健康与疾病观，强调生物、心理和社会的相互作用，这种模式的主要观点是人的健康问题不仅是生物学或医学问题，而且涉及生理、心理、社会等多个层面的复杂交互，具体包括 3 个维度的内容。①生物维度：关注的是人体的生理结构和功能，包括遗传因素、生理变化和生物学过程等。这一维度主要探讨的是个体的生理健康状况，如身体各个器官、系统的结构和功能是否正常，以及个体对疾病的易患性和恢复能力等。②心理维度：强调个体的认知、情感和行为等方面，包括个体的感知、思维、情绪、动机、个性等心理特征，以及这些特征如何影响个体的行为和健康状况。例如，长期的压力、焦虑或抑郁等情绪问题可能会对个体的心理健康产生负面影响，进而影响其身体健康。③社会维度：关注的是个体在社会环境中的角色、关系和互动等，包括个体的家庭环境、社会关系、文化背景等，以及这些因素如何影响个体的健康状况。例如，社会支持网络、人际关系和社会资源等社会因素可以影响个体的心理健康和身体健康。此外，社会环境的变化，如社会压力、职业竞争等，也可能对个体的心理健康产生负面影响。生物–心理–社会医学模式强调了生物、心理和社会 3 个维度在人类健康和疾病中的相互作用和影响，这种模式有助于全面理解健康与疾病问题，为预防和治疗提供了综合的思路和方法。

四、医学模式的转变与肿瘤心理学的发展

肿瘤心理学的出现是肿瘤学和心理学两门学科发展到一定阶段的必然结果，是伴随着新的、更完善的医学模式——生物–心理–社会医学模式的形成而产生。生物–心理–社会医学模式的形成有多种原因，其中早期的医学心理学思想发挥了重要的促进作用。由于医学心理学的发展，人们更加重视心理、社会因素的致病作用及其在疾病预防和康复中的影响。只有让广大医务工作者普遍接受医学心理学思想，才能从理论上彻底动摇生物医学模式二元论的心身观，最终实现医学模式的根本转变；医学模式的转变也反过来给医学科学及医疗卫生事业带来了巨大变化，加速了医学与心理学的结合，并在医学心理学的形成与发展过程中发挥了积极作用。

医学模式从生物医学模式转变为生物–心理–社会医学模式，导致肿瘤学的发展内容发生了以下变化：①提高了肿瘤患者的健康标准。新医学模式将健康的标准由原来的“无生理和躯体疾病”扩展为“一种身体、心理和社会适应功能的完好状态”。因此，必须从生理、心理和社会适应功能 3 个方面共同界定健康状况，而不仅是没有疾病。②改变了肿瘤患者的医患关系。原有的医学模式强调医生的技术权威和主导作用，患者必须严格遵循医生的指令，并无条件配合治疗，医患之间形成了一种简单的“命令–服从型”关系。新医疗模式将医患关系建立在平等合作的基础上，强调肿瘤患者自身潜能的发挥和自我调节作用，推行“以患者为中心”的人本主义疗法，使双方形成了一种“平等–合作型”关系。③深化了对肿瘤疾病的认识。随着癌症诊疗水平的提高和肿瘤患者生存期的延长，患者所面临的生理状况、心理健康和社会功能等问题日益突出。癌症的诊断和治疗不仅可能导致和加重患者的心理问题，同时心理问题又会反过来影响患者的激素水平，抑制其抗肿瘤免疫应答，从而降低化疗和免疫治疗的效果。此外，心理问题还可

能导致情感和认知行为等方面的功能失调，影响患者的应对能力和治疗依从性，从而增加病死率。④拓展了肿瘤的治疗方式。肿瘤心理学将生物、心理和社会 3 个方面的因素结合起来，形成了生物–心理–社会医学模式。这种模式认为肿瘤的发生、发展和转归不仅与生物学因素有关，还与心理和社会因素密切相关。因此，在制订治疗方案时，需要综合考虑患者的生物、心理和社会因素，制订个性化的治疗方案。这种模式有助于提高治疗效果，减少治疗副作用，并提高患者的生活质量。

第三节　肿瘤心理学的基础学科和相关学科

一、肿瘤心理学的基础学科

（一）普通心理学

心理学是研究心理现象发生、发展及其活动规律的科学，主要研究心理与客观现实的关系、心理与脑的关系、各种心理现象之间的相互联系及其在心理结构中的地位与作用，以及探索心理现象的研究方法等。普通心理学是心理学的基础学科，涵盖了心理学各分支学科的研究成果，同时为各分支学科提供理论基础。普通心理学同样是肿瘤心理学的基础，是肿瘤心理学的入门学科。

（二）医学心理学

医学心理学是将心理学的理论和技术应用于医学领域，研究心理因素在人类健康与疾病及其相互转化过程中的作用和规律的学科。医学心理学既要研究医学领域中的心理、行为与健康和疾病（包括心身疾病）的关系问题，还要研究如何将心理学知识和技术应用于医学领域，以增进健康和治疗疾病。医学心理学与肿瘤心理学关系密切，肿瘤心理学是医学心理学的一个分支。

（三）肿瘤学

肿瘤学是医学科学中的一门综合性学科，主要研究人体内各种肿瘤的发病率、病因、发病机制、形态、新陈代谢、生长和转移规律，同时还研究肿瘤与人体的相互关系，以及相关的诊断和防治理论与技术。肿瘤心理学是肿瘤学与心理学相互作用形成的交叉学科，从学科属性来看，肿瘤心理学是肿瘤学的分支。肿瘤心理学的发展不仅丰富了现代肿瘤学的理论体系，还加速了现代肿瘤学学科的发展步伐。

（四）行为医学

行为医学是综合行为科学与生物医学知识的交叉学科，主要研究有关健康与疾病的行为科学与生物医学知识，并将其应用于疾病的预防、诊断、治疗和康复。行为医学的研究内容与肿瘤心理学的发展密切相关。

（五）医学伦理学

医学伦理学是医学与伦理学相互渗透而形成的边缘学科，主要研究道德的形成、本质及发展规律，以及人们相互关系的道理和规则。道德是人们行为规范的总和。医德是道德在医务工作中的特殊表现，是医务人员在与疾病斗争中形成的职业道德。优良的医德品质为心理咨询和心理治疗提供了可靠的保证。

二、肿瘤心理学的相关学科

（一）生物学

生物学是自然科学的一个分支，主要研究生物体的结构、功能、生长、进化、分布等，它涉及多个层次，包括分子、细胞、器官、生态等。生物学在心理领域的应用主要体现在对心理现象生理机制的研究上，包括神经系统的结构和功能、内分泌系统的作用，以及本能、动机、情绪、睡眠、学习和记忆等心理及行为活动的生理机制。生物学也是肿瘤心理学的重要基础学科，试图解释各种心理现象与神经过程之间的关系，进而指导相关的临床实践。

（二）神经科学

神经科学主要研究神经系统的结构和功能，包括脑、脊髓以及神经元的结构、功能和生理过程等。神经科学常采用多种研究方法和技术，如实验技术、影像学技术、分子生物学技术等，来探究神经系统的电生理活动及大脑结构和功能。神经科学为肿瘤心理学提供了关于大脑结构和功能的深入理解，而心理学的理论和方法也为神经科学研究提供了重要的启示和工具。

（三）免疫学

免疫学是研究机体对抗原物质免疫应答的发生、发展和演变规律，为传染病和肿瘤等疾病的诊断、预防和治疗提供理论与实用方法的一门学科。免疫系统的功能状态与个体的身体健康密切相关，而身体健康又直接或间接地影响着个体的心理状态。免疫系统与神经系统的相互作用，有助于进一步了解情绪和行为的神经生物学基础；同时，免疫学的研究成果也可以为心理干预和治疗的开发提供新的思路和方法。

（四）心身医学

心身医学是研究心身疾病病因、发病机制、诊断、治疗和预防的学科，主要研究生物、心理和社会因素相互作用对人类健康和疾病影响的机制。随着信息化社会的到来和高新技术的飞速发展，以及这些技术在社会各个领域的广泛应用，人们所遭受的心理应激越来越剧烈，心身疾病的发病率逐渐上升。因此，这一学科的研究范畴也在不断扩大，已成为医学心理学的重要分支。

（五）心理评估

心理评估是运用心理学原理和方法对人的心理特征进行定量与定性分析。它采用观察法、访谈法、个案法和心理测验法等，评定个体行为的性质和程度，进行鉴别并作出结论。心理评估的研究重点是心理测验，这是一种研究心理现象个体差异的测量方法。心理评估是肿瘤心理学的重要方法。

（六）咨询心理学和心理治疗学

咨询心理学是帮助正常人处理婚姻、家庭、教育、职业及生活习惯等方面心理问题的科学。心理治疗学主要研究解决心理障碍或心理问题的方法，特别是矫正异常的认知、情绪以及各种心理障碍。两者之间有许多重叠与联系，都是肿瘤心理学中解决心理问题的重要方法。

（七）精神病学

精神病学属于临床医学的一门分支学科，是研究各种精神疾病病因、发病机制、临床表现、疾病的发生和发展规律、治疗、预防及康复的科学。精神病学与肿瘤心理学虽然学科性质不同，前者属于临床医学，后者属于心理学，但研究的都是医学中的精神和心理现象。两者部分内容存在重叠和交叉，但工作重点不同：精神病学重点研究临床医学中异常的精神现象，而肿瘤心理学则研究肿瘤患者的心理现象和问题。相对而言，后者更偏重正常心理现象，也涉及异常心理现象的内容。

第四节 肿瘤心理学的发展展望

在过去的几十年中，肿瘤心理学这一跨学科领域取得了显著发展，它不仅整合了心理学、肿瘤学和社会学的知识，对改善肿瘤患者及其家属的心理健康和生活质量也发挥了重要作用。随着医学模式的演变和科学技术的进步，肿瘤心理学在癌症治疗中的地位日益重要。本节将深入探讨肿瘤心理学的学科定位、心理学理论对肿瘤实践的影响以及相关领域的重要成果与启示。通过总结与展望，我们能够更好地学习如何利用肿瘤心理学的研究成果来提升肿瘤患者的整体治疗效果和生活质量。

一、心理学理论对肿瘤实践的影响

（一）精神分析理论

精神分析理论，也称为心理动力理论，是19世纪末由奥地利维也纳的精神分析学家弗洛伊德创立的。该理论主要通过探讨人的无意识心理过程，帮助个体了解内心深处的思想、感受和欲望，以解决情感和行为问题。精神分析理论强调无意识在人类行为和情感中的重要作用，并认为许多心理问题源于无意识中的冲突与压抑。在治疗过程中，利用自由联想、梦的分析等技术，帮助患者将潜意识中的内容带到意识层面，从而理解自己的情感和行为，解决内心的冲突。精神分析理论对肿瘤实践的影响主要体现在心理治疗与支持方面。通过帮助肿瘤患者深入探索和理解无意识中的情感和想法，精神分析理论有助于患者更好地应对肿瘤带来的心理压力和情绪困扰。此外，该理论还能帮助肿瘤患者建立积极的心理状态，增强自我调节和应对能力，从而提高治疗依从性和生活质量。

（二）行为主义理论

行为主义理论起源于美国心理学家约翰·华生和俄国生理学家巴甫洛夫等的早期研究。该理论主张心理学的重点应放在研究人的行为上，认为人的行为是学习的结果，可以通过观察和实验来研究。行为主义理论强调环境对行为的影响，认为人的行为是由外部环境刺激所引起的反应。它强调行为的可塑性和可改变性，认为通过奖励和惩罚等手段可以塑造和改变人的行为；同时，该理论也重视条件反射的建立和消减，即通过建立新的条件反射或减弱原有条件反射的方式来影响行为。行为主义理论认为人的行为是通过学习、经验和环境刺激形成的，提出了诸如操作条件理论、奖励和惩罚制度、环境对学习的重要性等重要观点，对于现代心理学的发展具有深远的影响。行为主义理论在肿瘤心理治疗中的影响是多方面的，包括鼓励患者参与有益活动和社交互动，以增加他们的满足感并减少抑郁、焦虑等负面情绪的行为激活疗法；教授患者深呼吸、冥想等放松身心的方式，以减轻压力和焦虑的放松训练；以帮助患者克服恐惧和焦虑的暴露疗法，逐步让他们面对与疾病相关的恐惧和焦虑；帮助患者识别和改变不健康的思维模式与行为习惯，培养积极应对方式的认知重建；帮助患者改善与家人、朋友和医护人员的沟通技巧，提高社交能力的社交技能训练。以上方法均是以该理论作为基础，强调通过调整行为和思维模式，帮助患者建立更健康的生活方式，减轻负面情绪的困扰，从而提高生活质量。

（三）人本主义理论

人本主义于20世纪50～60年代在美国兴起，70～80年代迅速发展，主要代表人物是马斯洛和罗杰斯，它既反对行为主义将人等同于动物，只研究人的行为而不理解人的内在本性，又批评弗洛伊德只研究神经症和精神病患者，而不考察正常人的心理，因此被称为心理学的第三种运动。人本主义理论主张以人为本，重视人的经验、感受、需求和自由意志，反对将人视为机械和被动的存在，认为人是有思想、感情、意志和价值的个体，每个人都应该被尊重和关注，强调个人应该有自己的选择和决策权，具备自主性和自我实现的能力。人本主义对肿瘤心理学领域的影响体现在其对人的内在需求、动机和价值的探索，认为自我实现和成长是心理健康的重要标志。

（四）认知理论

认知理论源于认知心理学，是众多心理学家共同努力的结果，兴起于20世纪60年代。认知理论主要探讨人类如何通过思维、感知和记忆理解世界和获取知识。它涵盖了心理学、哲学和神经科学等多个学科，是研究人类认知过程及其结构的理论体系。

认知理论的基本观点是，人类通过与环境的交互作用，利用大脑获取、处理和存储信息，从而形成对世界的认知。该理论包括多种学说和模型，如皮亚杰的认知发展理论、信息处理模型以及其他认知心理学理论。这些理论都强调了认知在人类思维和行为中的核心作用。认知理论为人类情绪和行为问题的产生提供了理论解释，对于指导个体心理发展和心理健康的保持具有积极意义。基于认知理论形成的多种认知疗法，以及结合行为治疗方法的认知行为治疗模式，已成为当前较重要的心理干预方法之一。在肿瘤心理学领域中，认知理论的应用和影响十分显著。认知理论主要用于帮助患者管理和调节与肿瘤相关的情绪，如恐惧和焦虑。通过认知行为疗法等心理干预，患者能够建立积极应对策略，提高心理调适能力；同时，认知理论可协助患者作出明智的治疗决策，促进医患之间的信任和沟通，提供全面的心理支持与治疗手段。

（五）积极心理学

积极心理学是一门致力于研究人类活力与美德的科学，兴起于20世纪末，首次倡导者是美国当代著名心理学家马丁·塞利格曼。积极心理学主张研究人类的积极品质，充分挖掘人类固有、潜在且具有建设性的力量，促进个人与社会的发展，使人类走向幸福。与传统心理学关注负面因素不同，积极心理学更加注重从积极的角度出发，探讨如何激发人类的潜力、挖掘其优点与价值，以实现个体与社会的发展。积极心理学的核心在于强调积极情绪、积极个体特质、积极社交关系以及积极社区环境等因素对个体与社会的积极影响。在肿瘤心理实践中，积极心理学的应用主要通过帮助肿瘤患者培养积极心理品质、改善情绪状态、建立社会支持网络以及提供心理干预与治疗等手段，增强患者面对肿瘤的勇气与信心，缓解其负面情绪，提高生活质量，促进康复。

二、肿瘤心理学面临的挑战和发展机遇

自20世纪70年代中期以来，工业化国家对肿瘤心理学的研究逐渐加强，开始系统探索这一领域的发展。随着时间的推移，低收入和中等收入国家对肿瘤心理学的重视也日益增强。这一发展得益于全球范围内癌症治疗技术的进步，导致越来越多的癌症幸存者出现。由于医疗体系的变化，更加强调了患者对开放沟通的需求，以及对情感和社会心理支持的需求，从而推动了肿瘤心理学作为肿瘤学和心理社会医学新兴学科的发展。肿瘤心理学的研究为肿瘤患者及其亲属的心理社会负担提供了广泛的循证知识，并探索了减轻焦虑和抑郁、提高生活质量的有效干预措施。这些研究目标建立在现有知识的基础上，包括身体痛苦与心理福祉、应对与适应过程、社会支持以及生活质量之间的相互作用。此外，经过验证的筛查和结果测量方法也为肿瘤心理学的研究提供了有力工具。

从国际视角来看，肿瘤心理学的研究得到了多种因素的推动，包括早期的死亡学运动、姑息治疗研究以及生活质量研究的开展，这些都为癌症照护中肿瘤心理学服务的建立奠定了基础。此外，各国肿瘤心理学协会的成立以及国际肿瘤心理学协会发起的活动，不仅促进了癌症社会心理研究的发展，还为研究生、博士后和早期职业生涯的科学家提供了培训机会。全球各地的肿瘤心理学协会定期举办科学会议，使越来越多的专家能够在会议上分享最新的心理社会研究成果。这些发展使肿瘤心理学成为医疗保健中社会心理服务的一个循证亚学科，也是行为和社会科学在医学中成功应用的典范。总体而言，肿瘤心理学的研究和应用正在全球范围内得到广泛关注与重视，为提高肿瘤患者及其亲属的生活质量提供了重要的支持和帮助。

（一）肿瘤心理学领域研究面临的挑战

肿瘤心理学领域的研究需要采用跨学科的方法，涉及住院和门诊治疗环境，并要求与包括医师、护士、心理学家、社会工作者等在内的多学科医疗团队紧密合作。除了满足机构和患者的安全标准外，还必须严格遵循伦理道德、数据保护和隐私保护原则，而且时间限制可能会给符合研究条件的患者带来一定的困难；同时，患者在接受初级治疗期间，其参与研究的能力可能因副作用（如恶心、疲劳等）而出现显著波动。在研究过程中，除了受到人口统计学因素的影响（如年龄、教育程度和疾病阶段），还需考虑样本偏差和结果推广的局限性。尽管肿瘤心理学有多样化的测量方法，但仍缺乏适用于该领域、考虑患者身心能力及年龄文化因素的简短调查问卷。在纵向研究中，医学原因导致的高退出率问题更为常见，这可能引起更大的样本偏差和选择偏倚。在肿瘤心理学研究中，定义适当的对照组和试验组是一项挑战。如何确定有意义的标准，以考虑干预组的社会人口学和癌症相关医疗特征，仍需深入研究。晚期患者的伦理考虑在研究设计中也占有重要地位。

总的来说，肿瘤心理学研究极度依赖机构的支持，对研究人员的要求不仅限于技术性方法与专业医学知识，还需要他们对合作机构内部的结构流程有深入了解。沟通技巧的运用至关重要，能够与患者及其家属、医疗保健团队保持高效沟通是成功开展研究的关键。因此，研究人员需要具备全面的社会互动能力和深厚的专业知识。

（二）肿瘤心理学未来发展的机遇

1. 肿瘤心理学融入临床的新模式探索 肿瘤心理学的发展方向是将心理社会服务切实融入肿瘤临床的常规诊疗。恶性肿瘤患者的痛苦涉及躯体、心理、社会和灵性 4 个维度，对患者在各个维度的痛苦进行综合评估，筛查出痛苦显著的患者，并将他们转诊至专业心理社会服务部门，这是将肿瘤心理学融入临床的重要一步，也是提高肿瘤服务质量的新模式。目前，国内已有部分医院在此领域进行了探索，如四川大学华西医院的“阳光天使”护士项目和北京大学肿瘤医院的“心语护士”项目，已开始实现护理人员对患者的心理社会筛查和初级干预，由精神心理专业人员对严重患者进行进一步评估和干预。

2. 提高肿瘤心理学研究水平 学科的发展以及规范化临床服务的建立，离不开高质量研究证据的支持。提高肿瘤心理学专业人员的科研素质，加强肿瘤心理学领域的研究工作，是本学科持续发展的重要支撑。近年来，肿瘤心理学领域的科研成果在数量和质量上均有显著提高，甚至开始有研究成果在临床肿瘤学顶级期刊上发表。积极开展国际学术交流，与国外高水平肿瘤心理学研究团队合作、参与国际多中心研究，并以协会作为学术平台开展本国肿瘤心理学的多中心研究，仍然是未来工作的重点。

3. 规范化培训肿瘤心理学领域的专业人才 将肿瘤心理学教学和培训内容融入更多医学院本科生、研究生的教学，是该领域教学工作未来的发展方向之一。此外，在国内的更多医学院中建立肿瘤心理学二级学科，并设立硕士生和博士生培训点，以培养该领域的高层次人才，这是未来努力的方向。在继续教育方面，通过学术平台建立规范化的肿瘤心理学专业培训项目及专业认证；在全国范围内建立多个肿瘤心理学规范化培训基地，覆盖周边省市及地区，在该领域临床治疗、医患沟通、症状管理和科研培养方面对肿瘤临床医护人员进行培训，这同样是未来该学科培训、教育方面的重点。

（谢建飞　段应龙　佘彩婷）

第2章 肿瘤心理学基本原理

本章将深入探讨肿瘤心理学的基本理论与原理，内容涵盖主要理论、肿瘤心理现象，以及肿瘤发生与心理社会因素之间的关系，以帮助理解患者的心理状态和行为反应，并揭示心理社会因素在肿瘤发生与发展中的作用。首先，肿瘤心理学的主要理论构成了理解患者心理状态的基石。这些理论既包括经典的心理学理论，也包括新兴的理论。经典理论，如精神分析理论、行为主义理论、人本主义理论、认知心理学理论和心理生物学理论，能够帮助我们深入洞察患者深层次的神经精神机制。新兴理论如积极心理学、心理弹性理论，以及综合性健康模型，则强调了积极心理因素和个体适应能力对疾病应对的影响，为理解和支持患者提供了新的视角和工具。其次，本章还探讨了肿瘤心理现象，包括心理活动与脑、认知、情绪、意志及个性之间的关系。了解这些心理现象及其相互关联，有助于更好地为肿瘤患者提供心理支持和干预，改善患者的整体健康状况。最后，本章也将探讨肿瘤发生与心理社会因素之间的复杂相互作用。大量研究显示，心理社会因素，如生物学因素、心理因素、社会因素、神经内分泌因素及免疫基础等，都可能增加肿瘤的风险，影响肿瘤的发生和发展。理解这些心理社会因素对肿瘤的影响，对于制订综合性心理康复策略至关重要。

第一节 肿瘤心理学主要理论

一、精神分析理论

精神分析理论由奥地利精神科医生弗洛伊德于19世纪90年代创立，该理论提出了人格结构理论、自我防御机制理论和人格发展理论。

人格结构包括本我、自我和超我。本我是最原始的潜意识结构，包含本能冲动，遵循“快乐原则”。它不顾及社会道德或规范，只要求获得快乐，避免痛苦。本能满足包括食欲和性欲等。自我属于意识的部分，能够意识到思维、感知和判断。自我能够调节本我与超我的冲突，按照“现实原则”使本我得到适当满足，同时保护个体不受伤害。超我是理想道德的部分，以社会道德和准则为标准，遵循“至善原则”，追求完美，以达到理想自我实现。当本我、自我和超我达到平衡时，人格发展将更加健康。如果这些冲突无法妥善解决，将导致心理相关障碍。

自我防御机制理论是为解决本我与超我之间的冲突而发展出的一种保护自我的心理策略，包括压抑、否认、退行、隔离、投射、转化、合理化和反向形式等。人格发展理论指个体的性心理发展过程，包括口欲期、肛欲期、性蕾欲期、潜伏期和生殖期。近年来，精神分析理论已逐渐被现代心理动力治疗理论所取代，该理论认为，个体目前的痛苦源于潜意识冲突和童年创伤，并且这些因素会影响人格的发展。

癌症诊断带来的心理冲击是患者抑郁的重要原因。根据精神分析理论，癌症患者可能将内心的冲突和焦虑转化为抑郁情绪。抑郁症与口咽癌（22%～57%）、胰腺癌（33%～50%）、乳腺癌（1.5%～46%）和肺癌（11%～44%）高度相关，而其他癌症患者的抑郁症发病率相对较低，如结肠癌（13%～25%）、妇科癌症（12%～23%）和淋巴瘤（8%～19%）。弗洛伊德认为，抑郁源于因丧失而产生的内心痛苦和自我指责。对于患者而言，疾病的诊断可能意味着健康、未来和生活质量的丧失，从而引发深刻的内心悲痛。此外，长期的治疗过程和预后不确定性也会增加患者的无助感和绝望感，进一步加重抑郁症状。

焦虑是肿瘤患者最常见的心理问题之一。精神分析理论认为，焦虑是内心深层冲突和压抑情感的外在表现。肿瘤患者面临的生命威胁和治疗副作用常激发他们的原始恐惧，尤其是对死亡的恐惧，这种存在性焦虑会引发一系列焦虑反应，包括过度担忧、恐慌和紧张。此外，肿瘤患者可能还会体验到与疾病相关的社会焦虑，如害怕社会排斥和担心成为家庭负担。

睡眠障碍在肿瘤患者中十分普遍。在不同癌症患者样本中进行的研究表明，30%～50% 的新诊断癌症患者或近期接受治疗的癌症患者报告存在睡眠困难。精神分析理论认为这与潜意识中的未解决冲突和焦虑有关。癌症患者的睡眠障碍可能源于对疾病的不安和恐惧，这些负面情绪在夜间得不到充分释放，进而转化为失眠或噩梦。癌症治疗过程中的身体不适和疼痛也会干扰患者的睡眠，从而进一步加重其睡眠问题。此外，睡眠障碍还可能是抑郁和焦虑的表现之一，三者之间相互影响，形成恶性循环。

癌症疼痛不仅是生理问题，它与心理因素也密切相关。精神分析理论认为，疼痛可能是压抑情感的象征性表达。例如，患者可能将内心的愤怒、焦虑或抑郁转化为身体上的疼痛。此外，癌症患者在面对慢性疼痛时，可能会产生无助感和失控感，这些负面情绪反过来又会加剧疼痛的感知。疼痛还可能引发对未来的担忧和对治疗效果的怀疑，从而进一步加重心理负担。

二、行为主义理论

行为主义理论认为，焦虑、抑郁、恐惧等异常情绪并不是潜意识冲突的结果，而是由环境中反复出现的刺激导致的一系列“习得”错误行为方式，这些行为会通过奖赏和惩罚的体验来被“强化”或“减弱”，其中可能包含使人无法适应环境的行为。

行为主义理论为解释心理疾病提供了一种视角，该理论强调个体的行为是通过环境的反馈和强化而形成的。心理疾病可被视为不健康的行为模式或反应，这些模式可能是个体在生活中受到特定环境因素影响而形成的。行为主义理论认为，通过改变个体的环境和反馈机制，能够改变不健康的行为模式，进而有助于心理疾病的治疗。

以条件反射理论为基础，如巴甫洛夫的经典条件反射理论，在肿瘤患者中，抑郁与焦虑是常见的心理反应之一。根据巴甫洛夫的经典条件反射理论，焦虑反应可以通过与疾病相关的非条件刺激进行条件化。例如，医院环境（非条件刺激）在反复与痛苦的治疗过程相结合后，逐渐成为条件刺激，从而使患者一进入医院就引发焦虑反应。这种条件反射可以解释一些患者在看到医院或听到医疗器械的声音时会感到焦虑的情况。癌症诊断（非条件刺激）本身带来的巨大心理压力和痛苦，与就医、服药等特定的日常活动反复结合后，这些活动逐渐变成条件刺激，导致患者在进行这些活动时感到抑郁。某些日常活动可能因为与疾病相关的负面情绪反复配对而被条件化，进而引发抑郁反应。

斯金纳（Skinner）是行为主义心理的重要代表人物之一，其操作条件反射理论强调环境对行为的塑造作用。他的研究表明，行为是可观察和可测量的，而不是依赖于内在的心理过程，即行为是通过对环境刺激的操作而产生的，这对心理学领域的发展产生了深远影响。斯金纳的研究和实验揭示了行为如何受到奖励和惩罚的影响，从而影响行为的形成和改变。操作条件反射有 4 种基本模式：正强化、负强化、正惩罚和负惩罚。强化指的是行为在未来再次发生的可能性增加，惩罚则意味着行为在未来再次发生的可能性减少。正强化、负强化、正惩罚和负惩罚构成了一套全面而又简洁的行为和行为改变理论，它为生物为什么会这样做提供了独特的解释，并为涉及行为矫正的临床和行为干预提供了基础结构。操作条件反射理论与心理疾病之间存在着一定的关系，尽管它并不是心理疾病的唯一解释模型。

以下是一些关于操作条件反射与心理疾病之间关系的观点。

1. 行为塑造 操作条件反射理论强调环境对行为的塑造作用，具体包括奖励和惩罚对行为的影响。在心理疾病的治疗中，行为塑造技术可以用来增强积极行为、减少消极行为，从而帮助患者建立健康的行为模式。

2. 强化和惩罚 操作条件反射理论中的强化和惩罚概念也可以有效应用于心理疾病的治疗。

正强化可以增加健康行为的频率，正惩罚则可用来减少有害行为的发生。

3. 行为疗法 基于操作条件反射理论的行为疗法已被广泛用于治疗各种心理疾病，如焦虑症、抑郁症和强迫症等。通过这种疗法，患者可以学习新的行为技能，并有效改变不健康的行为模式。

班杜拉（Bandura）的社会学习理论，强调个体通过观察和模仿他人的行为来学习和形成行为习惯。该理论认为，个体不仅通过直接经验进行学习，还通过观察他人的经验来获取知识和技能。班杜拉指出，社会学习理论不仅关注个体的认知过程，还强调社会环境在塑造个体行为方面的重要性。社会学习理论的一个关键概念是自我效能感，即个体对自己能够完成特定任务的信心和预期。这种信心和预期不仅能影响个体的行为选择，还直接影响其行为的执行和坚持。例如，具备高自我效能感的肿瘤患者在面对疾病挑战时更有可能采取积极行动。

班杜拉将社会学习理论扩展至社会认知理论，自我效能理论成为其一个重要的组成部分。自我效能理论强调个体对自身能力的信念如何影响其行为和情绪反应。在肿瘤学领域，该理论被用来研究个体对癌症预防和治疗的适应能力；同时，也探讨了如何增强患者的自我效能感，以提高治疗依从性和自我护理行为。有研究发现，强烈的自我效能感可以有效预测戒烟意向，增加参与临床筛查项目的机会。此外，增强的自我效能感与治疗依从性增加、自我关注行为增强以及身体和心理症状减少之间存在关联。自我效能感对患者应对癌症诊断和治疗过程中的心理及情绪反应能力也起着重要作用，增强患者的自我效能感可以帮助他们更好地适应疾病所带来的挑战，从而减少焦虑和抑郁情绪，提升生活质量。

一项研究的结果证明了社会认知理论在指导乳腺癌患者实施体育锻炼计划方面的可操作性。该研究深入探讨了社会认知因素如何影响乳腺癌患者的体育锻炼行为，并为肿瘤科医护人员在乳腺癌幸存者中推广体育锻炼提供了方向。社会认知理论对改善肿瘤患者的生活质量具有积极影响。研究发现，包含社会认知理论组成部分的干预方案与肿瘤患者的整体生活质量显著提升相关。社会认知理论在干预中的应用有助于提高患者的整体生活质量，尤其在情绪和社交方面的改善效果更加显著。

三、人本主义理论

人本主义心理学于20世纪50～60年代在美国兴起，代表人物是马斯洛和罗杰斯。罗杰斯的人本主义理论观点强调个体的内在驱动力、真实性体验和人际关系的重要性，为人本主义心理学的发展和实践提供了重要的理论基础。罗杰斯提出对来访者应保持真诚一致、无条件的积极关注以及共情。

马斯洛提出人是一个有机整体，将人的需求层次理论分为生理需要、安全需要、爱与归属需要、尊重需要与自我实现需要。

总之，人本主义心理学的核心理论包括以下几个关键概念。

1. 人的自我实现 强调个体追求实现自身潜力和成长的动机，认为每个人都有内在的驱动力，努力实现自我，个体有改变自身、自我指导与自我成长的能力。

2. 真实自我 强调个体的真实性和真实性体验，认为人们在接受和表达真实情感和想法时会感到更加满足和幸福。

3. 现在与经历 强调个体在当下的体验和感知，认为关注当下可以帮助人们更好地理解自己和他人。

4. 关系和人际互动 强调人际关系对个体成长和发展的重要性，认为人们通过与他人的互动和关系建立意义和价值。

5. 整体性和综合性 强调个体是一个整体，心理、情感、身体和精神等方面相互联系，不能被分割和孤立看待。

人本主义理论在肿瘤学中强调患者的尊重和尊严。癌症是一种严重的疾病，给患者的身体和心理都带来了巨大的压力和困扰。人本主义理论强调医务人员应尊重患者的意愿和决策权，重视他们的疾病体验和感受，积极倾听他们的需求和关切。医务人员可以通过与患者的沟通和互动，帮助他们感受到被尊重和关怀，从而提高他们的治疗依从性和生活质量。人本主义还关注患者的心理和情感需求。癌症不仅影响患者的身体，还对其心理和情感状态产生重大影响。人本主义理论强调人的全面发展和自我实现，提倡关注患者的心理健康和幸福感。此外，人本主义理论还强调患者的自我实现和意义寻求。癌症不仅给患者带来了身体和心理的痛苦，也对他们的生活意义和目标产生了冲击。人本主义理论鼓励个体在面对困境时寻找个人意义和价值，从中获得成长和满足感。

四、认知心理学理论

认知心理学是心理学的一个分支领域，主要研究人类的认知过程，包括知觉、学习、记忆、思维、语言理解、问题解决等内容。认知心理学关注如何感知、理解和处理信息，以及这些过程如何影响行为。认知心理学的研究成果对于理解人类智力活动、改善学习和记忆以及设计智能系统等领域具有重要意义。

认知心理学的发展受到信息加工理论和社会认知理论的影响。信息加工理论是认知心理学的核心理论之一，强调人类对信息的处理方式类似于计算机处理信息。该理论认为，个体从环境中接收信息，并通过感知、编码、存储和检索等加工过程，最终形成对事件或情境的认知表征。安德森指出，信息加工理论通过模拟人类如何处理信息的过程，解释认知过程的基本机制。例如，注意力的分配、记忆的构建以及问题解决时的信息检索均可在信息加工理论的框架下得到解释。

贝克认知理论指出，抑郁症患者倾向于对自己、世界和未来持消极、扭曲的看法，感到无助和无望，这种“负性图式”最终会导致负面情绪和抑郁症状的发展。“负性图式”是对人际关系、工作能力、自我概念等进行消极解构，主要源于个体早期的不良经验。现有的应激源一旦触发这些“负性图式”，抑郁症倾向的个体就会开始用消极的方式关注和解释周围的信息，最终产生消极认知，破坏适应性行为，个体会再次体验焦虑、恐惧与抑郁。贝克的认知理论强调认知干预和认知重构对于治疗抑郁症具有重要性，可以通过改变患者的认知方式来减轻抑郁症状。

心理学家埃利斯提出了情绪ABC理论，即A为引发事件，B为求助者信念，C为后果，即个体在引发事件发生后所产生的认知、情绪和行为。埃利斯提出了理性–情绪治疗模式，即识别、挑战、质疑和争论求助者的非理性信念，并协助其建立理性信念，克服非理性信念，消除情绪与行为的困扰。

对于肿瘤患者，他们可能面临着巨大的心理压力和情绪困扰，帮助他们识别和改变消极的认知方式，包括对疾病、治疗和未来的负面看法，是非常重要的。通过认知重构，患者可以更积极地面对疾病和治疗过程，从而减轻焦虑和抑郁情绪。教导患者如何挑战和重组消极想法，同时设定现实的期望。这种指导通常能帮助肿瘤患者认识到与诊断、治疗及对复发和死亡恐惧相关的焦虑。通过意义重塑，可帮助患者重新审视疾病对其生活的意义，鼓励他们找到积极的生活态度和应对策略；鼓励患者关注自己的情绪和心理状态，学习有效的自我调节和情绪管理技巧，以提高他们的心理韧性和抗压能力。

五、心理生物学理论

焦虑是一种复杂的心理和行为特征，涉及癫痫发作、记忆、冲动或攻击等多种行为反应。心理生物学探讨焦虑原因的框架主要基于3个方面：①神经递质系统，$GABA_A$-苯二氮䓬系统、5-羟色胺（5-HT）与焦虑障碍的病理生理机制相关。此外，胆囊收缩素（cholecystokinin，CCK）系统参与了焦虑障碍（尤其是惊恐障碍）的发病机制。②大脑特定区域，由于动物的防御性行为与人类的焦虑具有某些相同的成分，经常被用来测试中脑背侧中央灰质在焦虑机制中的作用。对中央灰质外侧边缘或其附近区域的电刺激会导致大多数患者出现强烈的情绪反应。边缘系统（杏仁核、海马）是焦虑障碍涉及的另一个关键部位，参与防御反应中行为和生理机制的整合。③遗传因素，在许多近交系动物的研究中都报道了行为相关焦虑的品系差异，表明遗传因素可能与焦虑表型有关。有 3 个常染色体区域参与了对焦虑行为的调控：一个是位于 4 号染色体上含有 b 基因座的染色体区域；一个是位于 7 号染色体上含有 p 基因座的染色体区域；还有一个是位于 9 号染色体上含有 se 基因座的染色体区域。

肿瘤患者中常见睡眠异常。睡眠是一个神经化学过程，涉及大脑中睡眠促进中枢和唤醒中枢的相互作用。睡眠被分为两种不同的状态，即快速眼动（rapid eye movement，REM）睡眠和非快速眼动（non-rapid eye movement，NREM）睡眠。睡眠具有重要的恢复功能，并能促进记忆的巩固与学习能力的提高。褪黑素是松果体在夜间分泌的激素，是一种时间线索和睡眠预期信号。睡眠–觉醒、褪黑素、核心体温、血压、免疫和激素节律之间存在着密切的相互作用。随着年龄增长，昼夜节律系统的稳健性下降，失眠等睡眠障碍的发病率增加。异常的睡眠模式与发病率、生活质量降低和死亡率增加有关。睡眠剥夺对人类顶叶皮质的激活模式有显著的影响。根据认知模型，失眠等睡眠障碍与个体对睡眠的负面认知和错误信念有关。这些认知会导致焦虑和压力，从而影响睡眠质量。Harvey 提出的认知模型认为，失眠患者通常会过度关注睡眠问题，并高估失眠对日常生活的负面影响。研究表明，焦虑和抑郁症患者的睡眠问题发生率明显高于普通人群。这可能是因为情绪问题引发了生理应激反应（如心率加快、肌肉紧张），从而影响入睡和维持睡眠。根据压力–失眠模型，个体在面对压力事件时会产生生理上的应激反应，进而影响睡眠质量。如果这种压力持续存在，则会导致慢性失眠。

六、心理学关于认识人类健康的新理论

（一）积极心理学理论

积极心理学关注的是促进个体的幸福感和心理健康，而不仅是治疗疾病。Martin Seligman 提出的这一理论强调了积极情绪、参与感、关系、意义和成就感在促进心理健康中的作用。研究表明，积极心理干预（如感恩练习、乐观训练）可以显著提高个体的幸福感和心理健康水平。积极心理学这一总称的价值在于，它将过去分散的、各行其是的理论和研究统一起来，使人们认识到什么才是最值得追求的生活。提高个人幸福感的心理干预在许多方面都是积极心理学工作的基础。幸福是一个在科学上难以驾驭的术语，研究者将该术语分解为至少 3 种不同的、定义更明确的通向“幸福”的途径：①积极情绪和快乐（愉快的生活）；②参与（投入的生活）；③意义（有意义的生活）。研究表明，人们在追求的生活类型上存在显著的差异，最满意的人是那些同时追求这 3 种生活类型的人，其中参与和意义所占的比重最大。

（二）心理弹性理论

心理弹性是指个体在面对逆境、创伤或重大压力事件时，能够有效适应和恢复的能力。该理论强调个体的内在资源（如自我效能感和应对策略）及外部资源（如社会支持）在应对压力中的作用。研究表明，心理弹性是普遍存在的，通常源于人类适应系统的功能，而对人类发展的最大威胁是那些损害这些保护系统的因素。人类适应系统在心理弹性形成中的作用机制是多方面的，涉及神经生物学、心理学和社会学等多个层面。这些机制共同作用，使个体能够在面对压力和逆境时保持良好的适应状态，并实现心理和行为上的恢复与成长。

（三）综合性健康模型

该模型整合了生物、心理和社会因素，强调这些因素共同作用于健康和疾病。George L. Engel 的生物–心理–社会医学模式是这一理论的典型代表。该理论认为健康和疾病是多重因素相互作用

的结果，强调心理活动和人类行为受生物、心理和社会因素的影响，并且这些影响因素彼此相互作用。

第二节 肿瘤心理现象

一、心理活动与脑

心理活动是指个体履行心理功能的状态。通过正常的心理活动，个体能够自我建设、适应环境并发展人际关系。心理活动建立在大脑活动的基础上，并受大脑调控。大脑结构和功能的完整性确保了正常的心理活动。脑与脊髓属于中枢神经系统，神经元和神经胶质细胞共同构成脑组织。大脑半球经由外侧沟、中央沟和顶枕沟分为额叶、顶叶、枕叶、岛叶和颞叶。大脑皮质分为 52 个区域，覆盖在大脑半球表面的灰质，由数以亿计的神经元和神经胶质细胞组成，这些区域构成了不同的功能分区，如躯体运动中枢、躯体感觉中枢、运动性语言中枢、视觉中枢和听觉中枢等。大脑半球髓质由神经纤维组成，负责连接皮质间各部位或皮质与皮质下结构。大脑边缘系统由边缘叶（扣带回、海马、海马旁回、齿状回等）、杏仁核和丘脑组成，与心理活动中的情绪反应、学习与记忆等活动密切相关。

当脑结构的完整性被肿瘤破坏，尤其是当个体罹患中枢神经系统肿瘤时，便容易出现异常的心理活动。例如，额叶损伤后，个体可能出现认知能力下降、人格改变、道德及社会观念受损、与家人缺乏亲情感、随意运动、视觉识别障碍、近期遗忘、智力受损和注意力不集中等。颞叶受损后，个体可能出现遗忘性失语、感觉性失语、视觉障碍、各种类型的幻觉及癫痫发作等。顶叶损伤可能导致失认、失语和计算障碍等。枕叶受损则可能引发视觉失认、视错觉与视幻觉以及失写症等。

神经递质是神经系统进行神经化学活动的基础，主要负责神经系统的信息传递，包括乙酰胆碱、胺类（去甲肾上腺素、肾上腺素、多巴胺、5-HT）、氨基酸（γ-氨基丁酸、甘氨酸、谷氨酸）以及肽类（包括下丘脑释放的激素，如促甲状腺素释放激素、生长抑素、促性腺激素释放激素；垂体肽，如促肾上腺皮质激素、血管升压素、β-内啡肽等）。研究表明，神经递质已经超越了作为化学信使的传统角色，它们从神经元突触前膜释放，通过突触间隙扩散，结合突触后膜受体，引起突触后膜通透性改变，从而兴奋或抑制突触后神经元。这些神经系统的外部信号物质已被发现对免疫系统细胞和肿瘤细胞有很强的影响。除了对淋巴细胞迁移的影响（这是抗肿瘤反应的主要因素），神经递质还具备多种免疫调节特性，这些特性因细胞类型和功能的不同而异，并参与肿瘤细胞的进展和转移。脑源性神经营养因子（brain-derived neurotrophic factor，BDNF）被认为是中枢神经系统功能和结构可塑性的指导性介质，它在谷氨酸能和γ-氨基丁酸能突触的正常生长、发育和可塑性中发挥重要作用，并通过调节神经元分化影响 5-HT 和多巴胺能神经传递。BDNF 可影响树突棘，进而影响成人海马神经元的发生。在胶质瘤的研究中发现，BDNF 可通过 α-氨基-3-羟基-5-甲基-4-异噁唑丙酸（AMPA）受体及酪氨酸激酶信号传导调节神经元与胶质瘤突触的数量，进而驱动胶质瘤的增殖。

除了在发育阶段，大脑在成年和老年期间仍保持结构和功能的可塑性。神经可塑性是神经系统的重要特征，它是大脑通过特定过程调整其结构和功能以适应外部应激源的体现，反映了大脑的自适应性。微观上，神经元突触、神经环路的结构、神经化学活动（如神经递质和受体）以及神经电生理都可能发生变化；宏观上，反映脑功能的学习、记忆、行为、认知和意志等心理活动也会随之变化。神经可塑性还包括特定区域（如海马齿状回和侧脑室下区域）神经元的再生。

心理活动还可以促进大脑结构和功能的发展。研究发现，通过技能学习进行智力训练，特别是当训练目标具有挑战性时，可以增加海马中存活的神经元数量，从而提高未来的认知能力。因此，青少年的认知训练能够提高学习和记忆能力。体力和脑力活动的丰富刺激体验会涉及广泛的神经系统，从而对个人随后的学习、记忆和行为产生显著影响。针对海马体敏感区域或纹状体反应任务的新技能学习，可以通过自主运动训练或工作记忆任务的自发交替来得到显著增强。这一过程可能与BDNF介导的神经可塑性机制密切相关。值得注意的是系统的脑力与体力锻炼不仅能提升认知功能，还具有多重生理健康效益，从而预防与年龄相关的疾病。在大脑结构或功能随着年龄发生动态变化的过程中，对健康老年人进行认知训练可以逆转与年龄相关的健康缺陷。

二、认知过程

认知是个体对客观事物的认识、获取知识和运用知识的智能加工过程，反映了客观事物的特征和内在联系的心理活动。通过去伪存真、去粗取精、由表及里、由现象到本质等方法，大脑对客观事物进行信息加工。认知包括感觉、知觉、记忆、注意和思维等方面。感觉是大脑对客观事物个别属性的反映，包括颜色、形状、大小、重量、温度、气味和质地等。感觉异常可能表现为感觉过敏（对刺激的感觉阈值降低）、感觉减退（对刺激的感觉阈值升高）和体感异常（躯体产生难以忍受的不舒适感，性质模糊、部位多变，如喉部异物感或气流在腹腔窜动）。知觉则是在感觉的基础上，个体对事物多个个别属性的整合加工，结合既往的知识和经验，形成对事物的整体映象。知觉异常表现为错觉（如将输液器看成蛇）、感知综合障碍（如视物变形或非真实感等）和幻觉（包括幻视、幻嗅、幻味、幻听和幻触等）。记忆是大脑对既往经验的保持与重现，包括识记、保持、回忆和再认等环节。识记是识别和记住事物与经验；保持是将识记的信息进行巩固；回忆是将保持的既往印记再现；再认是将现实与既往印记进行链接。根据记忆加工时的意识参与度，记忆可分为内隐记忆和外显记忆。记忆障碍可能表现为记忆增强、记忆减弱、遗忘、虚构（在遗忘的基础上用编造的事件填补某段记忆空白）和错构（对过去事件的错误回忆，包括时间、地点和人物等方面的错误）。注意是个体的精神活动指向特定对象的心理过程。注意的特点包括广度、稳定性以及分配与转移。注意障碍可能表现为注意增强、注意减退、注意涣散、注意狭窄或注意转移。思维是心理活动的高级阶段，是个体对客观事物间接概括的过程，可以揭示事物的本质及内在属性，包含分析、理解、判断、抽象、概括、推理和比较等过程。思维障碍的患者可能表现出思维形式障碍（如思维奔逸、迟缓、破裂或松弛等）和思维内容障碍（如妄想，包括被害妄想和关系妄想等）。

认知问题可能会影响心理、社会行为和与健康相关的生活质量，进而影响肿瘤患者的治疗与预后。罹患肿瘤本身可以被视为一种应激性事件，可能引发情绪问题并加重躯体疾病。

患者可能对肿瘤存在认知歪曲，导致他们对肿瘤的认识和理解能力下降，谈癌色变，如认为“癌症是不治之症”“得癌症就是死亡”，由此引发强烈的恐惧与焦虑。对于特定癌症，如涉及生殖系统的癌症（子宫内膜癌、卵巢癌和宫颈癌等），患者可能面临生殖器官切除，尤其是年轻患者，可能对自己当前的处境和未来抱有持续的负性认知模式，认为自己无价值、失去女性魅力，甚至感到身体有缺陷，不值得被爱。前列腺癌的手术治疗与尿失禁和勃起功能障碍相关，放疗可能导致泌尿和肠道过敏以及勃起功能障碍，而接受激素治疗的患者则面临性功能障碍、骨密度下降、潮热、情绪症状以及心脏和代谢紊乱等问题，治疗将显著改变身体功能。功能丧失对患者及其伴侣的生活质量有重大影响，并与痛苦和心理疾病密切相关。患者担心肿瘤会影响与伴侣的亲密关系，认为自己的性吸引力丧失，担心被伴侣抛弃，并感到与众不同和被社会孤立。由于肿瘤发生于生殖器官，女性患者甚至可能承担被社会误解为“私生活不检点”的病耻感。

肿瘤本身可能导致认知功能损害，影响记忆力、注意力、执行功能和信息处理速度。肿瘤可能通过影响肿瘤微环境、全身炎症和神经炎症反应，以及改变血脑屏障的通透性来引发认知障碍。研究表明，侵袭性肿瘤最有可能产生对认知不利的反应，包括高水平的全身炎症。中枢神经系统受累的癌症幸存者比未受累的幸存者更容易出现认知障碍。癌症治疗（如中枢神经系统放射治疗和化疗）可对髓鞘化过程产生不利影响。研究发现，儿童癌症幸存者的工作记忆和执行功能普遍低于健康儿童。有研究显示，15%～85% 的儿童脑肿瘤成年幸存者表现出认知障碍，癌症的长期后遗症及其治疗使儿童癌症幸存者容易出现认知和行为困难，并可能影响他们的生活质量。癌症类型、治疗方式、诊断年龄和癌症治疗后的幸存时间被认为在认知晚期效应的严重程度中起关键作用。

近年来，癌症相关认知损害在非中枢神经系统癌症患者中频繁被报道，特别是在化疗期间和化疗后。有研究报道，50% 的乳腺癌患者在化疗后出现认知损害，化疗后记忆、处理速度、注意力和执行功能是最易受损的认知领域。化疗对结直肠癌和睾丸癌患者认知能力下降的影响也已得到证实。其他癌症治疗（如激素治疗和靶向治疗）也可能导致认知缺陷。年龄、载脂蛋白 E、儿茶酚-*O*-甲基转移酶和 BDNF 的遗传多态性等因素可能使个体易患认知障碍。动物实验证明，以海马为基础的记忆和由额叶调节的执行功能特别容易受到化疗的影响，这涉及神经发生改变、线粒体功能障碍或脑细胞因子反应。癌症相关认知障碍并不局限于化疗。在癌症治疗和康复中，应帮助患者应对认知困难，提高患者在治疗期间和之后的生活质量。

三、情绪过程

情绪是个体与生理需求密切相关的体验，通常具有暂时性和冲动性。焦虑情绪在肿瘤患者中非常常见。神经内分泌肿瘤（如甲状腺癌、嗜铬细胞瘤、小细胞肺癌、胰岛素瘤等）本身可能引起焦虑症状。抗癌药物（如类固醇激素、干扰素等）可能导致患者出现焦虑和惊恐发作；而镇痛药和镇静催眠药也可能引发焦虑。过度担心是焦虑症状的核心。当肿瘤患者初次得知自己被诊断为癌症时，会对死亡和生命威胁产生恐惧、焦虑、害怕和无助，严重时可能表现为坐立不安，如搓手、顿足、来回走动和小动作增多，他们对未来可能发生的危险或不幸事件感到担忧，如癌症复发、治疗中的并发症、收入减少、工作能力下降及社会地位下降等。患者也可能因身体或容貌受损、残疾、疾病及治疗引发的疼痛等而产生焦虑。某些患者可能会体验到提心吊胆、惶恐不安，甚至感到“惶惶不可终日”。在肿瘤治疗过程中，常规检查、疾病进展、复发、转移以及新治疗方法的使用都可能引发患者的预期焦虑，担心癌症复发及治疗效果。患者有时表现出激惹与冲动，可能与医务人员或家人发生冲突。肿瘤患者的焦虑还会表现为警觉性升高，导致入睡困难、睡眠维持困难以及易于出现惊跳反应等。焦虑还可能表现出自主神经功能紊乱的症状，如头晕、头痛、口干、出汗、吞咽困难、腹胀、腹泻、尿频、便秘、胸闷、心动过速和气促等。由于肿瘤或治疗方式（如放化疗）本身也可能带来上述症状，患者常面临焦虑症状与原发躯体症状的叠加，加重了患者对疾病的痛苦体验，并增加了临床医生对肿瘤治疗的难度。临床医生有时也难以将焦虑引起的自主神经功能紊乱症状与原发躯体症状区分开来。

肿瘤患者伴随抑郁障碍的患病率较高，尤其是在晚期癌症患者中，抑郁的发生率有报道可高达 50%。晚期癌症患者的抑郁症状比早期癌症更为普遍。一项荟萃分析显示，抑郁障碍的诊断和抑郁症状的严重程度与癌症患者的死亡率相关联。抑郁障碍可能通过影响神经内分泌和免疫功能产生病理生理效应，如下丘脑–垂体–肾上腺轴的失调，特别是皮质醇和褪黑素的变化。当前，抑郁的识别和治疗受到越来越多的重视。抗肿瘤药物的使用，如类固醇、干扰素和长春新碱等，可能导致抑郁。促炎性细胞因子，如白细胞介素-1 和肿瘤坏死因子，也会引发抑郁。抑郁情绪表现为一天中大部分时间心境低落，心情难以愉快，表现出郁郁寡欢。患者可能因失去、失败和沮丧等原因而产生悲伤情绪。兴趣减退，曾经喜欢的事情现在失去兴趣，强烈的悲伤使患者对未来失去希望，感到无助和绝望。他们无法从日常生活中体验乐趣，表现出快感缺失。此外，患者的言语活动和行为显著减少，生活变得被动和懒散，不愿与他人沟通。对治疗中的康复训练表现出消极态度或拒绝参与，进而影响治疗的依从性。患者可能难以坚持预防性筛查程序、癌症治疗或保持健康的建议，如定期锻炼或其他形式的体育活动。同时，他们更可能过量吸烟和饮酒。伴随抑郁障碍的肿瘤患者可能感到生活没有意义，或无法忍受癌症疼痛，或因治疗过程中的经济压力和家庭照护压力而认为自己拖累了家人，甚至可能产生“早点结束生命，自己结束痛苦，对家人也是一种解脱”的想法，最终引发自杀行为。因此，临床医务工作者需要关注肿瘤患者的抑郁情绪，特别是对于有自杀观念、自杀企图或既往有自杀行为的患者，更需保持高度警惕。自杀行为有时会发生在病情好转、患者恢复行动能力时，或在患者结束治疗即将出院时，且多发生在夜间。在自杀行为发生前，患者通常已做好准备，如要求停止陪护，或对家中人、事、财产进行安排。

国外有学者对两个癌症中心的 1 万余名癌症患者进行了心理社会问卷筛查。研究发现，在所有癌症类型中，19% 的患者表现出临床水平的焦虑，22.6% 的患者表现出亚临床焦虑症状，12.9% 的患者报告了抑郁障碍的临床症状，16.5% 的患者描述了亚临床抑郁症状。不同癌症类型的分析显示出显著差异，如肺癌、妇科癌症和血液癌症患者在癌症诊断时报告的痛苦程度最高。女性患者表现出更高的焦虑和抑郁发生率，在某些癌症类型中，抑郁和焦虑的患病率是男性的 2～3 倍，这种性别差异可能反映了报告痛苦意愿上的性别差异，也可能是因为女性倾向于采用情感应对方式。此外，另有研究对 1000 余名癌症幸存者在诊断后 5 年和 10 年的队列进行了调查，发现 17% 和 9% 的癌症幸存者存在中至重度的抑郁和焦虑。诊断后 5 年和 10 年队列之间没有显著差异，女性的抑郁和焦虑水平高于男性。处于工作年龄的年轻癌症幸存者和女性幸存者似乎更易受到抑郁和焦虑的影响。年龄小于 60 岁癌症幸存者的抑郁和焦虑水平高于一般人群。经济问题、总体生活质量和认知功能与抑郁和焦虑的关联最为显著。

愤怒是由痛苦及心理与现实之间的冲突引发的。适度可调节的愤怒可以使个人坚持自己的需求，并在挫折中保持韧性。然而，不受控制的愤怒会增加痛苦的体验，并且难以获得社会支持。患者可因癌症的诊断、治疗和预后而产生强烈的愤怒情绪。从心理动力学的角度来看，愤怒可被理解为是对癌症诊断、绝症相关潜在悲伤和损失的正常反应。研究发现，在高达 53% 的肿瘤学咨询中出现了中度至重度愤怒的表达。初次听到癌症诊断时，患者可能会经历情绪冲击，完全否认肿瘤的存在，认为报告的信息有误，或将自己患病归因于自己或他人某些方面的失误，而不根据实际情况作出结论。因此，患者表现出愤怒、攻击或麻木和不敢相信。临床医生对愤怒的反应可能是回避或敌意，这会对患者的预后和后续与其他患者的会诊产生负面影响。患者的愤怒与医患关系的破裂有关，因此可能导致较差的治疗依从性。愤怒可能影响患者的整体健康，而患者的暴力行为可能增加临床医生的离职率，降低其工作满意度和生活质量。青少年肿瘤患者的悲伤和愤怒可能伴随品行问题，如逃课、撒谎、攻击和破坏规则（如校规或住院时需遵守的规章制度）等，因此医务人员需对此予以关注和识别。

四、意志过程

意志是人们确定目标、根据目标调整自身活动、克服困难处境，最终实现目标的心理过程。意志是人类特有的心理现象，是意识能动性的体现，是有目标的内源性行为。人类意志有 3 个核心特征：生成性（触发行动的能力）、主观性（与自愿行动相关的有意识经验）和目的性（自愿行动的目标导向性质）。

意志与认知、情绪、行为紧密相连，意志容易被认知激发，能够帮助个体接近目标并获取想要的东西。个体有动机、意图，就可以促成事情发生，个体可以在不同行为之间作出选择，且作出错误选择后可能感到后悔的预期可以改变其行为。与能动性相关的强烈责任感在创造社会凝聚力和群体利益方面起着关键作用。焦虑、抑郁、激惹、悲伤等情绪都能产生强大的意志力。有学者认为，意志行为均是从个体内部产生的，而不直接由外界环境决定。

肿瘤患者在抑郁情绪的基础上会表现出意志减退，具体表现为缺乏主动性、少动、卧床、进食和饮水减少、个人卫生疏于料理等。但亦有肿瘤患者表现出强大的意志力，尽管癌症带来巨大的挑战，仍有许多患者展现出强大的心理弹性，在面对逆境时具有较好的适应和恢复能力。心理弹性被认为是一种特殊的积极适应轨迹或机制，这种机制会随着时间的推移而变化，并保护人们免受心理困扰。研究发现，具有较高心理弹性的患者更能积极应对疾病，保持良好的心理健康状态。心理弹性不仅包括外部资源，如家庭支持和社会资源，还涉及个人的内在资源，如乐观的性格和强大的意志力。患者基于“疾病一定会好”的正性认知，积极配合医生进行治疗与康复，这是一种疾病结局的保护因素。积极的情绪表达和意志可以通过参与社会互动来增强社会资源。

有研究发现，家庭的更多参与能够提高结直肠癌患者的治疗意志和自我领导能力。另有研究对乳腺癌术后康复患者进行“乳腺癌后动机–意志干预–运动”的有效标准化干预，以促进乳腺癌患者的身体康复。

五、个　　性

个性，亦称人格，指个人稳定的心理品质，包括人格倾向（需要、动机、兴趣、信息等）和人格心理特征（能力、气质、性格等）两个方面。人格与许多行为和生物因素有关，并且随着时间的推移表现出稳定性。基于这些原因，人格通常被用于研究疾病的潜在危险因素，但迄今为止的研究并没有为性格或人格作为癌症致病因素提供充分的证据支持。一些关于癌症生存的研究发现，较低的乐观水平和较高的神经质与较短的生存期之间存在显著关联。在癌症研究中，个体对压力或应激情境的控制是重要因素，具有内部控制源的人群中，负面因素对癌症发展的潜在影响可能会被减弱。

人格的五因素模型与广泛的健康行为和健康结果密切相关。人格特征被认为由5个基本特征集群组成：责任心、神经质、开放性、外向性和亲和性。Damaris Aschwanden等研究者调查了人格特征与近期接受乳腺癌、宫颈癌、前列腺癌和结直肠癌预防性筛查概率之间的关系。研究结果表明，责任心和外向性与预防性癌症筛查存在相关性，责任心和外向性越高，接受乳腺癌、宫颈癌和前列腺癌筛查的可能性也越高，而神经质、开放性和亲和性与此类筛查的可能性基本无关。卫生政策制定者在规划和实施癌症筛查建议时可以考虑纳入人格特征，以改进现有的癌症筛查方法。有研究发现，A型人格特征（即时间紧迫感、高度参与工作、竞争性）的女性可能更倾向于使用乳腺X线检查作为预防乳腺癌的有效手段。一项调查五大人格维度与健康行为及多种健康指标相关性的横断面研究，考察了社区样本与癌症样本之间的人格-身体健康的关联程度，该研究涉及168名无癌症参与者、212名癌症男性患者和55名癌症女性患者。结果发现，较高的责任心和较低的神经质与更好的健康行为相关，而社区样本与癌症样本之间的差异很小。

Temoshok等将C型人格描述为“非常合作、耐心、被动、缺乏自信、安抚和接受，同时压抑‘负面’情绪，尤其是愤怒，努力保持坚强和快乐的外表”。这种人格的主要特征之一是压抑或无法表达愤怒。他们努力维持愉快的人际氛围，控制愤怒的表情，以保持自己受到欢迎的感觉。较早的研究认为这种人格类型更容易患癌症。

第三节　肿瘤的发生与心理社会因素

一、生物学因素与肿瘤

影响肿瘤发生的生物学因素主要包括遗传、营养及生物环境、感染因素等。

（一）遗传因素

结直肠癌的发生和发展是由结肠干细胞中癌基因和肿瘤抑制基因的体细胞突变积累所驱动的。在腺瘤-癌模型中，无翼/整合、表皮生长因子受体、肿瘤蛋白53和转化生长因子β信号通路的顺序突变可在数年内导致结直肠癌的形成和发展。少部分结直肠癌是由DNA错配修复基因的突变驱动的。

宿主易感性与环境暴露之间的相互作用被广泛认为是肿瘤发生的关键因素，如细颗粒物

（PM2.5）与结直肠癌遗传变异之间的相互作用。

遗传变异可影响细胞色素 P450 家族 2 亚家族 A 成员 6（CYP2A6）的活性，其高活性会诱导更强烈的吸烟动机，使肺部暴露于更高水平的致癌物，从而增加肺癌的风险。有学者分析了 43 种烟草致癌代谢基因与肺癌的单个变异和基因相关性，结果发现 CYP2A6 内含子 4 中的遗传变异 rs56113850 C＞T 与吸烟者肺癌风险降低显著相关，吸烟强度在 CYP2A6 活性对肺癌风险的影响中占 82.3%，但 rs56113850 的遗传效应完全由 CYP2A6 活性介导。

BRCA1 和 *BRCA2* 是与家族性乳腺癌和卵巢癌发病密切相关的两个突变基因，乳腺癌和卵巢癌患者以及其家族中健康女性均建议实施 *BRCA1* 和 *BRCA2* 基因检测，因为其终身罹患乳腺癌和卵巢癌的风险明显高于常人，并且携带突变基因的患者有较高的遗传风险传递给下一代。

（二）营养

营养不良会导致电解质和维生素的缺乏。镁离子是维持基因组稳定性和 DNA 修复机制的重要酶的辅因子，营养不良导致镁摄入不足可能引发上述系统的功能障碍，从而导致 DNA 突变。镁缺乏也可能与炎症及自由基水平的增加有关，炎症介质和自由基的产生可能导致 DNA 氧化损伤，从而促进肿瘤的形成。维生素 E 是一种脂溶性抗氧化剂，存在于身体组织的所有细胞中，被认为是防止脂质过氧化的第一道防线，对免疫细胞的正常功能至关重要。然而，在营养不良及摄入不足的人群中，T 细胞和 B 细胞的功能会因维生素 E 缺乏而受到损害。除了免疫调节作用外，维生素 E 因其抗氧化作用在癌症和缺血性心脏病中发挥着重要作用，并限制动脉粥样硬化的进展。因此，补充维生素 E 可显著增强人体，尤其是老年人和动物的细胞免疫和体液免疫功能。维生素 B_6 是一种辅酶，能够催化 150 多种酶，并调节蛋白质、糖类、脂质、血红素及重要生物活性代谢物的代谢与合成。维生素 B_6 被认为具有抗氧化、抗炎以及调节免疫和基因表达的作用。越来越多的研究表明，维生素 B_6 与炎症及与炎症相关的慢性病（包括癌症）密切相关。

（三）生物环境、感染因素

1. 物理致癌因素

（1）电离辐射：如 X 线、γ 射线、中子辐射、放射性核素等，会增加肿瘤的发病率。

（2）长期及过度的紫外线照射：与皮肤鳞状细胞癌、基底细胞癌、黑色素瘤等的发生有关。

（3）石棉纤维粉尘的长期吸入：与肺癌、肺间皮瘤的发生有关。石棉包括多种形式，如阳起石、铁石棉、直闪石、温石棉、青石棉、透闪石等。

2. 化学致癌因素　化学致癌物可分为直接致癌物和间接致癌物，可导致细胞 DNA 损伤，或调控细胞的增殖与分化，改变基因表达方式，最终导致癌症发生。重要的化学致癌物如下。

（1）多环芳烃：常见的有 3,4-苯并芘，与胃癌、肺癌的发生关系较为密切。

（2）亚硝胺类：是重要的化学致癌物，多见于熏制食品，与消化道肿瘤，尤其是食管癌的发生密切相关。

（3）真菌霉素：常见的如黄曲霉素，存在于霉变的食物中，常污染粮油制品或动植物食品，如花生、玉米等，与肝癌的发生相关。

（4）其他：苯、多氯联苯、苯丁酸氮芥剂、铬化合物、砷、甲醛、镉及镉化合物等均具有致癌性。

（5）强碱、强酸（如强无机酸雾）。

3. 病原微生物、寄生虫　幽门螺杆菌感染与胃癌的发生密切相关。乙型肝炎病毒（慢性感染）、丙型肝炎病毒（慢性感染）均与肝癌的发病相关。人类免疫缺陷病毒Ⅰ型的感染可破坏 $CD4^+$ T 淋巴细胞，削弱机体抗感染及对肿瘤的免疫能力，可引发卡波西肉瘤、淋巴瘤（常见非霍奇金淋巴瘤），并增加宫颈癌、肛门癌、睾丸癌等癌症的发生风险。人乳头瘤病毒（human papilloma virus，HPV）在口咽和生殖器发育不良及相关癌症中的危害已被大量研究证实，高危型的 HPV

（HPV-16、18、31、33、35、39 型等）感染会导致生殖系统的恶性肿瘤，如宫颈癌、外阴癌、肛门癌、阴茎癌、睾丸癌、前列腺癌等。在良性和恶性喉部病变中，高危型 HPV 感染的发生率都很高。HPV-16 与包括喉部鳞状细胞癌在内的癌症的发生、发展密切相关，并在喉部鳞状细胞癌的临床预后中起到重要作用。EB 病毒（Epstein-Barr virus，EBV）与鼻咽癌的致病有关，但并非唯一的致病因素。有研究对 EB 病毒与喉癌的关系进行了系统荟萃分析，结果表明 EB 病毒在喉癌的发生和（或）进展中可能是一个危险因素或辅助因素。

寄生虫，如华支睾吸虫寄生于人或哺乳动物的肝胆管、胆囊内，导致华支睾吸虫病，可导致人类胆管癌，其感染途径常为生吃鱼虾或食用未煮熟的鱼虾。

二、心理因素与肿瘤

（一）性别与肿瘤

关于性别角色和防御机制的研究表明，倾向于女性性别角色的人使用更多的压抑性、自责性防御机制。在不同国家的研究中，绝大多数癌症类型中男性患癌症的结局较差。这种性别差异说明除了癌症特异性因素外，宿主中的癌症外源性修饰因素可能有助于调节结果。研究认为应激或压力对男性和女性的影响不同，但其引起的癌症差异反应机制尚不明确。

（二）负性情绪、精神症状

45 项结果不同的研究对肿瘤的发生与个体痛苦程度［焦虑和（或）抑郁］或精神主诉的关系进行了调查，但有 21 项研究发现肿瘤与上述因素并无关系。因此，个体的精神痛苦程度或精神症状本身对癌症的发生是否具有重要作用仍需考虑。传统观点认为，许多肿瘤患者的特点是情绪不表达（压抑），尤其是在愤怒和其他不安情绪方面，倾向于向外界呈现一种满足的表象。压抑情绪的患者通常表现为自我报告低焦虑与高防御，但是压抑情绪对于肿瘤或癌症的起源是否存在作用仍然值得怀疑。除了压抑负面情绪外，缺乏社会支持、否认和无助倾向也在癌症的发生和发展中发挥作用。事实上，在一系列研究中，没有任何心理因素对癌症的发生或发展产生直接显著且令人信服的影响。

（三）心理应对方式

心理应对方式是个体在面对困难处境时的反应。在面临癌症这一重大应激事件时，患者会采取不同的应对机制来处理压力，总体来说分为积极应对方式和消极应对方式，包括求助、解决问题、适应或面对现实、发泄或倾诉、回避、接受或推卸责任、过度依赖成瘾物质、攻击、自伤或自杀等。常见的应对方式也可分为问题导向型应对和情绪导向型应对。问题导向型应对注重解决具体问题，如寻求医疗信息和接受治疗；情绪导向型应对则倾向于管理情绪，如寻求社会支持和心理咨询。特定人格特质与不同应对策略的使用差异有关。研究发现，采用积极的应对策略，如积极重构和寻找支持，与较好的心理和生理健康结果相关。有研究探讨了接受化疗肿瘤患者的个性特征与应对方式之间的关系，结果发现在接受化疗的肿瘤患者样本里，忧郁型患者表现出较少的适应性应对策略，而心理弹性较好的患者则更多地使用适应性或参与性应对策略。

三、社会因素与肿瘤

现代社会中，个体面对的工作、学习和生活负担过重，以及家庭成员的患病或死亡、家庭重大经济困难等应激或压力性情境，都可能对个体造成影响。

（一）应激、负性生活事件与肿瘤发生

Cannon 和 Selye 在这一理论方面作出了开创性工作。应激（stress）又称压力，指个体面对困

难处境时的反应。应激或压力通常被定义为“由中枢神经系统对感知到的威胁作出反应而引起的体内激素和神经元分泌物的改变”。应激源（stressor）被定义为“个体感知到的威胁的内部或外部环境变化”，即导致个体出现应激反应的来源。研究应激源对生理功能影响的动物模型表明，多种刺激均可作为应激源。应激源分为外部环境、内部环境和社会心理环境。外部环境包括自然灾害（如火山、地震、洪水和海啸）、人为灾害（如车祸和战争）以及生物环境（如病原微生物和寄生虫）等。内部环境包括个体内环境紊乱、遭遇疾病、水和电解质紊乱、内分泌紊乱、营养不良等因素。社会心理环境是一种心理压力源，涉及个体与其社会环境之间的动态相互作用，不利的外部事件会导致威胁感以及随后的情绪紧张或不适。长期暴露于压力下会引起炎症、激素变化、抑制免疫功能和内皮功能紊乱。此外，有研究还将慢性社会心理压力与过度肥胖、情绪困扰和不健康行为（如吸烟和饮酒）联系起来，表明这些因素之间存在关联。

癌症诊断本身即是一个强烈的应激源。患者在得知自己患病后，通常会经历一系列复杂的情绪反应，如震惊、否认、愤怒、焦虑和抑郁，这种应激反应不仅影响患者的心理健康，也可能对其生理康复产生不利影响。一项关于乳腺癌的研究表明，慢性应激或压力通过神经内分泌途径影响免疫系统和激素信号，从而加速肿瘤的进展。早期的荟萃分析总结了负性生活事件或压力性生活事件作为乳腺癌风险因素的作用，结果显示乳腺癌患者报告不良生活事件的频率是对照组的两倍多。一项回顾性研究调查了负性生活事件与皮肤癌发病率之间的复杂关系，该研究将皮肤科诊所随访的 268 名个体分为 3 组：先前被诊断为皮肤黑色素瘤且目前处于缓解期的患者、被诊断为非黑色素瘤皮肤癌的患者和有皮肤癌风险的对照组。结果发现，不良童年经历与黑色素瘤的发生有关，黑色素瘤组报告的此类经历明显多于对照组。研究结果表明，压力、生活事件、适应变化与皮肤癌之间可能存在复杂的联系，强调需要采取更全面的方法来管理压力，发展应对策略，以降低皮肤癌发生的风险。

一项研究纳入了超过 75 000 名绝经后妇女，随访时间的中位数为 16.7 年。结果表明，负性生活事件与雌激素受体阴性的乳腺癌之间存在正相关关系，且这一关系不受社会支持的影响。在绝经后妇女的队列中，经历较多负性生活事件与雌激素受体阴性乳腺癌风险增加显著相关，其可能的解释是，线粒体作为一种亚细胞器，具有自身的基因组，能够感知和响应慢性社会心理压力，从而导致线粒体功能障碍，并产生具有致瘤作用的活性氧。

（二）社会经济状况与肿瘤发生

澳大利亚的一项大型队列研究探讨了社会经济状况、居住地与肺癌结局之间的关系。研究表明，低社会经济状况的患者多来自农村地区，这些患者早期肺癌的发病率更高，治愈性治疗的总生存率也较低。当对社会经济地位进行分层时，低社会经济状况组的总体 5 年生存率明显较高。美国的一项研究报告指出，家庭收入中位数较高的成人头颈部癌症的发病率显著降低，而低社会经济状况患者的头颈部癌症发病率则有所增加。一项研究调查了非洲尼日利亚地区女性的社会经济状况与乳腺癌风险之间的关系，发现随着社会经济指数的提高，乳腺癌风险降低。有学者对近 4 万例确诊为宫颈癌的女性进行调查，发现随着地区社会经济因素的改善，宫颈癌的发生和预后呈现出不同的变化模式。在经济状况较好的地区，当地医疗机构对医疗的投入较多，人口的患病率和发病率较低，诊断及时，治疗有效，预后较好。当然，也有研究指出，高社会经济地位和低社会经济地位社区之间的癌症发病率几乎没有差异。

社会支持被定义为“个体被他人关爱、关心、尊重和重视的感知或体验，是互助与义务的社会网络的一部分”。社会支持在慢性病或疾病经历中，以及患者和照顾者的心理社会适应中，起着至关重要的作用。对于癌症幸存者而言，社会支持可以改善健康和福祉，促进整体积极的变化。社会支持系统中的经济支持（如医疗保险）、家庭支持和社会支持资源（如社会救济、民政支持系统）同样会影响肿瘤的发生。

（三）婚姻与肿瘤发生

有流行病学证据表明，婚姻状况与健康之间存在关联。忠诚的伴侣关系往往与更健康的生活方式（如减少吸烟和饮酒、合理膳食、体育锻炼以及保持合理体重）呈正相关。一方面，婚姻和伴侣关系能为患者提供具体而特殊的社会支持，能够缓冲压力的负面影响，特别是在疾病的早期阶段；另一方面，良好的婚姻状况能够促进积极情绪的产生，因为密切和亲密的关系可以减轻压力，促进个人成长。因此，婚姻提供的社会支持可能有助于缓解压力，并激励和维持健康的生活方式。在一项研究中，婚姻状况被认为是转移性乳腺癌患者生存的独立预后指标，并与显著的生存获益相关。与已婚转移性乳腺癌患者相比，未婚患者的乳腺癌死亡率增加了15.5%，总死亡率增加了19.0%。

一项荟萃分析显示，与已婚或有伴侣的男性相比，丧偶男性患前列腺癌的风险增加，且肿瘤在诊断时往往已扩散到前列腺以外。一项为期20年的随访研究发现，与已婚女性相比，丧偶女性在8～12年后罹患卵巢癌的风险明显更高，而分居或离异女性则未表现出这一情况。该研究结果表明，经历过社会孤立和丧偶的女性患卵巢癌的风险更高。

一项荟萃分析证实了婚姻对早期发现癌症的重要影响，发现大多数研究报道了婚姻状况与疾病诊断之间的显著关联。对于各种类型的恶性肿瘤，婚姻对癌症早期诊断具有积极影响；未婚者在诊断时患晚期乳腺癌或黑色素瘤的概率更高，而目前尚未有研究表明已婚患者中晚期癌症的病例更多。另一项荟萃分析显示，与未婚（包括单身、未婚、离婚/分居和丧偶）患者相比，已婚患者的总体生存率和癌症特异性生存率更高。未婚与总体生存率及癌症特异性生存率显著降低相关，而最脆弱的群体是离婚或分居的男性。

（四）生活方式与肿瘤的发生

1. 吸烟 是多种类型癌症的主要危险因素。在前列腺癌方面，吸烟与总死亡率、癌症特异性死亡率和复发风险显著增加相关。在肺癌中，吸烟直接导致了82%的肺癌相关死亡。烟草烟雾含有7000多种化学物质的有毒混合物，其中已知有70种能导致癌症，尤其是多环芳烃和烟草特异性亚硝胺被认为是肺癌发生的重要因素，它们通过与DNA结合并启动基因组，改变关键酶的生物激活。

吸烟也是胰腺导管腺癌的重要致病因素之一。吸烟是胰腺癌患者最重要的生活方式风险因素，约占该疾病的20%。动物和人类的研究表明，烟草致癌物及其代谢物在胰腺肿瘤的早期和晚期均可能协同作用，并具有遗传和表观遗传效应。与烟草相关的一个重要致癌物是4-(甲基亚硝胺基)-1-(3-吡啶基)-1-丁酮（nicotine-derived nitrosamine ketone，NNK），它可能通过多种途径发挥作用。一项荟萃分析纳入了42项病例对照研究、35项队列研究和5项嵌套病例对照研究的数据，结果显示，当前吸烟/基线吸烟者的胰腺癌相对危险度估计为1.74，与从不吸烟者相比，吸烟者患胰腺癌的风险增加了75%。因此，戒烟可降低胰腺癌的风险，风险降低至与从不吸烟者相当可能需要10～15年。

吸烟是喉癌最重要的危险因素，其对喉癌的致癌作用以及与喉癌风险之间的剂量–反应关系已经得到充分证实。然而，不同类型吸烟的具体风险尚不明确。烟草与酒精的共同作用会成倍增加喉癌的风险。有研究发现，当酒精滥用与吸烟并存时，个体患喉癌的风险显著增加，甚至与既不饮酒也不吸烟的个体相比，风险可高达177倍。

2. 酒精 被世界卫生组织（WHO）定义为Ⅰ类致癌物。全球约4%的癌症是由饮酒引起的。世界癌症研究基金会（World Cancer Research Fund，WCRF）提供的强有力证据表明，饮酒会增加患某些癌症的风险，最显著的包括口腔癌、咽喉癌、食管癌和肝癌。同时，结直肠癌、女性乳腺癌和胰腺癌也与饮酒存在正相关关系，饮酒还有可能增加胃癌及绝经前女性患癌的风险。关于其机制的研究认为，乙醇的代谢物乙醛会导致DNA损伤，阻碍DNA的合成和修复，而乙醇和乙醛都能破坏 DNA 的甲基化。乙醇还可以诱导炎症和氧化应激，导致脂质过氧化和进一步的 DNA 损伤。鞘脂代谢及相关信号通路的改变是乙醇与癌症发展之间的另一个潜在联系，特别是神经酰胺参与细胞增殖、分化、衰老和凋亡的调节，且被认为是恶性转化与肿瘤进展的重要调节因子。

肝癌最常与饮酒有关。从临床角度来看，酒精可与其他因素相互作用，如年龄、性别、病毒性肝炎、肥胖和糖尿病，导致肝细胞癌的风险增加。研究报道，高酒精摄入量，尤其是酗酒，与前列腺癌的风险增加有关，也与前列腺癌的致死率直接相关，因为它可能加速前列腺肿瘤的生长，并显著缩短转移性前列腺癌的进展时间。

现有多项研究表明，大量饮酒也可能增加患胰腺癌的风险。重度饮酒（>50g/d），区别于中度饮酒（12.5～50g/d）和低度饮酒（<12.5g/d），可能通过增强其他风险因素（如吸烟、营养不良和与慢性胰腺炎相关的炎症途径）的影响而增加患胰腺癌风险，但也可能具有独立的遗传和表观遗传影响。

酒精是喉癌的另一个重要危险因素，许多研究已经确立了饮酒与喉癌发展之间的关联。酒精对喉癌的风险有剂量依赖性。荟萃分析表明，喉癌的相对风险与饮酒有关，另有研究发现在中度和重度饮酒者中观察到喉癌发生的风险显著增加，研究者认为酒精摄入会以剂量依赖的方式增加包括喉部鳞状细胞癌在内的癌症风险。

3. 饮食、体重　有研究发现，具有相似遗传背景的男性前列腺癌发病率存在巨大地理差异，这提示环境因素在前列腺癌的发展中起着重要作用。研究认为，饮食是影响前列腺癌的主要环境因素，饮食中脂肪摄入量的增加与前列腺癌风险相关。英国一项针对 1300 名年龄小于 60 岁男性的基于人群的病例对照研究报告称，脂质摄入量较高的人群患前列腺癌的风险高于脂质摄入量较低的人群。几项针对前列腺癌患者的研究表明，改变为低脂植物性饮食并结合压力管理，可以调节基因表达，并减缓前列腺特异性抗原水平的增长速度。

与环境相关的可改变风险因素（如饮食）在结直肠癌的发病机制中同样重要。低纤维、高脂肪饮食可能与肠癌的发病有关。根据大规模荟萃分析，美国大多数结直肠癌病例和死亡可能归因于可改变的风险因素，包括饮食（29%）、缺乏身体活动（16%）、饮酒（13%）、吸烟（11%）和超重（5%）。在人类发展指数不断上升的国家，结直肠癌的发病率一直在上升，尤其是在 50 岁以下的人群中，这与饮食和生活方式的改变密切相关。饮食与结直肠癌之间的联系可能部分归因于营养摄入改变了肿瘤微环境中的代谢物水平，从而影响癌细胞的代谢和生长。许多研究已经将体重指数（body mass index，BMI）的升高与结直肠癌发生风险的增加联系起来，大量证据表明，肥胖（BMI≥30kg/m^2）与结直肠癌密切相关。体重指数与早发性结直肠癌之间的关系在年轻时经历肥胖的个体中尤为明显。有研究表明，肥胖是所有癌症中第二大可改变的风险因素，但也有研究显示了不同的结果。例如，一项对 18 篇前瞻性研究的系统回顾和荟萃分析发现，总脂肪、饱和脂肪酸、单不饱和脂肪酸和多不饱和脂肪酸摄入量与结直肠癌风险之间没有关联。对此结果的解释认为，可能是不同脂肪来源的混合结果，如来自红肉和加工肉类的脂肪一直与结直肠癌风险相关。肥胖也与其他癌症（如前列腺癌）相关，一项对美国 3673 名男性的前瞻性研究表明，肥胖是前列腺癌的独立预测因子。

另外，有限的研究认为，高糖饮食可能增加直肠癌的风险，而维生素 D 则能降低人类和动物模型的结直肠癌风险。近些年来，人们意识到肠道微生物群可能在引发和促进结直肠癌发展中发挥重要作用。饮食因素可能通过某些细菌种群（如核酸杆菌、大肠埃希菌或脆弱拟杆菌）的潜在生长来影响肠道微生物群。肠道微生物群可能对肠道干细胞功能和结直肠癌的发生具有重要影响。

4. 运动　有学者通过对 2005～2017 年现有癌症运动文献的系统综述，汇总了有关运动益处的信息，发现锻炼在癌症治疗之前、期间和之后对所有癌症类型及各种癌症相关损伤均有益。运动疗法通常能改善身体和心理状况。中等至剧烈的运动（每周运动时间>2h）是改善身体功能和减轻癌症相关损伤的最佳运动强度。治疗性锻炼有助于控制治疗副作用，可能增强对癌症治疗的耐受性，并改善功能结果。有监督的锻炼效果优于无监督的锻炼。运动可以显著改善临床、功能和某些人群的生存结果，无论癌症类型如何，均可推荐运动。有研究分析了 752 名加拿大居民，显示积极的生活方式降低了前列腺癌的风险。但另有研究对近 3 万例患者进行的荟萃分析显示，运动与前列腺癌之间没有明确的关联。总体研究仍认为，经常性、规律性的体育运动能够降低多种疾病的发生风险，包括肿瘤。

四、肿瘤发生、发展的神经内分泌和免疫基础

神经内分泌或免疫功能的改变可能介导应激源对肿瘤生长速率的影响。肿瘤生长的变化可能源于应激诱导的中枢神经系统或激素活性的改变，或由于应激诱导的免疫能力抑制。有学者认为，心理、社会压力源对肿瘤生长速率的影响是通过激素活动变化介导的，这些激素活动能直接影响肿瘤本身，或通过改变免疫能力而间接起作用。许多激素会对应激/压力作出反应，从而影响免疫功能。此外，神经内分泌系统和免疫系统通过共享受体和激素介质进行双向交流。

（一）肾上腺素、去甲肾上腺素

应激引起的神经内分泌反应受到中枢神经系统特定部位的控制，主要包括肾上腺和交感神经系统分泌的儿茶酚胺和糖皮质激素。肾上腺素和去甲肾上腺素属于儿茶酚胺类，由交感-肾上腺髓质系统分泌，对靶器官具有拟交感兴奋作用，并参与机体的应激反应。当个体遭遇危险（如外伤、感染、休克、寒冷、缺氧、中毒等）时，肾上腺素和去甲肾上腺素会大量释放，这是个体从感知威胁转化为行动的关键，通过激活心脏和肌肉，为“战斗或逃跑”反应做好准备，以应对危险。这是生物个体及种族得以生存和延续的重要机制。儿茶酚胺（主要是肾上腺素和去甲肾上腺素）的作用不仅与心脏功能相关，还被证明在癌症中发挥重要作用。

在动物研究中发现，慢性应激通过肿瘤血管生成素的介导，可使肾上腺素和去甲肾上腺素在卵巢及其他腹膜组织中持续升高，从而促进裸鼠卵巢癌的生长。有研究表明，肾上腺素能通过 β 肾上腺素受体激活，在结肠癌细胞增殖中发挥重要作用，而 β 受体阻滞药能够逆转肾上腺素和异丙肾上腺素诱导的增殖，这为结肠癌的治疗提供了策略。β 肾上腺素受体在恶性黑色素瘤组织中可上调，研究者认为，去甲肾上腺素和肾上腺素通过激活这些受体，促进体内黑色素瘤的进展。

有研究发现，在应激压力下的患者中观察到前列腺特异性抗原（prostate specific antigen，PSA）水平更高，说明应激压力水平的增加与炎症性前列腺炎有关。前列腺癌患者比其他癌症患者表现出更高的焦虑水平，服用 β 受体阻滞药的患者患前列腺癌的风险降低了 18%。β 受体阻滞药会干扰应激激素肾上腺素和去甲肾上腺素的信号传导。动物模型显示，前列腺肿瘤与社会、心理环境之间的相互作用是由包括肾上腺素在内的抗凋亡信号通路介导的，应激压力以肾上腺素依赖的方式促进小鼠前列腺癌的发生。

嗜铬细胞瘤和副神经节瘤是源自肾上腺或肾上腺外的嗜铬细胞，它们本身会产生儿茶酚胺，而过量的儿茶酚胺会导致灾难性的后果，包括致命性心律失常、卒中、高血压危象及其他与器官相关的并发症，甚至焦虑和紧张。

（二）下丘脑–垂体–肾上腺轴、下丘脑–垂体–性腺轴相关激素

研究发现，内分泌系统包括下丘脑–垂体–肾上腺（hypothalamic-pituitary-adrenal，HPA）轴和下丘脑–垂体–性腺（hypothalamic-pituitary-gonadal，HPG）轴，在体内可能参与介导肿瘤的生长。在 HPA 轴中，促肾上腺皮质激素释放激素（corticotropin releasing hormone，CRH）由下丘脑分泌，可刺激垂体释放促肾上腺皮质激素（adrenocorticotropic hormone，ACTH）。ACTH 反过来又刺激肾上腺释放糖皮质激素。在 HPG 轴中，促性腺激素释放激素由下丘脑分泌，刺激垂体释放卵泡刺激素（follicle stimulating hormone，FSH）和黄体生成素（luteinizing hormone，LH）。卵泡刺激素和黄体生成素刺激性腺分泌性激素、雌激素和睾丸激素。应激源已被证明可以改变 HPA 轴和 HPG 轴激素的分泌。与 HPA 轴相反，急性应激源可激活 HPG 轴活性，而慢性应激源则可抑制

HPG 轴活性。应激激活的 HPA 轴激素也会影响免疫系统。例如，CRH 刺激淋巴细胞和单核细胞的增殖和活化，而内啡肽是应激时释放的主要内源性阿片类物质，已被证明可以增强细胞毒性 T 淋巴细胞和 NK 细胞的活性，以及巨噬细胞的增殖和吞噬。糖皮质激素的长期升高主要对免疫系统具有抑制作用。糖皮质激素降低淋巴细胞和 NK 细胞的数量及其活性，参与 T 细胞从循环向骨髓的再分配，增强抑制性 T 细胞的功能，并抑制细胞因子的合成和释放。

糖皮质激素受 HPA 轴调节，由肾上腺皮质分泌，是调节细胞和生理功能的类固醇激素，同时具有有效的抗炎特性。糖皮质激素对炎症的调节能影响癌症的发展，可能是根据癌症类型抑制或促进癌变。糖皮质激素可在乳腺癌以及其他癌症（如白血病和淋巴瘤）的生长中发挥调节作用。在小鼠肿瘤模型中，糖皮质激素受体的活性在癌症部位特异性表型和远处转移中均有所增加。糖皮质激素受体可介导应激激素及其合成衍生物的作用，这些激素在临床中广泛用作抗炎和免疫抑制药。在乳腺癌进展过程中，应激激素的增加可导致远处转移部位糖皮质激素受体的激活，促进定植增加，降低存活率。转录组学、蛋白质组学和磷酸化蛋白质组学研究表明，糖皮质激素受体参与了转移中多个过程的激活，并且受体型酪氨酸激酶样孤儿受体 1（receptor tyrosine kinase-like orphan receptor 1，ROR1）表达增加，这两者均与生存率降低相关。糖皮质激素受体的激活增加了肿瘤异质性和转移。在临床上，糖皮质激素常被广泛应用于放疗和化疗，以控制疼痛、呼吸困难和肿胀。因此，有学者建议在治疗有癌症相关并发症的患者时，使用糖皮质激素需谨慎，认为其可能会损害抗肿瘤免疫。

此外，还有其他激素也影响着肿瘤的发生与发展。雄激素已被证明可影响多种恶性肿瘤的生长，包括乳腺癌、前列腺癌、睾丸癌和食管癌。雌激素已被证明可为乳腺细胞的恶性转化提供有利环境。催乳素和生长激素是垂体分泌的激素，对乳腺细胞具有促有丝分裂作用，并已被证明可刺激乳腺癌和前列腺癌的生长。

（张　燕　张　丽）

第3章 肿瘤患者心理

罹患恶性肿瘤对患者及其家属均是一个巨大的挑战，会影响他们的情绪、认知、人际交往及社会功能等。患者在肿瘤诊断、治疗和康复的过程中，会经历一系列心理、情感和行为上的转变，以及对自身认知和社会互动方式的调整。与恶性肿瘤相关的应激可以是急性的、慢性的，也可以是反复发生的。有的患者仅出现轻微的心理痛苦，有的患者心理症状却很严重。大多数恶性肿瘤患者都有共同的、强烈的复杂心理反应，其中普遍存在焦虑、抑郁、悲伤、恐惧等情绪反应，给患者带来精神心理方面的痛苦，也直接影响着患者的生活质量、家庭社会功能及治疗的连续性，甚至可能会通过一系列神经内分泌、炎症因子等中间因素影响肿瘤组织和细胞，进而影响患者的生存期。

第一节 肿瘤患者与患者角色

一、肿瘤患者角色

（一）患者角色的概念与特征

“患者”也称为“病人”，医学社会学领域认为患者是患有疾病并具有求医行为或者正处于治疗状态的人，这种观点认为是否成为患者必须在就诊后得到医师的诊断才能下定论，即必须以求医为前提。肿瘤患者处于一种长期的、慢性的患病状态，本文将沿用现代医学模式的定义，即生理或心理上患有疾病的人。这种观点认为患有疾病是一种客观状态，身体的某项指标只要出现异常，并且符合某一疾病的诊断，即可称为患者，至于其是否求医不影响其患病这一客观事实。

“角色”一词来源于戏剧领域，主要指演员的表演要尽可能地符合扮演者身份。“患者角色”又称患者身份，这一概念最早是由美国著名社会活动家帕森斯（Parsons）在其著作《社会系统》中所提出的，指被医师和社会确认的患病者应具有的心理活动和行为模式。当一个人患病后，便会受到不同的对待，人们期待他有与患者身份相应的心理和行为，即担负起“患者角色”。这一概念主要包括4个方面的特征：①患者能够暂时摆脱日常的社会角色和责任，部分或完全免除其原有的社会义务。免除职责的程度主要取决于疾病的类型和严重程度。②患者对于自身陷入疾病状态无须承担责任。社会并不认为患者对其患病应负有责任，因此他们不会因病而受到责难。③患者有责任努力恢复健康。他们需要有强烈的动机和积极的行动来促进自我康复，以便早日回归正常生活状态。④患者有责任主动寻求并接受适当的医疗帮助。恢复健康在很大程度上依赖于他人，特别是医护人员的专业支持和治疗。

（二）患者角色的权利

患者角色的权利是指患者在患病期间享有的社会赋予的特定权利。在传统的生物医学模式中，诊疗活动重视的是患者的生物学特征而非心理、社会学特征，医患关系也是一种主动和被动的关系，患者的权利有限，而且难以保障。随着生物-心理-社会医学模式的发展，患者的权利得到了有效保障。1973年，美国医院协会通过了《病人权利法案》，提出患者有权利接受妥善而有尊严的治疗、有权利在任何治疗开始前了解并决定是否签写同意书、有权利拒绝治疗、有权利保持隐私。其旨在明确患者应有的权利，并保证患者行使自己权利时有法可依，是保障患者正当权利的重要文献，可为世界各国患者权利的确定提供借鉴。我国学者对此也做了诸多研究，邱仁宗认为，患者应受到尊重，并享有医疗护理权利、隐私保护权利、知情同意权利、提出意见并得到回复的权利。综合国内外学者的研究，患者的权利包括但不限于以下几点。

1. 平等享有治疗的权利 人的生命健康权是平等的，任何患者都平等地享有必要且合理的诊断、治疗的权利。医务人员不得以任何理由推诿。

2. 知情同意权 患者有权知道自己所患疾病的严重程度等情况，医师在不影响诊疗的前提下应该提供该疾病的相关信息给患者，患者有权知道实施的和替代的治疗方案及其治疗风险，并决定是否同意。患者有权选择与自己最相适应的治疗措施。

3. 隐私保护权 在诊疗活动中涉及患者的姓名、所患疾病、预后等隐私情况时，医务人员必须保密，在涉及科研活动时，应特别注意隐藏患者的一些敏感信息，以防泄露。

根据患者所患疾病的情况，分为一般患者的权利和特殊患者的权利。恶性肿瘤患者在备受病痛折磨时应该享有哪些不同于一般患者的权利，则较少引起关注。

（三）患者角色的义务

权利与义务是相辅相成的，有权利就有义务，两者缺一不可。具体来讲，患者角色的义务包括 3 个方面。

1. 发现疾病及时就医、尽早治疗的义务 疾病发现越早，治疗越早，完全康复的可能性就越大。

2. 如实陈述病情、配合医务工作的义务 患者若陈述虚假病情，会直接导致误诊，从而无法选择合适的治疗方案，也会给医务人员带来风险。例如，艾滋病患者故意隐瞒病情，不但会延误治疗，还会增加医务人员感染的风险。

3. 尊重医务人员及遵守医疗单位规章制度的义务 尊重医务人员的劳动，积极执行医嘱，遵守医院的规章制度，良好的医患配合有利于患者的康复。

二、肿瘤患者角色转变

（一）角色转变

肿瘤患者角色转变（role switching）是指患者在经历肿瘤诊断、治疗和康复过程中，其在个人、家庭和社会生活中所扮演角色和身份发生的各种变化。这一概念包括了患者在面对疾病时所经历的心理、情感和行为上的转变，以及对自身认知和社会互动方式的调整。在接受肿瘤治疗的过程中，患者从健康的个体角色逐渐转变为患者身份，并在此基础上经历了一系列心理和情感层面的变化。这种角色转变不仅涉及对疾病本身的认知和应对，还涉及对生活意义、社交关系、自我认同等方面的重新思考和调整。

（二）角色转变的不同阶段

在肿瘤治疗过程中，患者会经历角色转变的不同阶段，这些阶段反映了患者心理和情绪上的变化，包括否认、愤怒、协议、沮丧和接受等。下面将介绍这些不同阶段的特点和应对方法。

1. 否认阶段 患者在得知自己患有癌症时，最初大部分是以否认的态度看待这个事实。患者往往会经历巨大的心理冲击，“否认”成为一种保护性的反应机制，帮助他们逐步接受这一打击。在这个阶段，许多人不愿意相信现实，认为医生可能诊断有误，试图寻找其他解释。他们可能要求反复检查或寻求其他医生的意见，为的是得到不同的诊断结果。同时，患者可能继续过着日常生活，试图忽视或淡化疾病带来的困扰，甚至选择隐瞒病情以避免亲友担心。

2. 愤怒阶段 患者无法逃避这个问题的时候，就会表现出愤怒，心怀嫉妒。患者此时感受到强烈的负面情绪，包括怨愤和不公平感，可能与他们意识到疾病的严重性及其对生活的深远影响有关。这种情绪波动频繁且难以控制，患者可能会指责医护人员未及时发现病情，或者懊悔自己过去的生活习惯。与家人、朋友和同事的关系也会因此变得紧张，愤怒情绪容易引发冲突。不少患者还会质疑为什么这种事情会发生在自己身上，对命运或宗教信仰产生怀疑。

3. 协议阶段 患者在此阶段开始尝试掌握更多的信息，并主动参与治疗决策，他们希望深入了解病情以及未来可能的治疗方案和预后。患者会积极寻找关于疾病的资料，咨询医生，甚至参加病友会，寻求更多的信息和支持。此时，他们可能会与自己“谈判”，通过改变生活方式或调整饮食来换取更好的治疗效果，并逐渐接受来自家人、朋友和医护团队的帮助和支持。

4. 沮丧阶段 面对治疗的推进，特别是当治疗副作用显现或病情反复时，患者可能会陷入沮丧阶段。这一阶段的特征是深深的失落感和对未来的恐惧，患者感到无助和失望，情绪低落，甚至可能出现抑郁症状。他们可能减少社交活动，不愿与他人交流，陷入孤立状态，同时对曾经喜欢的活动失去兴趣，难以集中注意力。

5. 接受阶段 经过长期的心理调整，患者最终可能进入接受阶段，内心逐渐趋于平静，开始积极应对疾病。他们重新设定生活目标，专注于提高生活质量和享受当下的时光，积极配合医生的治疗方案，关注自身健康状况，保持乐观心态。很多患者会通过回顾人生、调整价值观来寻找生活的意义，增强内心的力量，从而更好地面对疾病和治疗过程中的各种挑战。

（三）角色转变的常见心理问题

肿瘤患者的工作和生活秩序都会因患病而被打乱，这种生活规律的破坏成为一种极为强烈的信号，冲击着患者的内心世界，再加上对病痛的体验，患者的注意力不仅会集中到疾病上，还会影响其心理状态，改变他对周围事物的感受和态度，导致肿瘤患者在角色转变过程中出现一系列心理问题。这些心理问题不仅影响着患者本人的就医行为和生活质量，还对其家庭和社会支持系统产生深远影响。患者最常见的心理反应有以下几种。

1. 焦虑与恐惧 肿瘤患者因对自身健康失去控制力，以及面对疾病带来的未知与不确定性，往往会感到紧张、害怕、焦虑甚至恐惧。焦虑作为一种防御反应而出现，常伴随肿瘤患者的诊断和治疗过程。患者的焦虑可来源于多个方面，如医院的陌生环境、对疾病诊断和治疗的未知、家庭的经济负担、事业问题等。这种焦虑不仅影响着情绪状态，还可能干扰日常生活和社交活动。焦虑表现为情绪紧张、易激怒等，继而通过各种心理防卫机制出现不同的表现。焦虑的表现程度因人而异，有轻、中、重和极重 4 种情况，一般轻度焦虑对患者影响不大，而中、重和极重度焦虑会对患者产生很大的精神和心理压力，并伴有相应的行为表现。恐惧则通常与未知相关联，包括对治疗过程的不确定性、生活的长期影响以及对病情控制的恐惧。被确诊为恶性肿瘤的患者更容易产生恐惧，恐惧可能导致患者回避治疗或拒绝面对现实，进而影响治疗的效果和生活质量。

2. 抑郁情绪 肿瘤患者因长期接受治疗、身体的变化等，抑郁情绪可能出现在治疗的各个阶段，主要表现为感到无助、悲伤和失落，对生活失去兴趣，甚至出现睡眠问题和食欲改变等生理症状。长期的抑郁可能会影响到患者的治疗依从性和康复进程。

3. 依赖性增强 肿瘤患者患病后受到家人及亲属的额外关心和照顾，成为人们关注的中心，所以常会依赖性增加，本来大胆活泼的人，会变得小心翼翼、畏缩不前，并出现自信心下降，即使自己能做的事情，也怕难以胜任而畏缩不前。患者表现为行为幼稚、被动性加重、过度依赖他人、回避力所能及的事情。

4. 自尊心增强 根据马斯洛的人类基本需要层次理论，每个人都有自尊的需要。肿瘤患者某些需要的满足出现障碍时，其自尊感会比平时更加强烈。患者一方面要求别人对他加倍地关心，并认为理应受到别人的关怀和照顾，而另一方面又拒绝别人的关照，认为别人的关照意味着自己的“无能”。所以，家人或医务人员说话时语气过重或过分要求患者时，都会伤害到患者的自尊心。

5. 猜疑心加重 猜疑心加重的患者对周围的人和事物特别敏感，尤其是恶性肿瘤患者和预后欠佳的患者表现得更为突出，患者既想了解与疾病有关的信息，又常对所听到的解释持怀疑态度，甚至曲解别人说话的意思。当看到别人在低声私语，会认为是在议论自己的疾病，对医生查房时所说的话更是反复思考，疑心医生的诊断有误、治疗不当等。主要表现为既不相信别人，又会向别人询问许多问题，他们内心有巨大的恐惧，时刻保持警觉状态。

6. 主观感觉异常 患者对周围的声、光、温度及自身的症状都特别敏感，有时会过分注意躯体的变化，如心跳正常他却觉得心慌，胃肠活动正常他也认为是消化不良，常感觉身体出现不适。患者对环境也比较挑剔，经常指责，如责怪病房条件不好、环境不清洁、医院饮食不好，对医务人员的话语也比较敏感，常责怪其服务态度不好等。

7. 易冲动和愤怒 在临床上常见到患者情绪不稳定，遇事易激动，对一些轻微的刺激也异常敏感，与家人、病友甚至医务人员发生冲突。肿瘤患者常因疾病缠身而变得怨恨、冷漠、脾气暴躁、难以控制自己的情绪。行为上可表现为情感退化、易于动怒，容易悲伤和落泪。

此外，肿瘤患者还会出现孤独感增加、习惯性心理、社交和情感障碍等问题。

三、肿瘤患者角色适应

（一）角色适应的概念

角色适应（role adaption）是指个体在不同角色或社会环境中逐渐适应并胜任所需的行为和任务的过程。这是一个动态过程，包含对新角色要求的认识、调整和学习。角色适应对于个体的发展和社会互动至关重要，能够帮助个体更好地应对和履行各种社会角色。患者的角色适应是指个体在患病后，逐渐调整自身行为和态度以适应“患者”这一身份的过程。当一个人患病时，他会受到与健康状态不同的对待，人们也会对他产生与患者身份相应的期望。这种适应不仅涉及接受和理解疾病本身，还包括在医疗环境中与医护人员、家属及社会互动时所表现出的行为和态度。有效的角色适应表现在患者能够更好地应对疾病带来的各种挑战，如客观面对现实、承认自己患病、积极配合治疗、遵从医嘱、采取积极的措施恢复健康等。

（二）角色适应不良

由于每个人的生活环境、社会经历、心理过程和个性各不相同，当从其他社会角色转变为患者角色，尤其是肿瘤患者角色时，常会在角色适应上表现出许多心理和行为上的变化。这些变化可能导致患者无法正常行使其权利和义务，从而出现角色适应不良的问题，进而对治疗和康复产生严重影响。常见的角色适应不良包括以下几种类型。

1. 患者角色行为缺如（absence of patient’s role behavior） 是指患者无法完全接受或进入患者角色，不愿意承认自己生病，这是一种心理防御表现。尽管医生已经明确诊断出疾病，但患者可能拒绝承认自己患病，未意识到或者不愿意承认自己是患者。从人的个性特点看，那些自信心较强、认为有能力把握自己的人不愿意扮演患者角色；当疾病将影响到学业、职业发展、家庭或婚姻等问题时，患者处在某种现实矛盾中不愿意承担患者角色；有时患者自我感觉良好，则认为医生的诊断有误，否认有病，采取等待观望的态度，或认为症状不严重无须治疗。初次诊断为癌症时的患者都有这种防御性心理反应。

2. 患者角色行为冲突（patient’s role behavior conflict） 是指在适应患者角色的过程中，无法顺利从常态下的社会角色转变为患者角色，导致行为表现与社会期望不符，进而引起患者内心的冲突。常态下，同一个体总是承担着多种社会角色，社会角色下所形成的心理过程、状态及个性特征和患者对某种需要的迫切要求等，强烈地干扰着患者对角色的适应，使患者产生心理冲突和行为矛盾。患病时，需要由社会角色转化为患者角色时，患者一时难以实现角色的适应，尤其是当社会角色需要的强度超过求医治病的动机时，会使原先的矛盾和新的不适应更加突出，常陷入自身难以解决的境地，如照顾幼子的母亲身患肿瘤，因担心自己不在身边孩子得不到好的生活照顾而不愿意住院接受治疗，造成母亲角色与患者角色冲突。

3. 患者角色行为减退（role behavior decline of patient） 当患者逐渐适应并接受了患者角色

后，可能会因某些外部因素被迫重新承担那些本应免除的社会责任，不顾病情而去参加力所不能及的活动。例如，一些需要持续接受治疗的肿瘤患者，尽管意识到治疗的重要性，但由于家庭经济拮据，不得不暂时中断治疗，返回工作岗位以维持生计。此时家庭经济支柱的角色在他心目中已上升为主导地位，所以他放弃了患者角色而重新承担起家庭经济支柱的角色。

4. 患者角色行为强化（role behavior reinforcement of patient） 常见于从患者角色过渡到正常社会角色时。尽管病情已经逐渐好转，由于依赖性的增强和自信心的减弱，患者对自己的能力表示怀疑，对原来所承担的社会角色恐慌不安，安于已适应的患者角色现状，或者自觉病情严重程度超过了实际情况，小病大养。另外，生病也使患者具有一些特权，免除了其原有的社会责任，表现为依赖性增强，对承担其他角色感到恐惧不安，希望继续扮演患者角色以逃避某些责任或继续享受某些特权。

5. 患者角色行为异常（role behavior disorder of patient） 患者受病痛折磨所感到的悲观、失望等不良心境常导致行为的异常，如质问医务人员的攻击性言行，以及悲观、抑郁、厌世甚至自杀等异常行为表现。常见于有绝症或长期住院治疗的慢性病患者。护士应关注角色适应不良的患者，一方面要避免自身的言行对于角色转化可能产生的消极影响；另一方面要注意创造条件帮助患者恰当地进入患者角色，随着疾病的好转，又要使患者渐渐摆脱这种角色，从而逐步恢复他应承担的社会义务。

（三）影响患者角色适应的因素

患者角色的适应情况对于康复过程至关重要。然而，适应这一角色转换并非轻而易举。病情的发展、治疗和护理过程中，许多患者需要逐步适应新的角色。为了帮助患者顺利完成角色转换，医护人员应准确评估患者在这一过程中面临的问题，并分析其影响因素，提供及时的指导和帮助。患者角色的适应受许多因素的影响，主要有以下几个方面。

1. 疾病情况 疾病的性质、严重程度、病程发展及治疗效果对患者角色的适应有直接影响，如患者察觉到自己的病情严重或影响到个人的生活质量时，会立即寻求医护人员的帮助，并容易适应患者的角色，使自己的角色与行为相吻合。

2. 患者的社会心理特征 患者的个体特征，如年龄、性别、人格特征、文化程度、职业、家庭经济状况、医学常识水平等也是影响患者角色适应的重要因素。例如，较高文化程度和具有丰富医学知识的患者，往往能够更好地理解和配合治疗，从而更快地适应患者角色。

3. 社会支持系统 家庭成员的理解和支持对于患者适应新角色至关重要。家庭成员的积极参与和情感支持可以显著提高患者的适应能力，减少其心理压力。因此，医护人员应鼓励家庭成员参与到患者的治疗和护理过程中，提供必要的教育和指导。

4. 医疗卫生机构的情况 医疗保健机构的服务质量、态度和物理文化环境对患者角色的适应起到了关键作用。专业且富有同情心的医护人员可以为患者提供必要的支持和鼓励，帮助他们克服心理障碍和不适应，良好的医疗环境也能减少患者的焦虑感，提高他们的安全感和信任度；此外，医院的规章制度和管理方式对患者的行为有一定的约束作用，科学合理的制度安排可以帮助患者更好地适应患者角色。

第二节　肿瘤患者心理反应特征

恶性肿瘤是威胁全球人类生命健康的主要杀手之一。大多数肿瘤患者都有共同的、强烈的复杂心理反应。癌症的诊断与治疗会引发患者焦虑、抑郁等负性心理反应，直接影响着患者的生活质量及治疗的连续性，进而影响生存期。然而，不同肿瘤类型、不同疾病阶段、不同治疗方式的患者会呈现出不同的心理反应特征。

一、不同癌种肿瘤患者的心理特征

（一）肺癌患者的心理特征

在世界范围内，肺癌仍然是癌症高发病率和高死亡率的主要原因，且发病率逐年递增，并发症发生率较高，对生命健康造成了严重威胁。大多数情况下，由于早期肺癌患者没有明显的临床症状，确诊时大部分已处于中晚期，其中超过半数的患者失去了最佳的手术机会，预后不良，其5年生存率仅为19.7%。与其他类型的癌症患者相比，肺癌患者的总体健康状况明显更差，如疲乏、疼痛、失眠、抑郁、心理痛苦、负罪感、病耻感、生活质量下降、需求得不到满足等心理问题更明显。肺癌的部位和特点还伴有特定的躯体症状和心理社会问题，如慢性咳嗽、呼吸困难、戒烟等，会进一步加重心理症状，如呼吸困难会引起焦虑、惊恐发作等，慢性咳嗽会引起睡眠障碍和耗竭感。

肺癌患者较其他肿瘤患者更容易出现病耻感，尤其吸烟患者的负罪感、羞耻感和自责感更强。肺癌患者会被认为是由于其自身吸烟行为导致了疾病，而受到谴责及歧视，引发患者的病耻感，严重影响着患者的治疗效果及预后，年龄越小的肺癌患者病耻感越高，这不仅会增加患者的负面情绪，而且会延误其及时就诊，损害患者的生活质量，降低治疗的依从性。肺癌病耻感已被证明是导致抑郁症和降低生活质量的一个重要预测因素，其与焦虑、抑郁和症状严重程度均呈正相关，与社会心理压力和生活质量显著相关，且与患者的预后呈负相关。

（二）消化道恶性肿瘤患者的心理特征

消化道恶性肿瘤主要包括胃肠道恶性肿瘤（食管癌、胃癌、结直肠癌等）及肝胆胰恶性肿瘤（肝癌、胆管癌、胆囊癌、胰腺癌等）。胃癌、结直肠癌和肝癌的年发病例数仅次于第一位的肺癌。消化道恶性肿瘤患者的症状以消化道症状为主，如恶心、呕吐、吞咽困难、腹胀、腹泻、便秘等。由于进食习惯改变、消化功能异常或排便性能改变，会给患者带来焦虑、抑郁、恐惧等心理痛苦和生活上的不便和病耻感，甚至影响患者社交，而且不同类型的消化道恶性肿瘤还会给患者带来一些特殊的心理问题。

1. 食管癌 食管癌患者术后最常见的症状是反流，对生活质量影响最大的是吞咽困难。患者为减少胃食管反流和减少误吸，要求采取被动体位，严重影响了患者的日常生活和睡眠。患者因进食行为改变和消化功能异常易出现病耻感，不愿参与社交活动，从而影响治疗和预后。食管癌患者因疾病本身或治疗，常有明显的消瘦、乏力、胸背部疼痛、厌食等，更易使患者出现严重的焦虑和抑郁。

2. 胃癌 早期胃癌患者术后预后较好，但手术会给患者带来多方面的改变，如进食次数增加、对食物有特殊要求、增加患者的负担、影响其正常社会功能。此外，术后并发症（如反流等）降低了患者的生活质量，增加了患者的痛苦，这些都可能导致患者产生焦虑和抑郁。胃癌患者抑郁的发生率高达37%。

3. 结直肠癌 随着治疗技术的进步，结直肠癌患者生存期延长，越来越多的研究者开始关注患者结束治疗后的生理、心理需求及生活质量。患者的腹胀、排便习惯改变、排便次数增多、便秘、腹泻等问题，给患者带来病耻感和社会隔离感。手术方式也是影响结直肠癌患者心理痛苦的重要因素。造口患者心理痛苦较非造口患者更为显著。外观问题、造口袋供应问题、造口皮肤问题和渗漏并发症问题、造口的气味和声音以及性心理问题都会导致造口患者出现更高程度的焦虑和抑郁、亲密关系受损以及社会孤立。女性结直肠癌患者的体像障碍要比男性结直肠癌患者更为严重。

4. 肝胆恶性肿瘤 原发性肝癌是我国常见的恶性肿瘤之一，恶性程度高，浸润和转移性强，预后差。胆囊癌由于早期发现率低，仅有10%的患者可以进行治疗性的手术治疗，致死率高。肝胆恶性肿瘤患者躯体症状重，主要的躯体症状有疼痛、食欲丧失、疲乏、黄疸、恶病质、腹水、恶心、呕吐、腹泻等。严重的躯体症状会加重患者的焦虑、抑郁和疲乏。慢性肝炎病毒是我国肝癌患者的主要原因，病耻感也是影响患者心理痛苦的重要因素。

5. 胰腺癌 胰腺癌患者发生抑郁的风险非常高，即便是早期胰腺癌患者，也要考虑到患者的死亡焦虑问题。胰腺癌患者的抑郁症状常表现为持续烦躁、绝望、快感缺失和自杀意念。抑郁、对死亡的预期焦虑会影响患者的生活质量、降低患者的生存结果。

（三）乳腺癌患者的心理特征

乳腺癌是女性最常见的恶性肿瘤之一。患者从发现乳房肿块到进一步检查确诊期间，都要面临心理挑战，部分患者会延迟就诊。导致延迟就诊的心理社会因素包括年龄大于65岁、对亲密关系缺乏信任、对乳腺癌及其检查和治疗感到恐惧、对自身健康不够重视、因无法面对而选择逃避等。确诊乳腺癌会对患者的身心健康、家庭及社会功能等造成重大影响，其普遍存在适应及情绪问题。乳腺癌患者治疗后多出现体像障碍，会体验到身体的残缺，性吸引力下降，自我价值感降低，从而产生无望感、负罪感、羞耻感、焦虑、抑郁等。此外，乳腺癌及其治疗带来的躯体和心理不良反应，有可能导致患者性功能、生育功能及衰老感知的问题，影响患者的亲密关系。

（四）妇科恶性肿瘤患者的心理特征

妇科恶性肿瘤包括卵巢癌、宫颈癌、子宫内膜癌、外阴癌和阴道癌，是我国女性常见的恶性肿瘤。除了与其他肿瘤患者类似的情绪问题外，妇科恶性肿瘤患者还存在特殊的心理问题。

妇科肿瘤患者由于肿瘤发生在性器官，比其他肿瘤患者更容易遭受误解和与性相关的病耻感，甚至如何将癌症诊断告诉他人对妇科肿瘤患者来说也成为挑战。当自己的孩子是女孩时，还担心自己生病会改变孩子的生活，害怕自己会将癌症遗传给孩子。

妇科恶性肿瘤患者由于疾病本身和治疗带来的身体结构和功能的改变，其性功能受损，性心理也会发生改变。手术会导致器官的缺失，术后还会存在疼痛、活动受限和疲劳等问题。患者感到自己的女性特征不完整，化疗会导致恶心、呕吐、疲劳、注意力下降、记忆力下降、脱发等症状，甚至引起绝经，导致阴道干燥、潮热、性欲下降，放疗会引起阴道不适症状，如阴道干燥、挛缩或粘连等，可能会导致性交痛。性生理、心理问题也会导致患者焦虑、抑郁和对亲密关系满意度的下降。

对于有生育计划的女性来说，失去生育能力会给她们带来严重的丧失感，尤其在中国传统文化背景下，传宗接代能力的丧失可能会使患者产生愧疚感和低自尊，由于自己不能成为母亲而产生自我认同感的下降。

（五）头颈部恶性肿瘤患者的心理特征

头颈部恶性肿瘤同其他肿瘤患者一样，面临着疾病的痛苦和生命的威胁。患者最常见的症状包括疼痛、吞咽困难、吞咽疼痛、声音嘶哑、耳痛、呼吸急促、体重下降等。治疗可能会带来面部畸形、颞下颌关节紊乱综合征、口腔黏膜变化、味觉缺失等并发症。这些躯体症状和功能缺陷给患者造成了严重的心理社会压力。

面部畸形是头颈部恶性肿瘤手术治疗后常见的组织缺损和功能损伤。面部的损伤和畸形会损害患者的自我形象、人际交往、家庭生活、亲密关系和患者本身的情绪状态。焦虑、抑郁和自杀是头颈部恶性肿瘤患者较常见的心理问题。20%～30%的患者符合适应障碍、轻度抑郁甚至重度抑郁的诊断标准。癌症相关的功能损害，如声音嘶哑、咀嚼困难、吞咽困难等会加重其不良影响。与此同时，病耻感常伴随而生，影响患者的心理社会功能、人际关系和治疗行为，使治疗复杂化，进而影响预后。

（六）泌尿生殖系统恶性肿瘤患者的心理特征

泌尿生殖系统恶性肿瘤患者面临的主要心理问题包括身体形象和身体完整性改变、肠道功能改变、性功能和亲密关系障碍以及生育问题，这些问题可能加剧癌症本身的症状，如疼痛、疲劳等，也会给患者带来日常功能的困难和职业的挑战性。

1. 前列腺癌 是男性常见的恶性肿瘤之一。前列腺癌的诊断、治疗方式的选择、检查结果的不确定性、疾病本身或治疗相关的性功能障碍、尿失禁、疲劳、疼痛等都会影响患者的心理状态，降低患者的生活质量，产生病耻感和低自尊感，影响患者夫妻关系，让其回避社交，导致患者出现焦虑、抑郁、情绪不稳定等心理症状。

2. 睾丸癌 也是男性常见的恶性肿瘤。近年来，睾丸癌的发病率有所上升，但患者生存率也相对较高。睾丸癌多发生于年轻男性，患者的性、生育能力和亲密关系都会受到重要影响。疾病和治疗带来的不育、性欲下降、勃起功能障碍以及高潮困难等问题可能会引起长期的性回避或性功能障碍，部分患者会出现长期的心理问题。

3. 膀胱癌 在亚洲人群中的发病率相对较低。大多数膀胱癌患者是老年人。经尿道膀胱电切术是诊断膀胱肿瘤的主要方式，也是低级别和浅表膀胱癌的治疗方法，大多数患者会被推荐围手术期膀胱灌注化疗。在治疗过程中需要反复进行膀胱镜检查，给患者带来心理痛苦。根治性膀胱切除术会引起排尿困难和阴茎勃起功能障碍，女性患者可能还需要切除内生殖器，影响患者的生活质量，尤其是性生活质量。尿路重建患者可能存在性功能障碍、漏尿、气味和皮肤刺激，以及身体形象受损、旅行和活动受限等，影响患者的心理状态。

4. 肾癌 也是常见的泌尿系统恶性肿瘤之一，男性的发病率几乎是女性的2倍。大多数早期肾癌的幸存者，生理和心理健康状况都相对较好。晚期患者预后不良是其心理痛苦的主要因素。干扰素和高剂量的白细胞介素-2有一定的疗效，但可引起严重的抑郁和焦虑。

5. 阴茎癌 是男性泌尿生殖系统的一种常见恶性肿瘤。许多阴茎癌患者由于对疾病的恐惧和焦虑而延迟诊治6～12个月。阴茎癌的手术治疗会造成重要器官结构和功能的缺陷，术后最常见的问题包括性功能障碍和被迫坐位排尿等，常导致患者出现心理改变。

（七）血液系统恶性肿瘤患者的心理特征

血液系统恶性肿瘤患者普遍存在心理问题，其中以躯体症状、抑郁、恐惧情绪比较明显，甚至可出现精神病性症状。血液系统恶性肿瘤患者的躯体痛苦程度较高，疾病本身就是一个强应激源，个体对其易产生显著的心理应激反应，表现出明显的躯体症状和孤独、易怒、焦虑和抑郁等精神症状。

大剂量化疗联合造血干细胞移植已成为治疗血液系统恶性肿瘤的重要方法之一。造血干细胞移植是对患者进行超大剂量放疗或化疗预处理后，将正常造血干细胞移植入患者体内，使其重建正常的造血以及免疫功能的治疗方法，以使血液系统恶性肿瘤患者获得较长生存期。造血干细胞移植过程复杂，特别是在移植过程中，患者行预处理后免疫功能低下，极易引发各种相关并发症，加之整个造血干细胞移植过程均必须在无菌层流病房完成，患者要经受移植前化疗药物预处理带来的身体痛苦，并且长期与外界隔离而不能与亲朋直接接触，无法进行直接交流，易使患者出现较严重的心理问题。

（八）恶性黑色素瘤患者的心理特征

恶性黑色素瘤是一种恶性程度极高的肿瘤，在我国虽然少见，但其发病率也在逐年增加。恶性黑色素瘤的诊断和治疗可能会改变患者日常生活的各个方面，包括患者的自我认同、身体形象和身体状况、家庭角色和关系、工作机会、朋友关系以及经济状况等，大约30%的患者出现心理痛苦，其中焦虑症状比抑郁更为普遍。早期恶性黑色素瘤患者有手术带来的疼痛和各种不适感，以及体像改变给患者带来较大的心理痛苦，晚期患者则感觉失控、焦虑、沮丧，对自己的状况产生绝望。

二、不同病期肿瘤患者的心理特征

肿瘤患者的心理改变轻者可表现为正常的悲伤、恐惧，重者可表现为精神障碍，其痛苦包含了因肿瘤本身所致或由于抗肿瘤治疗所致的躯体症状（疼痛、恶心、呕吐、食欲缺乏、便秘、腹泻、疲乏等），焦虑、抑郁、适应障碍、恐惧疾病复发或进展等不同心理维度的痛苦，以及在患病后出现的生活方面的困难（如经济压力）和社交退缩、职业回归困难等社会层面的痛苦，有些患者可能出现对生存的质疑，生活失去意义感，质疑长久以来维系自己生存的价值观和生死观。肿瘤患者的心理特征可随时间不断变化，也可在不同的疾病阶段出现不同的表现。

（一）诊断期

在历史上较长时间里，癌症被认为是不可治愈的疾病，虽然现在许多种类癌症患者的生存期已较前明显延长，但癌症等于“绝症”的观念根深蒂固。在确诊前，患者非常恐惧和害怕自己患上癌症。在确诊初期，患者处于急性应激状态，出现怀疑、焦虑、抑郁和对死亡的恐惧等不稳定的心理反应。患者可能会出现逃避心理，想要逃避现实，对诊断结果抱有侥幸，甚至不相信诊断结果，拒绝治疗。这一时期患者的心理反应属于一种保护性反应，这一反应能够缓解患者对疾病的恐惧，减少患者的痛苦。患者需要一个过程接受已患病的事实。在患者确定自己已患癌症时，经常会出现愧疚、恐惧和抱怨等情绪，努力寻找自己患病的原因，自责以往不注意保护身体、后悔吸烟及饮酒过量、后悔做有损身心健康的行为、后悔自己过于劳累等。患者会担心抗肿瘤治疗给家庭带来巨大的经济负担，担心治疗效果不显著，出现转移，预后不良。

（二）治疗期

恶性肿瘤患者确诊后，面对即将进行的治疗，也存在复杂多变的情绪变化。癌症的治疗方法主要包括手术、全身化疗、放疗和靶向治疗等。不同治疗方式均会给患者带来不良反应，从而产生负面心理影响。与早期癌症患者相比，进展期癌症患者的心理痛苦更严重，更可能出现抑郁、焦虑、恐惧等心理问题，总体生活质量更差，死亡焦虑也更为严重，他们生活在对未来、治疗负担和死亡威胁的不确定中，还要应对生存、情绪、社会功能和亲密关系的改变等多方面的困扰。

（三）康复期

癌症患者在康复期仍然承受着很大的压力，其主要来自疾病、家庭及社会等方面。治疗后患者身体的残缺和功能缺陷都可能会影响患者的自尊，影响患者的家庭生活及婚姻质量。因此，康复期患者会出现一系列的心理社会适应问题，心理状况也比较复杂，常表现为自卑、负罪感、失望、无助、抑郁、担心疾病复发等，严重者甚至出现自杀意念和行为。

三、不同治疗方式肿瘤患者的心理特征

癌症的治疗方法主要包括手术、全身化疗、放疗和靶向治疗等。常规治疗方案是手术治疗、化疗和放疗组成的一种或多种治疗方式。

（一）手术治疗

不同治疗类型肿瘤患者的心理特征存在较大差异。手术治疗患者的术前准备，以及疾病的不确定感、术中麻醉、侵入性操作及术后的疼痛、术后的体像改变等都会对患者的心理健康产生极大的影响，甚至造成心理创伤。部分患者术前就会出现较严重的心理痛苦，与疼痛、癌症相关身体功能受损、术前焦虑有关。术后患者较易产生不良情绪，从而降低手术效果。胃癌患者术后需要改变进食方式，如进食次数增加、对食物有特殊要求，这些加重了患者的生活和心理社会负担，加之术后的一些并发症，如倾倒综合征等也会造成患者的生理、心理痛苦，导致抑郁，降低患者

的生活质量。乳腺癌、妇科恶性肿瘤、泌尿系统肿瘤患者术后有明显的体像改变、性心理改变，甚至生育问题，可影响患者的自尊、自我价值感，出现负罪感、羞耻感、无望感、焦虑、抑郁等心理反应。

（二）全身化疗

全身化疗会引起恶心、呕吐、疲劳、神经病变、认知改变（注意力下降、记忆力下降等）和脱发等症状，会导致女性患者绝经，引起阴道干燥、潮热、性欲下降，以及不同程度的骨髓抑制。化疗期间患者免疫力低下、身体极度虚弱，而且需要反复、多次住院，给患者及其家庭带来了巨大的痛苦，容易引起焦虑、悲观、失望、惧怕、抑郁、自卑等心理问题，进而影响疾病的转归及生活质量。

（三）放疗

放疗过程中患者需要暴露病灶部位，且放疗会引起局部红斑、色素沉着及皮肤局部反应，容易给患者带来负面的心理影响。特定部位的放疗会引起一些特殊的并发症，如头颈部恶性肿瘤患者放疗可引起颞下颌关节紊乱综合征等，严重者张口动作非常受限。放疗还常引起口腔黏膜变化、疼痛、味觉缺失等。放疗引起吞咽困难时，很多患者需要通过鼻饲管进食，对患者的生理和心理都有很大影响，如抑郁障碍、焦虑障碍、物质使用障碍、配偶和婚姻关系受影响，以及较高的自杀率。骨盆放疗会影响结肠和膀胱功能，导致疲劳和皮肤改变，以及阴道不适症状，包括阴道干燥、粘连等，也可能会导致性交痛。有研究表明，对于性交痛的恐惧和担心是患者在治疗结束后回避性生活或终止性生活的一个主要原因，且对于性交痛的恐惧和担心是阴道不适症状和性心理痛苦的部分中介变量。性心理问题也会引起焦虑、抑郁情绪及亲密关系的改变。

第三节 肿瘤患者心理影响因素

一、肿瘤患者心理的神经生物学基础

近几十年来，肿瘤的发病机制研究取得了一系列重大突破和进展，已逐渐从生物学机制研究转向生物–心理–社会的机制研究，肿瘤的发生、发展和转归均与心理因素有关。研究者对肿瘤心理的机制进行了一系列研究，发现神经、内分泌和免疫系统均与肿瘤的发生相关，心理社会因素能诱导癌症的发生，可与其他因素一起促进正常细胞转化为癌细胞，并促进癌症的发展。

心理因素与肿瘤相关的分子机制研究发现，心理社会因素会引起交感肾上腺系统和下丘脑–垂体–肾上腺轴的去甲肾上腺素、肾上腺素和皮质醇释放增加。去甲肾上腺素或肾上腺素可激活β肾上腺素受体，增加环磷酸腺苷（cyclic adenosine monophosphate，cAMP）的合成，从而使线粒体活性氧产生增加。β肾上腺素受体和糖皮质激素受体的激活也会降低活性氧清除酶、超氧化物歧化酶和谷胱甘肽硫转移酶的水平，导致机体活性氧的增加。活性氧的增加可以损伤各种细胞分子结构，包括机体DNA结构。同时，β肾上腺素受体和糖皮质激素受体的激活能激活磷脂酰肌醇-3-羟激酶（phosphatidylinositol-3-hydroxy kinase，PI3K）、蛋白激酶B（protein kinase B，PKB）、鼠双微体2（murine double minute 2，MDM2）蛋白，降低p53的转录活性和稳定性，降低其功能。p53是重要的肿瘤抑制因子，在维持细胞的遗传稳定性和抑制肿瘤发生中起着关键作用。这些过程可以导致细胞DNA突变增加和向恶性转化。此外，糖皮质激素也会降低细胞周期控制蛋白Chk1、Chk2、Cdc25A和Rad9基因的表达，进一步促进癌症发生。上述过程还可促进细胞转化和增加细胞对其他致癌物的敏感性（如电离辐射、化学物质）。免疫细胞释放的促炎性细胞因子可能参与了正常细胞向癌症细胞转化的致突变过程，而心理因素通过激活交感神经系统影响了炎症相关的突变过程。

心理因素也能促进肿瘤的生长和转移，其作用机制包括抑制免疫系统抗癌功能、诱导癌症微环境变化的间接机制和通过去甲肾上腺素、肾上腺素和皮质醇与癌症细胞受体结合相关的直接作用。

心理因素可抑制自然杀伤细胞的活性，降低自然杀伤细胞杀伤肿瘤细胞的敏感性，从而抑制机体的保护性免疫，促进慢性炎症过程，加强免疫抑制，促进肿瘤的生长和转移。

诱导正常细胞转化为癌症细胞后，若癌症细胞的增长和死亡保持平衡，则癌症处于休眠期。休眠期的癌症个体如受到心理社会因素刺激，则交感肾上腺系统释放的去甲肾上腺素、肾上腺素和下丘脑–垂体–肾上腺轴释放的皮质醇可能诱导血管新生，促进癌症细胞增生，增加基质金属蛋白的释放，抑制癌细胞的凋亡，癌症细胞释放神经生长因子，促进癌细胞的增殖和移动性，引起癌组织的增大和转移。

二、肿瘤心理的行为学基础

各国学者均认为恶性肿瘤是由环境因素与细胞遗传物质的相互作用引起的。流行病学研究已证实，环境因素引起肿瘤死亡的归因风险至少为50%。环境因素多数是通过人们不良的生活行为方式而影响机体。世界卫生组织的报告显示，“生活方式癌”所占的比例高达80%，其发病率和死亡率与不健康的生活方式、饮食习惯、不良嗜好等具有高度的相关性。

（一）吸烟

在美国每年有超过16万人死于吸烟引起的癌症。中国作为世界上最大的烟草生产国和消费国，2021年5月26日，国家卫生健康委员会和世界卫生组织驻华代表共同发布了《中国吸烟危害健康报告2020》，报告显示我国吸烟人数已超过3亿，15岁及以上人群吸烟率为26.6%，其中男性吸烟率高达50.5%。烟草使我国每年有100多万人失去生命。

烟草使用诱发癌症的主要生物学机制有两种：第一，机体暴露在烟雾之中，各种致癌物作用于机体，导致体细胞中的关键基因发生永久性突变并且逐渐累积，正常生长控制机制失调，最终导致癌症的发生；第二，烟草燃烧产生的烟雾中含有多达7000余种化合物，其中包括69种已知致癌物如多环芳烃类、*N*-亚硝胺类、芳香胺类等。上述物质在吸烟诱发癌症的过程中起着重要作用。

1. 吸烟与肺癌 肺癌发病率与死亡率的地区差异与不同地区的吸烟流行状况、吸烟暴露的模式、吸烟的强度和持续时间、吸烟的类型有着密切联系。当烟草烟雾中包含的致癌化学物质被人体吸入时，会引起肺组织的改变。最初，身体可能能够修复损伤，但是其修复能力会随着暴露时间的持续而降低，因此烟草暴露的频率越高，时间越长，肺癌发生的风险就越大。相对不吸烟者，持续吸烟者发生肺癌的风险是其20～50倍。

2. 吸烟与其他癌症 吸烟不仅与肺癌有关，与其他癌症的关系也非常密切，如胃癌、胰腺癌与乳腺癌。胃癌位于消化道肿瘤发病率之首，吸烟对胃癌前期状态——胃黏膜上皮非典型增生有显著的影响。按吸烟量进行轻、中、重度分级，每增加一个等级，胃癌的发病率会变为原来的1.5倍。烟草也是胰腺癌的环境危险因素，烟草产物可经血液、消化道到达胰腺，使胰腺癌的发病风险增加3倍。被动吸烟可能是女性乳腺癌的一个危险因素，烟草烟雾中含有多种多环芳烃类致癌物质，这些物质被动吸入体内后可长时间聚集于乳腺导管内，烟草烟雾中的致突变剂也可以与乳腺上皮细胞发生直接或间接作用。

（二）饮酒

有害饮酒已被世界卫生组织列为过早死亡和致残的第五大主要危险因素，也是发展中国家中导致死亡和致残的主要原因之一。中国男性饮酒率高达48%，45～59岁的男性饮酒率高达62%。全球疾病负担研究显示，因饮酒导致中国居民的死亡数已从1990年的36.8万上升至2017年的67.03万，其中癌症患者17.25万。酒精与上呼吸道及消化道癌症（口腔、咽、喉、食管）、结肠癌、肝癌和女性乳腺癌有关。研究表明，随着饮酒量的增加，患乳腺癌的风险呈线性增加。在所有癌症类型中，肝癌和乙醇的关系最为密切。酒精与肝癌的发生有以下模式：长期酒精作用可引起肝硬化，最终引起癌症；酒精本身作为一种致癌因素与其他因素共同作用引起肝癌的发生；酒精性肝病与其他肝癌危险因素有关，并可导致肝癌的发生。

（三）饮食

15%～30%的癌症与饮食有关。研究显示，通过定期摄入水果、蔬菜（尤其是大蒜和十字花科蔬菜，如西兰花、甘蓝和芥末）可以摄入丰富的硒、叶酸、维生素、抗氧化剂（如类胡萝卜素和番茄红素），从而降低乳腺癌、直肠癌和前列腺癌的发生风险。大量摄入富含纤维的产品（如全谷物）以及适度摄入牛奶和其他乳制品会降低不同类型癌症（如结直肠癌、肺癌、胃癌、乳腺癌、食管癌和口腔癌）的发病率。地中海饮食在减少细胞氧化和炎症过程、避免DNA损伤，以及细胞增殖、存活、血管生成等方面具有保护作用，因此被认为在对抗癌症发病率方面是一种有效和可控的方法。食用过多高温下烹调的肉类及其他动物产品可能会增加癌症发病率，尤其是大肠癌、胃癌和前列腺癌的发病率。烟、酒、咸、油、霉、烫等为癌症的饮食偏向已达成了普遍共识。

1. 饮食与食管癌　各国食管癌的发病率差异较大，中国是食管癌的高发地区，某些地区的食管癌发病率是欧洲和北美国家的100倍。与其他恶性肿瘤相比，食管癌在分布上有明显的地域特征。许多学者对食管癌的病因进行了研究，发现绝大多数患者有热饮、热食、食物粗硬、进食过快、干咽、嗜酒、食用霉变食品和喜食腌制食品的习惯，而摄入新鲜水果、豆制品和饮茶则具有保护作用。世界癌症研究基金会报告指出，摄入红肉、加工肉类及高温饮料是食管癌发生的原因之一，非淀粉类蔬菜、水果、含类胡萝卜素和（或）维生素C的食物很可能对食管癌的发生具有预防作用。增加叶酸的摄入量可降低食管癌发生的风险，但叶酸主要来源于膳食而不是补充剂，故不能把叶酸的作用从食物中独立出来。大部分研究都显示，增加维生素C的摄入可降低食管癌发生的风险。维生素C可以消除自由基和活性氧，保护DNA免受致突变物的攻击，防止脂质过氧化，减少硝酸盐并刺激机体免疫系统。

2. 饮食与胃癌　胃癌的发生是多种因素长期作用的结果，与幽门螺杆菌感染、饮食习惯、吸烟、饮酒、家族史、胃病史等相关。重盐饮食、腌制食品、油炸食品、烫食为胃癌的危险因素，维生素C、水果和蔬菜摄入为保护性因素。盐和盐腌制食品与胃癌风险增加的关系最为密切，这种关联可能是经常食用腌制食品的亚洲和拉丁美洲部分地区胃癌发病率高的原因，高盐腌制食物因长期放置可产生多种化学致癌物，如多环芳烃类物质和亚硝胺等致癌物。世界癌症研究基金会研究表明，如果能够减少每日最大推荐盐摄入量，可降低1/7的胃癌发病率。

（四）运动

Patel等收集了来自美国癌症学会健康预防研究中心近12.8万名男性与女性随访21年的大数据，发现经常久坐的人癌症死亡风险可增加10%。随着癌症治疗手段的进步，癌症患者生存率提高，更多的人开始关注患者的生活质量及影响预后的因素。已有研究揭示在癌症治疗期和康复阶段，运动锻炼可以改善患者的身体适应性、细胞代谢因子和免疫系统功能等。在运动与肿瘤的关系研究中，有关乳腺癌的研究最多。研究表明，持续的终身运动与最大限度的乳腺癌患病风险降低有关。乳腺癌患者在肿瘤康复的过程中可能会出现“癌因性疲乏”。美国国立综合癌症网络在“癌因性疲乏”的指导纲要中明确指出，运动疗法是当前唯一有效的可控制癌症患者疲乏状态的方法，为Ⅰ类推荐方法。运动也能显著降低结直肠癌的风险。研究发现，早期、中期与近期的运动对结直肠癌都有显著的正向影响。运动能调节癌症患者体内的细胞因子、胰岛素和性激素，还能促进肠道蠕动，减少排便时间，降低致癌物质在肠道的暴露。另外，运动对DNA氧化损伤的修复、提高免疫功能也非常重要。运动对处于治疗前、治疗期间和治疗结束后的结直肠癌患者都非常重要。在治疗前对结直肠癌患者进行运动干预，能提高患者对手术的承受能力，加快术后伤口的愈合，促进患者胃肠道功能的恢复，减少术后并发症的发生。

三、肿瘤心理的社会心理学基础

（一）人格特点

古罗马医学家盖伦是第一个将人格特点与癌症联系起来的医生。盖伦在希波克拉底的体液学说基础上创立了气质学说，并认为抑郁质和癌症之间存在一定的联系。

长久以来，现代医学认为癌症的病因主要和物理、化学、生物因素相关。直到20世纪中，关于人格特点与癌症的研究才进入现代医学的视野。精神分析学家Franz Alexander认为人们内心某些特定的无意识冲突导致了癌症的发生。20世纪70年代，Temoshok提出C型行为类型的人格特征与癌症的发生有着密切的关系。C型行为类型的人（取英文"cancer"第一个字母）易罹患癌症，表现为需要呵护、感到无助、无希望、过度压抑、过分忍耐、焦虑、抑郁、绝望等负性情绪体验过多。在肺癌的发生、发展过程中，特征性人格因素与吸烟一同起着重要作用。

（二）生活事件和负性情绪

1. 生活事件与癌症 生活事件指人们遭遇的各种大的事件，包括人际关系、学习和工作、生活、健康、婚姻家庭和子女等方面的问题，以及意外事件及童幼年时期的经历等。童幼年时期的经历尤其应当受到重视，它不仅对一个人个性的形成起决定性的作用，而且会影响将来的行为特征。

肿瘤患者发病前的生活事件发生率较高，其中以家庭不幸等方面的事件为多，如丧偶、近亲死亡、疾病、离婚、失业、经济状态的改变、暴力事件等。生活事件与癌症发生的关系，取决于个体对生活事件的应对方式。那些不善于宣泄生活事件造成的负性情绪体验者，即习惯于采用克己、消极应对的人，其癌症发生率较高。但几项大样本、长期随访的队列研究未发现生活事件与癌症尤其是乳腺癌患病风险之间的联系，对于消除工作女性的担忧，减少患者尤其是乳腺癌患者的自责感具有积极意义。

2. 负性情绪与癌症 负性情绪中研究最多的是抑郁与癌症发病和发展过程的联系。约翰斯·霍普金斯大学医学院的Thomas博士对1948～1964年毕业于本校的13 000名医学生进行了长期的追踪观察，发现罹患癌症者大多处于凄凉的生活状态，尤其是在双亲的亲密关系方面，"在个体早期生活中形成的模式多少会成为癌症的危险因素，其特征以抑郁情绪表现出来"。丹麦的一项包含89 491名抑郁症住院患者的研究中，有9922名罹患癌症，相对风险比为1.05。在住院后1年内，癌症发生的风险会增加，尤其是颅脑肿瘤。2020年发表的一项荟萃分析纳入了51项队列研究（n=2 611 907），平均随访时间为10.3年，研究显示，抑郁、焦虑会导致癌症发病风险增高（风险比：1.13；95%置信区间：1.06～1.19）、癌症相关死亡风险增高（风险比：1.21；95%置信区间：1.16～1.26）以及癌症患者全因死亡风险增高（风险比：1.24；95%置信区间：1.13～1.35）。

3. 社会经济状况 可影响癌症的预防、发现、筛查、治疗及康复的全过程。社会经济状况对癌症死亡率的影响更符合人们的通常认知，即社会经济地位较高的人群更容易获得优质的医疗资源，因而更容易早期发现，也更容易得到较为个性化和优质的治疗，死亡率更低。但是发病率却不一定与社会经济状况呈正相关，可能与不同社会经济状况人群有不同的生活习惯、饮食偏好、体力活动量等有关。例如，前列腺癌是发达地区最常见的癌种，其原因可能与发达国家筛查率高有关；由于饮食结构偏向肉类，结直肠癌是发达地区发病率顺位第二的癌种，而在不发达地区，肺癌则是男性发病率最高的癌种。

我国城市地区癌症发病率由高到低依次是肺癌、结直肠癌、乳腺癌、胃癌和肝癌；而农村地区则为肺癌、胃癌、肝癌、食管癌和结直肠癌。城市地区与农村地区的恶性肿瘤死因也不同，排名前五位城市地区为肺癌、肝癌、胃癌、结直肠癌和食管癌；农村地区为肺癌、肝癌、胃癌、食管癌和结直肠癌。农村地区医疗资源分配不足、诊治水平相对较低、居民健康意识不足，可能是其肿瘤生存率低于城市的主要原因。

（三）社会支持系统

社会支持包括社会支持结构和社会支持功能。社会支持结构指的是个体与社交网络中其他成员的联系，通常可从三方面进行评估：①婚姻状态，包括已婚、单身、丧偶、离异等；②社交圈子的大小，常以家庭成员和朋友的数量来测量；③社会支持整体状态，指各种结构性的测量，包括婚姻状态、社交圈子以及与圈子里其他成员的联系频率。社会支持功能指接收到或希望得到的支持资源，包括情感支持、工具性支持和信息支持。

社会支持结构和社会支持功能通过认知、情感、行为途径来影响癌症的发病率、死亡率和生存率。认知途径包括从社交圈子成员那里直接获得信息或通过其他成员的社会关系间接获得信息，通过融入社交圈子或从其他成员那里获得支持来增强自尊、乐观和自我控制感。情感途径包括通过融入社交圈子和家庭，从其他成员那里获得支持来增加积极情绪、减少消极情绪。行为途径包括健康人减少有风险的行为模式，关注疾病的预防；肿瘤患者出现症状及时就医，遵医嘱进行治疗等。这些途径最终通过心血管系统、神经内分泌系统和免疫系统对癌症的发病率、死亡率和生存率产生影响。

1. 婚姻状态与癌症　关于婚姻状态与癌症发生风险的研究显示，离异的影响最大，丧偶的影响最小。与已婚患者相比，从未结婚的人患口腔癌和口咽癌的风险增高，患结直肠癌、肝癌、肾癌、膀胱癌、乳腺癌和甲状腺癌的风险降低；离异者发生肺癌、胰腺癌、消化道癌症、宫颈癌、直肠癌的风险更高，而罹患结肠癌、肾癌、乳腺癌、子宫内膜癌、前列腺癌和卵巢癌的风险降低。某些癌症发生风险的增加在离异男性中要大于离异女性，研究者认为这可能与癌症相关的生活方式有关，离异男性相比离异女性更容易出现癌症高风险行为，如吸烟、酗酒和危险性行为。婚姻状态对癌症生存的影响在不同癌种、不同分期的患者中均有研究，而且结论较为一致和明确。多项研究表明，婚姻状态是影响癌症生存的独立因素，其中已婚患者预后最好，离异人群预后最差。

2. 主观感受的社会支持与癌症　大量研究显示社会支持与癌症预后有关。社会支持整体状态越好，患者生活质量越高，癌症死亡率或其他原因导致的死亡率越低。研究显示，患者主观感受到的社会支持的质量要比可以获得的社会支持的数量更为重要，尤其在减轻患者心理压力、预防抑郁发生方面。患者主观感受到的支持程度，无论是情感支持、信息支持、实际的支持还是积极的社会交往程度（如支持的可获得性和与提供支持者的联系次数）都会对患者的预后有影响。其中，各项研究对于情感支持对预后的影响结论最为一致，且影响最为明显，如研究发现获得情感支持低且表达少的乳腺癌患者的死亡率比情感支持多且表达多的患者高 4 倍。

四、肿瘤患者心理的行为因素

随着癌症早期发现与治疗技术的不断进步，癌症患者治疗后的生存期逐年增加，50% 以上新诊断的癌症患者至少有 5 年或更长的生存期，促进患者的健康行为显得越来越重要，这不仅能够提高生存者的生活质量，减轻疾病负担，而且对社会和经济问题也有一定的帮助。因此，需要关注癌症患者的长期健康问题，预防不良并发症，以保持或改善其功能状态和整体健康状况。行为模式的改变以及一些替代疗法不仅能够降低癌症风险，还可以改善治疗期间的躯体、精神症状，提高其生活质量。不良的饮食习惯、体育运动少、超重和肥胖、饮酒和吸烟等都是公认的不良行为，与癌症患者普遍存在的共病（如心血管疾病和糖尿病）有关。持续的吸烟或饮酒行为不仅可导致癌症的发生，还可使并发症的发生率增加，降低癌症及其他慢性病的生存率。在提高生存率方面，体育运动和体重控制可能与化疗同样重要。

美国国立综合癌症网络（National Comprehensive Cancer Network，NCCN）于 2021 年发布了《NCCN 癌症生存者临床实践指南（2025.v1 版）》，其中关于健康行为的一般原则如下。

健康的生活习惯可以改善癌症生存者的整体健康和生活质量。对于癌症患者来说，健康的生活方式可以降低癌症复发和死亡的风险。因此，应该鼓励所有的生存者达到并保持健康的生活方式至少应该鼓励所有的生存者：

1. 在整个生存过程中，达到并维持健康的体重。
2. 避免久坐不动。
3. 每天进行体力活动（如锻炼、爬楼梯等）。
4. 保持健康饮食，多吃蔬菜、水果、豆类、豆制品和全谷类食物
5. 限制红肉、加工肉类及高度加工食品的摄入，特别是高脂肪和高糖分的食品。
6. 限制含糖饮料的摄入。
7. 如果饮酒，应适量。
8. 戒除使用香烟、其他烟草制品（包括水烟）和电子烟，避免吸入二手烟。
9. 实施防晒措施。
10. 保持规律的充足睡眠。
11. 定期随访：遵循与其年龄和治疗相关的健康筛查和预防措施，以及癌症筛查建议。

五、肿瘤患者心理的社会心理因素

癌症是一个重大的负性事件和应激事件，患者不得不面对癌症给生活带来的巨大变化。癌症严重威胁着患者的生命和健康，同时抗癌治疗的副作用、疾病复发的不确定性也给癌症患者带来了一定的心理痛苦。随着癌症发病率的不断升高以及患者生存期的延长，癌症患者的社会心理问题也日渐突出。癌症患者除了面临癌症本身或治疗所带来的不良反应外，还会面临恐惧癌症复发、社交障碍等心理社会问题。部分癌症患者在经历了负性情绪的同时，也表现出了与成长相关的积极变化，也就是“创伤后成长”这一正性心理反应，有利于提高患者的生活质量。

（一）癌症复发和进展

虽然癌症治愈率在不断提高，但癌症的复发和转移仍是肿瘤临床尚未解决的问题。癌症幸存者中最普遍的未被满足的支持治疗需求是对癌症复发的恐惧，其定义为恐惧、担心或者关注癌症可能会复发或进展。临床恐惧癌症复发具有以下 5 个特征：①高水平的先占观念、担忧、反刍或侵入性思维；②非适应性的应对方式；③功能障碍；④过度痛苦；⑤很难制订未来计划。癌症患者及照护者都存在某种程度的恐惧癌症复发，可加重患者的焦虑、抑郁情绪，影响其身心状态及生活质量，同时这些负性情绪还可能会影响药物的疗效，增加药物不良反应的发生率。严重的恐惧癌症复发患者对医疗服务的满意度较低，会寻求和使用更多的医疗资源，额外增加医疗费用，造成患者、家庭和社会的潜在花费增高。

（二）人际关系

肿瘤患者对同伴支持的需求增加。如果被诊断为癌症，则可能成为健康同伴的压力源，同伴会对自己的健康感到焦虑和恐惧，可能会因此而避免与患者交往，在相互交往时，也可能会回避谈论有关癌症的话题或忽略癌症的影响，从而导致患者适应癌症的能力下降，由于不能与同龄人共同分享生活经历，患者会存在社会孤立和心理上的疏远。根据埃里克森的心理学理论，自我的基本功能是建立并保持自我认同感。自我认同感在一定程度上是由人的社会角色所塑造的，如学生、教师、职员、技术人员等，当这些角色因患癌而丧失或中断时，年轻生存者与同龄人之间可能会出现疏离，社会支持水平低、不确定感强的人自我认同感会更差。

（三）身体形象与生育能力

癌症或治疗导致的身体形象改变，如皮肤变色、手术瘢痕、体重变化、脱发等，都会令患者感到与他人不同，因而产生病耻感。他们害怕身体不能恢复正常，害怕被误解而感到羞耻、孤立和退缩。有些人认为身体的变化可能会威胁到自身健康，并由此产生焦虑。部分患者认为癌症治

疗导致自己身体发生了中到重度的变化，从而导致这些患者自我形象降低，生活观更为消极。

不论年龄、种族/民族、性别或社会经济背景如何，癌症及其治疗都可能会影响性能力。治疗的副作用，如绝经、骨质疏松、认知改变、不孕和疲劳等，也会影响患者的性行为。外在形象和人际关系的改变都会对年轻生存者造成不良影响。

此外，癌症及其治疗也会影响生育能力。生育问题在年轻生存者中普遍存在，可能会影响他们对治疗的决定，从而加重心理痛苦，甚至降低对癌症治疗和其他治疗的依从性。然而，也有部分年轻生存者并没有在治疗开始前与医师充分讨论不孕风险或寻找降低风险的方法，可能是因为他们更关心疾病对生命和机体功能的威胁，而忽略了潜在的生育影响。

（四）未来的不确定性

疾病带来的不确定性一直被认为是肿瘤患者心理社会压力的最大来源。癌症的诊断始终是潜在的创伤性事件，可能将不确定性扩展到生活的方方面面，特别是思考是否还会有未来以及未来存在的不确定性。对年轻生存者而言，这种不确定性尤其强烈，因为他们通常了解癌症的严重性，但缺乏应对的疾病经验和能力，从而使事情变得更加复杂化。

（五）职业回归

很多生存者在结束手术、化疗、放疗后仍然经历着很多痛苦问题，包括躯体症状（疼痛、疲乏、认知功能下降），以及心理、社会问题，如焦虑、抑郁等。这些问题有可能短期存在，也有可能逐渐发展成慢性过程，对患者的生活质量造成长期的影响，患者社会功能下降甚至缺失，如找工作或者重新回归工作岗位的能力下降。

职业回归不仅是患者的问题，更是整个社会层面的问题。从患者及家庭的角度来说，职业回归是提高生活质量的必要组成部分，是缓解经济压力的直接保障，尤其对于患癌前是家庭经济收入支柱的患者，职业回归更为迫切。此外，职业回归也会增强患者的价值感，帮助患者找回生活的意义，提高患者的自我认同感以及强化患者的社会和家庭角色，并且绝大多数患者认为职业回归是完整康复或回归正常的一个重要指标。研究显示，理想的职业状态有助于改善患者的躯体和精神健康；相反，长期失业会对患者的身心带来负面影响。从社会角度看，患者的职业回归能够创造更多的价值，成为社会经济增长的积极因素。

（曹　科　蒲唯丹　杨　姣）

第4章　肿瘤心理问题筛查

随着医学技术的不断进步，肿瘤筛查已成为人们健康管理中的关键环节。肿瘤不仅威胁着患者的身体健康，更对其心理健康造成深远的影响，因为心理健康与身体健康是密不可分的整体。在肿瘤筛查的过程中，关注患者的心理状态并提供必要的心理支持，是医疗服务不可或缺的一部分。我们必须重视这一隐蔽却至关重要的领域，致力于帮助患者及其家属应对由肿瘤带来的心理压力和情绪挑战。肿瘤心理问题筛查是深入了解患者心理状态的重要途径。通过细致的心理筛查，医护人员能够准确识别出患者可能存在的焦虑、抑郁及创伤后应激障碍等心理问题。这一过程不仅为医护人员制订个性化的心理干预方案提供了依据，还让患者及其家属深刻认识到心理健康的重要性，从而促使他们更主动地寻求心理帮助。因此，将心理问题筛查和干预纳入肿瘤筛查的标准流程，是提升患者整体福祉的重要举措。这不仅有助于患者更好地应对肿瘤带来的挑战，还能为他们提供全方位、多维度的关怀与支持。

第一节　心理评估概述

一、心理评估的概念及作用

（一）心理评估的概念

心理评估（psychological assessment），是指主要使用心理学的方法、技术和工具获得个体的信息，从而对某一心理现象作出全面、系统和深入的客观描述、分类、鉴别与诊断的过程。心理评估在心理学、医学、教育、人力资源、司法、军事等许多部门都有多种用途。当它为临床医学目的所用时就称为临床心理评估。临床心理评估（clinical psychological assessment）指将心理评估的理论与方法运用于临床，以患者为主要对象，评定及甄别患者心理状态的评估性手段和技术。与心理评估相比，临床心理评估所涉及的范畴、内容相对局限，接近于临床疾病诊断，可对有心理障碍或心理问题的个体作出心理特征的判定和鉴别。在肿瘤心理学领域，心理评估的主要目的包括诊断心理疾病、评估心理需求、监测治疗效果及为干预措施提供依据。

（二）心理评估的作用

心理评估作为一种科学的心理测量方法，对个体的心理健康、心理问题、发展潜力和适应能力等进行全面评价和测量，旨在为个体提供个体化的干预与指导。肿瘤患者常常面临着来自生命威胁、生理变化、情感波动及社会功能调整的多重挑战，心理压力极大。通过心理评估可以有效地识别出那些因癌症诊断和治疗过程中的精神压力而遭受心理困扰的患者。基于评估结果，可以为患者制订个体化的干预计划，这些计划可能涵盖心理治疗、药物治疗或其他支持性措施，旨在帮助患者积极应对癌症带来的心理影响，进而提升他们的治疗依从性和生活质量。由此可见，心理评估在肿瘤患者中的应用非常重要，主要体现在以下几个方面：

1. 肿瘤患者心理筛查和诊断　大多数肿瘤患者都伴有不同程度的心理问题，通过心理评估，可检出肿瘤患者心理问题的严重程度和性质，并予以主动、及时的干预，帮助其恢复心理健康。

2. 提供心理康复实施依据　通过心理评估，可把握肿瘤患者心理问题的轻重缓急，进一步了解引发原因及主要影响因素，为针对性实施干预措施提供依据。

3. 监测和评估实施效果　心理评估不仅有助于监测肿瘤患者的心理状态和变化趋势，提前预测潜在的心理问题，还可以用于评价心理康复效果，了解心理问题是否解决及其恢复程度。

4. 辅助肿瘤的治疗　心理评估可以帮助医生更全面地了解肿瘤患者的心理状态，以及这些情绪问题对疾病的影响程度，进而帮助医生预测患者对治疗的反应和耐受程度，从而调整治疗方案以更好地满足患者的需求。

5. 缓解治疗副作用　肿瘤治疗往往伴随着一系列副作用，如恶心、呕吐、疼痛等。心理评估可以帮助识别和处理这些症状的潜在心理因素。通过心理干预和支持，患者可以更好地应对治疗带来的身心压力，从而减轻症状的严重程度。

二、心理评估的方法

心理评估是一个综合性的过程，它运用多种工具和方法来全面了解和评价个体的心理状态。一般说来，心理评估一般包括调查法、观察法、访谈法和心理测验，其各有自己的优点和缺点，一般将其结合起来使用才能达到对心理现象全面、客观的认识，并在此基础上作出正确的判断。

（一）调查法

调查法是心理评估的基本方法。主要包括对当事人的阅历调查和现状调查两部分。阅历调查主要包括档案、文献资料和向知情者了解当事人的过去经历等内容。现状调查主要围绕与当前问题有关的内容进行。调查对象一般为被评估者、知情者。调查可采用一般询问和调查表的方式进行。调查法的优点是横向和纵向调查内容相结合，覆盖面大，提供的信息量大。不足之处是调查法常常是间接性评估，材料的真实性受被调查者的主观因素影响。

（二）观察法

观察法是通过对被评估者行为的直接或间接的观察而进行的一种评估方法，主要分为自然观察法和控制观察法。自然观察法指在自然情境中所进行的观察。控制观察法指在经过预先设置的情境中所进行的观察。观察法的优点是获取的材料比较真实和客观，此法尤其适用于对儿童和精神障碍者的评估。不足之处是观察法得到的只是外显行为，不易重复。同时也易受观察者的洞察和综合分析能力水平的制约。

（三）访谈法

临床访谈是心理评估的基础环节，它通过与被评估者的面对面交流，深入收集其心理和行为方面的信息。临床访谈主要分为结构化访谈和非结构化访谈 2 种形式。

1. 结构化访谈　这种访谈方式按照预设的提纲进行，访谈者需要依照提纲逐一询问问题。结构化访谈能够系统地获取标准化的信息，有助于确保评估的可靠性和有效性。它特别适用于需要标准化数据支持的研究或临床情境。

2. 非结构化访谈　相比结构化访谈，非结构化访谈则更为灵活，访谈者可以根据被访谈者的回答自由调整提问方向，深入探索个体的独特经历和情感。这种访谈方式能够揭示出更多的个性化信息，为心理评估提供丰富、深入的素材。它特别适用于需要深入了解个体内心世界和情感状态的情境。

（四）心理测验

心理测验（psychological test）又称心理测量，在心理评估中，心理测验占有十分重要的地位，无论上述哪一种方法都不能替代心理测验的作用。因为交谈、观察、听取别人的评价等都很难避免主观意识的影响，有一定的局限性。心理测验可以对心理现象的某些特定方面进行系统评定，并且测验一般采用标准化、数量化的原则，所得到的结果可以参照常模进行比较，避免了一些主观因素的影响。心理测验的应用范围广且种类繁多。

三、心理评估的一般过程

心理评估是一个系统且科学的过程，通常包含评估准备、信息收集、数据分析、结果解释和报告撰写这 5 个主要步骤。

（一）评估准备

1. 确定评估的目的 心理评估可用于诊断、筛查、预测、进程评价，作为心理护理程序的第一步，心理评估是为了诊断患者的心理状态。

2. 决定评估的内容 包括对生理过程、认知、情绪、行为、环境的评估。

3. 明确问题 明确评估对象关心的问题，有利于共同商讨进一步处理问题的方案。

4. 选择做决策的标准 根据资料收集的方法可选用常模标准、自身参照标准、专业标准。

5. 拟订计划 设计资料收集方法、对象、时间进程、器材、场地。

（二）信息收集

信息收集是心理评估过程中的核心环节，其质量直接决定了评估的准确性和有效性。这一步骤涉及广泛且全面地搜集与个体相关的各种资料，以揭示其心理状况的全貌。

1. 资料内容 评估的准确性高度依赖于所收集资料的全面性和可靠性。具体所需资料的多少和内容深度，与评估的问题和目标紧密相关。总体而言，心理评估的资料应涵盖个体的内在特质和外部环境的影响，包括其历史背景和当前状态。例如，在心理问题的诊断评估中，需关注以下 4 个方面：

（1）求助问题描述，包括问题的性质、强度、频率、出现时间、可能诱因、演变过程、处理经过，以及对个体工作、生活和社会功能的影响。

（2）既往的精神和躯体疾病史、家族史。

（3）个人的成长环境和经历的重要事件。

（4）人格特征和社会支持情况。

2. 信息来源 主要包括以下几个方面：

（1）评估对象：通过观察、测验和访谈获取第一手信息。这种方法直接且高效，但需注意信息的可靠性，因为评估对象可能有意或无意地提供虚假信息。例如，有的人可能会夸大自己的困难和痛苦，而有的人则可能会缩小这些问题；当存在个人需要时，他们甚至可能提供完全虚假的信息，如为了推卸法律责任或索取赔偿而故意夸大自己障碍的严重程度。因此，必须对这些信息进行细致的分析和验证。

（2）知情人：如亲属、朋友、老师、领导、同学或同事等知情人，他们能提供关于评估对象历史和现状的重要信息。然而，也需要谨慎对待这些信息。因为知情人与当事人的关系不同，他们的判断能力也不同，而且每个人的个性特点等也会影响所提供信息的客观性。所以，他们所给出的资料并不一定都是可靠的，必须对这些信息进行深入的分析和判断。有些知情人可能因为利益关系而故意掩饰或歪曲事实，而有些知情人则可能会受到反应倾向性的影响，从而提供不准确的信息。

（3）文字记录：如评估申请中评估对象的背景资料、学籍档案、病历、既往评估报告、日记和公开发表的文章等，这些都可作为评估智力和人格的依据。

3. 信息收集的方法 在信息收集过程中，可以运用多种工具和方法，以确保信息的全面性和准确性。

（1）观察：作为心理学的研究方法和心理评估的重要手段，观察可以直接或间接（通过摄、录像设备）进行，以获取个体的行为和环境信息。

（2）访谈：是心理评估中不可或缺的一种手段，它可以通过面对面的语言交流，或者通过电话、网络等远程方式进行。访谈是一个互动的过程，在这个过程中，评估者起着主导和决定性的作用。心理访谈不仅是评估的核心流程，也是收集信息和进行心理干预的重要环节。进行访谈时，需要遵循以下 3 个关键要求：

1）建立真诚尊重、合作信任的关系：在访谈过程中，评估者应以尊重的态度和共情的话语与访谈对象交流，表达对其的关心和理解。只有建立了真诚、尊重和信任的关系，访谈对象才会敞开心扉，评估才能有效进行，所收集的数据也才能真实可靠。

2）保证信息的全面和准确性：在信息收集过程中，除了基本的语言交流外，评估者还需要仔细观察受访者的表情、神态、坐姿及肢体语言等非语言信息，以全面、准确地收集信息。这些信息往往能够补充和丰富语言交流的内容，帮助评估者更全面地了解访谈对象的心理状态。

3）根据访谈重点进行有针对性的交流：由于每个访谈对象的问题和状况不尽相同，因此访谈的重点内容也会因人而异。评估者需要根据访谈对象的具体问题和状况，有针对性地制订访谈计划，并围绕重点内容进行深入交流。这样才能更有效地了解访谈对象的心理状态，为其提供更准确的评估和建议。

（3）心理测验：在心理评估中占有重要地位。测验可以对心理现象的某些特定方面进行系统评定，并且通常遵循标准化、数量化的原则。测验结果可以参照常模进行比较，从而避免一些主观因素的影响。

（三）结果解释

结果解释是将数据分析的复杂结果转化为易于理解和可实际应用的信息的关键过程。心理评估的最终目的是获得关于个体心理状况和问题的深入洞察力。因此，在结果解释阶段，评估者需要将数据结果与目标设定进行仔细对照，全面系统地整理资料、判断资料的内在含义，探索资料对诊断、分类和干预的意义，整理、分析资料发现重点和特殊问题，并作出判断、得出初步结论，并将评估结果以清晰、易懂的方式解释给被评估者或其他相关人员。解释过程绝不能仅仅依赖于单一的测验分数，而应综合考虑多种信息来源，如访谈时受访者的声音质量、语言内容、言语动作、表情、体态等表现，以及对问卷和行为检查的反应、个案史以及其他场合的观察结果。结果的解释是评估过程中最有挑战性的一环，它要求评估者具备测验理论、发展心理学、人格心理学、病理心理学等多学科的知识背景。

（四）报告撰写

在完成所有评估步骤后，评估者需要根据评估的目标和结果撰写一份详细的心理评估报告。这份报告应该清晰、准确、客观地呈现评估的目的、方法和结果，以便为被评估者和其他相关人员提供有价值的信息和建议。报告的内容通常包括被评估者的个人信息、评估目的和方法、数据结果和解释、评估师的结论和建议等关键部分。

第二节　心理测验

一、心理评估与心理测验

心理评估是一套标准化的评估技术体系。它综合运用多种方法收集信息，旨在对评估对象的心理品质或状态进行客观、准确的描述和鉴定。而临床心理评估，作为心理评估在临床领域的具体应用，通常被简称为临床评估（clinical assessment）。心理评估的发展历史源远流长，可以追溯到古代先哲对人类个体差异的深入观察与思考。在我国，古代教育家孔子根据智力水平将人分为上智、中人和下愚三种，并据此提出因材施教的宝贵观点。孟子也指出，人的心理特征是可以被认知和测量的，他曾说：“权，然后知轻重，度，然后知长短，物皆然，心为甚。”这表明了古人对心理评估的朴素理解。而三国时期的诸葛亮，在《将苑》中更是详细阐述了七种观察人格特点的方法：问之以是非，以观其志；穷之以辞辩，以观其变；咨之以计谋，以观其识；告知以祸难，以观其勇；醉之以酒，以观其性；临之以利，以观其廉；期之以事，以观其信。即通过询问是非来观察一个人的志向，通过辩论来观察其应变能力等，这些方法都体现了古代心理评估的智慧。此外，中国在隋唐时期形成了一套完整的文官科举考试制度。这一制度不仅可选拔人才，更在某种程度上体现了心理测验的萌芽，因为它通过考试来测量和评估应试者的知识、能力和心理素质。

心理测验，作为一种标准化的测量工具，是通过一系列程序或特定数量的题目来量化人的行为样本，旨在测量人的某项特定品质或学生对某一领域的掌握程度。这一工具的形成，凝聚了相关领域专家长期编制、试用、修订与完善的心血。而在肿瘤领域，心理测验则特指那些专门为肿瘤患者设计的心理评估工具和程序。这些测验旨在深入测量和理解患者在面对癌症诊断、治疗和生存过程中所产生的心理反应、情绪状态、应对策略、生活质量，以及其他心理和社会功能方面的问题。通过心理测验，医疗专业人员能够更准确地识别患者可能遇到的心理困难，从而为他们提供及时且有针对性的支持和干预。这样的做法不仅有助于提升患者的整体福祉，还能进一步改善其治疗效果，为肿瘤患者的全面康复之路提供有力的心理支撑。

心理评估有时被视为心理测量的同义语，两者在实际应用中确实存在交集，但严格来说，它们之间是有区别的。心理测量是心理评估最为重要的技术之一，它依赖于标准化的测量工具，特别是心理量表，来将人的心理现象或行为进行量化。这种心理量表是按照一定的规则编制、经过标准化的测量工具，它能够在标准情景下有效地抽取评估对象的行为样本。可见心理测量的重点在于搜集资料，特别是量化的资料。而心理评估的概念则更为宽泛，它不仅可以通过访谈、观察、调查等方法搜集评估对象的所有相关资料，包括定性的或定量的、现在的或历史的资料，而且强调对各方面资料的搜集、整合和解释，以作出准确的结论。

在心理评估领域，虽然通常使用相同的中文词“心理测验”来表示所使用的测验工具和实施测验的过程，但在英文中，“psychological tests”（心理测验工具）与“psychological testing”（心理测验过程）是有明确区分的。心理评估工作者往往因为心理测量和心理测验没有本质的区别而不对它们进行严格区分。然而，有学者认为，心理测量更强调数量化，着重于测量学原理的应用；而心理测验则更着重于测量心理学现象的方法和过程。心理测验是根据一定的法则和心理学原理，使用一定的操作程序对人的认知、行为、情感的心理活动进行量化。心理测验是心理测量的工具，在心理咨询中能帮助当事人了解自己的情绪、行为模式和人格特点。

二、心理测验的发展

（一）心理测验的发展历史

测验，作为一种测量工具或技术，主要用于量化行为或者帮助理解和预测行为。而心理测验或者教育测验，则是专门设计用来测量与行为有关的人类特性的一组项目。心理测验涵盖了心理和教育测验的所有可能用途、应用和基本思想，是心理学研究和实践中的重要工具。现代科学心理学之父冯特（Wundt）的学生即美国心理学家卡特尔（J M Cattell）在 1890 年发表了《心理测验与测量》一文，首先使用了“心理测验”这一术语，标志着心理测验领域的开端。20 世纪早期，心理测验进入了全面发展阶段。这一时期，测验的范围得到了拓宽，测验方式和施测方法也得到了完善。同时，一批重要的心理测验工具也应运而生。到了 20 世纪后半叶，能力倾向测验和临床应用的量表更是发展迅速，为心理学研究和应用提供了有力支持。

现代心理测验于 20 世纪初开始传入我国，并得到了迅速的发展和应用。1915 年，我国心理学家就开始使用记忆测验。1918 年，清华大学率先使用英语原版的斯坦福–比奈量表。此后，翻译、修订和自编测验工作在我国蓬勃开展。例如，心理学家陆志韦在 1924 年和 1936 年先后两次修订了斯坦福–比奈量表，为我国心理测验的本土化做出了重要贡献。1931 年，我国成立了中国测验学会，进一步推动了心理测验事业的发展。然而，在抗日战争后，新编制的测验有所减少，直到

20世纪中期，在我国都很少使用心理测验。但20世纪70年代末以来，我国的心理测验事业逐渐复苏，并进入了快速发展阶段。目前，心理测验已广泛应用于教育、医疗、卫生、军事、人事、经济、管理等多个领域，在大型考试、人事选拔、航天员和飞行员选拔、心理健康诊断、大学生就业指导以及人力资源配置和开发中发挥着十分重要的作用。

（二）肿瘤心理测验内容

1. 情绪评估　评估患者的情绪反应，如焦虑、抑郁、恐惧和愤怒。

2. 认知评估　检查患者对疾病、治疗和预后的认知和信念，以及它们如何影响其情绪和行为。

3. 应对机制　评估患者应对癌症的策略，这包括积极的应对方式（如寻求社会支持、信息搜寻）和消极的应对方式（如否认、自我隔离）。

4. 社会支持　衡量患者从家庭、朋友和医疗团队中获得的支持程度。

5. 生活质量　评估疾病和治疗对患者日常生活、工作和休闲活动的影响。

6. 精神心理症状　识别可能与癌症治疗相关的心理症状，如认知功能障碍、睡眠障碍和疲劳。

（三）肿瘤心理测验主要形式

1. 自我报告问卷　患者独立填写的问卷，包含一系列关于情绪、心理状况、生活质量和社会支持等方面的问题。1983年国外研究者Zigmond和Snaith编制了医院焦虑抑郁量表（Hospital Anxiety and Depression Scale，HADS）用于筛查焦虑和抑郁症状；1990年欧洲EuroQol Group开发了欧洲生活质量问卷（EuroQol five Dimensions Questionnaire，EQ-5D），用于测量健康结果。1995年世界卫生组织开发的世界卫生组织生存质量测定量表（World Health Organization Quality of Life，WHOQOL），用于广泛评估个体的生活质量。众多量表逐渐由我国学者汉化并应用于国内人群，有较好的信效度。

2. 标准化心理测试　用于评估特定的心理特质或功能，如认知功能、焦虑、抑郁等。1943年由Hathaway和McKinley编制的首版明尼苏达多相人格问卷（Minnesota Multiphasic Personality Inventory，MMPI）广泛用于临床心理评估，MMPI经过几十年的应用和研究，逐渐发展出了更新的版本，包括MMPI-2和MMPI-2R，对于心理学和相关领域的专业人士而言，其问卷发挥了重要的作用。1960年由Hamilton编制的汉密尔顿抑郁量表（Hamilton Depression Scale，HAMD）可用于评估抑郁症状严重程度。这个量表也常被称为HDRS，是诊断抑郁症和评估治疗效果的重要工具之一。汉密尔顿抑郁量表自推出以来，经过多次研究和修订，出现了多个版本，其中最常用的是17项、21项和24项版本。

3. 结构化或半结构化访谈　由心理健康专业人员按照既定的计划与患者进行对话，以评估患者的心理状况和应对策略。这可以提供更深入的个人信息，有助于了解患者的个性和生活背景。

4. 心理功能和认知评估　对患者的认知功能进行评估，特别是在接受某些类型的化疗或放疗后可能出现的认知损害，包括记忆、注意力、执行功能和处理速度等方面的测试。

5. 行为观察　通过观察患者的日常行为和交流方式来评估其心理健康状况，通常由临床医生或心理学家进行。这种方法有助于揭示患者的应对机制和社交互动模式。

6. 日记和心情追踪　让患者记录自己的日常情绪变化和生活事件，这种自我监测可以提供情绪波动和触发因素的见解。现代技术，如智能手机应用，可以辅助此类追踪。

7. 心理生理测量　某些情况下，可能会通过生理指标来评估患者的心理状态，如心率、血压或皮肤电反应等。这些指标可以反映出患者的压力水平或情绪反应。

（四）肿瘤心理测验发展的影响因素

影响肿瘤心理测验发展的因素众多，涵盖科学、技术、社会和文化等多个层面。以下为主要影响因素：

1. 科学研究进展 对癌症患者心理需求和精神健康问题的研究增加了对心理测验重要性的认识。心理学理论的发展提供了新的框架和模型，用于理解和评估患者的心理状态。

2. 技术创新 数字化技术的发展使得远程评估和长期监测成为可能，提高了数据收集的效率和便捷性。数据分析能力的提升，包括机器学习和人工智能，使得可以对大规模数据进行分析，从而改善心理测验的精确度。

3. 医疗模式的变化 从生物医学模式向生物–心理–社会医学模式的转变强调了心理和社会因素在疾病治疗中的作用。精准医疗的兴起促进了心理测验在个性化治疗计划中的应用。

4. 患者需求和倡导 患者和患者倡导团体对于心理支持服务的需求和呼声日益增长。患者对于生活质量和心理健康的关注推动了对心理测验和相应干预的需求。

5. 社会文化态度 对心理健康问题的社会认知和接受度的提高有助于消除对心理疾病的污名化。文化多样性的认识增强了对于跨文化心理测验有效性的关注。

6. 政策和法规 卫生政策的变化，如医疗保险覆盖范围的扩大，可以影响心理健康服务的可及性。数据隐私和安全法规影响着心理测验数据的收集和使用方式。

7. 专业培训和教育 心理学和医学专业教育中对心理测验和心理健康的重视影响着未来专业人员的能力和态度。持续教育和专业发展计划可确保医疗专业人员能够使用最新的心理测验工具和方法。

8. 经济因素 医疗资源的分配和经济限制可能影响心理测验服务的提供和可及性。经济压力可能导致对心理健康服务的投资减少。

以上因素共同塑造了肿瘤心理测验的发展轨迹，不断推动心理评估工具和方法的创新与完善。随着这些关键因素的持续演变，有理由相信肿瘤心理测验将能够继续适应新的挑战，不断进步，并为癌症患者提供更加精准、有效的心理支持和服务。

（五）肿瘤心理测验的发展方向

1. 重视基础理论研究在心理测量中的重要性 心理测量方法体系都是建立在坚实的理论基础之上的。面对我国当前心理测量领域的挑战，对基础理论的深入研究和开发被视作突破困境的关键。当前，我国心理测量的瓶颈之一在于其理论基础的薄弱，这主要体现在其对于心理测量的支撑力度、实用性及在实践中的解释力上。为了解决这一问题，我们应将基础理论研究置于重要的位置。首先，要敢于打破传统心理测验学科课程的旧有框架，增添和加强基础理论研究的元素。这不仅是对传统框架的调整，而且是对未来心理测量发展方向的预见和准备。其次，我们应该大量引进和介绍国际先进的理论，学习并消化这些理论，进而结合我国的实际情况，构建具有中国特色的心理测量理论框架。通过这样的方式，我们能够为心理测量提供更为坚实的理论基础，推动其向更为科学、更为实用的方向发展。这是我国心理测量领域发展的必要步骤，也是适应时代需求的重要举措。

2. 心理测量的本土化与实用化发展趋势 考虑到不同国家和民族的文化差异和背景，心理测量学不可能在全球范围内采用单一模式。因此，心理测量的本土化成为必然趋势。首先，在方法论层面，我们将坚持正确的哲学方法论指导，以辩证唯物主义为基石，确保科学方法的正确性，并从系统的角度审视我们的研究问题。其次，在具体的研究方法上，我们将根据不同的研究课题和设计，灵活选择合适的研究方法。对于测量结果的统计处理，我们将依据研究方案的设计，采用恰当的统计技术。最后，在心理测量本土化的过程中，我们将注重将心理测量的理论性与实用性相结合。这不仅意味着我们要根据本土文化和社会背景调整和优化心理测量工具，还意味着我们要确保这些工具在实际应用中的有效性和实用性。

3. 心理测量工具编制与使用的规范化和法治化趋势 当前，在心理测量的编制和使用过程中存在诸多问题，这些问题严重制约了心理测量的健康发展。为了解决这些问题，我们需要借鉴国外测验组织管理机构的有益经验，以及国外多种测验的重要行为规范和法则。为了实现行业规范化，我们迫切需要制订一系列的行业规范，并建立专门的测验管理机构。这样不仅可以确保心理测量工具的编制更加科学、合理，还可以规范使用过程，提高测量的准确性和可靠性。

三、标准化心理测验的基本条件

并非所有的心理测验都称为标准化心理测验，只有通过一套标准程序建立测验内容，制定评分标准，固定实施方法，且具备心理测量学的技术指标，并达到了国际上公认的水平，才称为标准化心理测验。标准化心理测验的基本条件如下。

（一）信度

信度是指一个测验工具在对同一对象的几次测量中所得结果的一致程度，在测量理论中，信度被定义为一组测量分数的真变异数与总变异数的比率。它反映了工具的可靠性和稳定性，是确保测量结果一致性和稳定性的重要指标。影响信度的因素是在测量和评价时可能出现的各种误差，心理测量的误差主要包括随机误差（测量误差）与系统误差（偏倚）。前者是与测量目的无关的偶然因素引起而又不易控制的误差，既影响信度又影响效度。后者是与测量目的无关的变量引起的恒定而有规律的效应，只与效度有关。信度用信度系数表示，其数值在 –1 和 +1 之间，绝对值越接近 0，表明测验结果越不可靠，绝对值越接近 1，表明测验结果越可靠。此外，信度的高低往往与测验的性质有关，通常能力测验的信度要求在 0.8 以上，人格测验的信度要求在 0.7 以上。检验信度通常有重测信度、分半信度、克龙巴赫 α 系数、评分者信度等指标。

（二）效度

效度是指一个测验能够测量出其所要测量的内容的真实程度，即一个测验对它所要测量的特质准确测量的程度，在测量理论中效度被定义为与测量目的有关的真变异数与总变异数的比率。效度越高，表示测量结果越能反映被测者的真实特征或状况，它是评价测验有效性的关键指标。常用的效度测量方法包括内容关联效度、效标关联效度和结构关联效度三种。

（三）常模

常模指某种心理测验在某一人群中测查结果的标准量数，即可比较的标准。某个人在某项测验的结果只有与这一标准比较才能确定是优是劣，是正常还是异常。由于人的心理现象较为复杂，所受影响因素很多，所以每一种心理测验工具都要建立自己的常模，甚至同一量表在不同国家、不同地区应用或随着时代的变迁，都要重新修订，建立新的常模。不同测验的常模具有不同含义和不同形式。常见的常模形式有均数、标准分、百分位、划界分和比率等。

（四）固定的施测条件

进行心理测验时，需要在相同的环境条件下进行，以确保所有参加测试的人都在相同的情境下接受测验，从而使测试结果具有可比性。心理测验采用的内容固定，它的界定相对明确，同时还具有实施及计分方法一致等特性，从而较少受到被试者或者临床医师主观性和经验的影响。

（五）标准的指导语

指导语是在实施心理测验过程中向被试者说明如何回答问题的规范化语言。使用标准的指导语可以确保每个被试者在回答问题时都遵循同样的规则和要求，从而提高测验的信度和效度。

（六）统一的计分方法

统一的计分方法是保证评分客观、准确的重要措施之一。只有采用统一的标准和方法对答卷进行评阅和计分，才能得出科学可靠的结论。

（七）大样本

大样本是指在制定常模时需要选取足够数量的被试者进行测试以获取具有代表性的数据从而制定出准确的常模来供后续研究使用。此外，在制定标准化心理测验的过程中还需要注意保密原则及正确解释等问题。

此外，施测人员在具体使用时必须受过专门的训练，施测过程与评分结果的解释要规范、谨慎、全面，不能偏颇、武断。首先，应当挑选受过正规教育、培训、有测验监督经验的人员施测。经过专业训练后的人员施测可以规避许多不该出现的伦理道德问题。心理测验施测人员必须取得相应的资格，还应定期参加关于心理测验的培训，以不断增强自身的评估能力，《心理测验管理条例》规定，只有持有中国心理学会颁发的证书的人员才可以进行管理和解释心理测验，未接受本认证的人只能在专业人员监督下进行心理测验，且仅用于研究目的。其次，施测人员除了要具备施测资格外，还要负责具体的测验工作，应对自己的能力有所了解，仅在自己的能力范围内施测。最后，施测者应该熟悉心理测验评估工具与程序的优势和局限性，严格按照施测手册指南进行心理测验，认真布置与准备测验环境、测验材料，对测验结果进行清晰准确的说明，与被试者保持良好关系，排除干扰，公平评分，准确解释和呈现测验评估结果，并保护被试者的隐私。

四、应用心理测验的基本原则

在应用心理测验时，应坚持以下 3 个原则。

1. 标准化原则　标准化是指测验的编制、实施、评分和测验分数解释程序的一致性。测量应采用公认的标准化工具，在测验过程中按照严谨的程序和测验的要求执行，不能随心所欲。

2. 自主和保密原则　是指在心理测验的应用过程中，应尊重被试者的权利和隐私，确保测验过程的伦理性，包括知情同意、保密性和尊重被试者的自主性等。例如，在实施心理测验前，需要向被试者充分说明测验的目的和内容，并征得其同意；在测验过程中，需要保护被试者的个人信息，确保其隐私不被泄露。

3. 客观性原则　心理测验的结果是使用科学的工具测得的，对结果作出评价时要遵循客观性原则，即对结果的解释要符合受试者的实际情况。下结论时不要草率从事，作结果评价时应结合被试者的生活经历、家庭、社会环境以及通过会谈、观察法所获得的各种资料全面考虑。

第三节　常见心理测验类型及应用

心理测验是心理评估的重要工具，能够系统评估个体的各种心理特征。常见的心理测验类型及其应用分为智力测验、人格测验、神经心理测验和心理评定量表 4 种。

一、智力测验

智力测验亦称“普通能力测验”，是心理测验的一种，用于确定个体间智力方面的差异。测量个体的观察力、注意力、记忆力、想象力和思维的概括力、分析力等，对个体各种基本能力进行综合评定。施测时要被试者解答一系列难易不同的题目，题目涉及词汇、词的异同、类比、常识、算术、逻辑推理、记忆及操作物体等。根据被试者完成测验的情况，可得到其智力水平的数量指标，即智商（IQ）。主要用于评估个体的认知能力和智力水平，这类测验常用于教育和临床领域，以帮助识别个体的认知优势和劣势，制订个性化的教育或治疗计划。常用的智力测验问卷有韦克斯勒成人智力量表（Wechsler Adult Intelligence Scale，WAIS）和斯坦福–比奈智力量表（Stanford-Binet Intelligence Scale）。

（一）韦克斯勒成人智力量表

WAIS 是全球广泛使用的智力测验工具之一，被广泛应用于测量成人智力。1955 年编制并修订完成。1981 年再次修订。适用于 16 岁以上的成人。其分为言语量表和操作量表两类。言语量表有常识、理解、算术、类同、数字广度、词汇 6 个分测验；操作量表包括译码、图画补缺、积木图案、图片排列、拼图 5 个分测验。被试者接受每一分测验测试，每一分测验分数需换成量表分，并进而计算出言语量表分、操作量表分和全量表分，再将这些分数转换为离差智商。中国修订版于 1979～1981 年由龚耀先主持修订。在能力和智力测量评估、诊断以及教育、康复训练等领域得到广泛使用和推广，具有很好的信度和效度。

（二）斯坦福–比奈智力量表

斯坦福–比奈智力量表是智力测验工具之一，亦称“斯坦福修正量表”，是美国心理学家斯坦福大学教授 L.M.Terman 所订正的比奈–西蒙智力量表，于 1916 年首次发表。该量表保留了比奈量表中的 51 个测题，新编 39 个测题，共 90 题。其特点是将测量各种智力结构的项目按难度分散于各年龄组。每组 6 个项目，主要考虑了难度而未充分涵盖所测内容的范围。因此，各年龄组诸项目测量的智力结构不完全相同且不全面。优点是用智力年龄的概念，使智力与年龄相联系，适用于 2 岁以上儿童。我国有《中国斯坦福–比奈智力测验量表》。

二、人格测验

人格测验是心理测量之一，指评定人格的测验方法，即通过心理测验的方法对个人的性格、气质、情绪、动机、兴趣、态度和人际关系等心理特征测定的总称。最早的人格测验出现于 19 世纪末期，E. 克雷佩林用自由联想法诊断心理变态者，并且调查疲劳、饥饿以及对药物的心理反应。第一次世界大战后，美国心理学家 R.S. 武德沃思编制了自陈报告问卷式的“人格资料表”，用于鉴别严重的神经症倾向者，以防他们进入军队。20 世纪 20 年代末到 30 年代初，C. 哈特肖恩等利用“情景测验法”测量欺骗、说谎以及合作性等性质。目前主要的人格测验有投射测验、自陈式调查表、情境法以及问卷测验。中国修订了几种最常用的人格测验如明尼苏达多相人格问卷（MMPI）、卡特尔 16 项人格因素问卷（16PF）、艾森克人格问卷（EPQ）、Y-G 人格测验、加利福尼亚心理调查表（CPI）等。常用的投射测验有罗夏墨迹测验、主题统觉测验（TAT）、儿童统觉测验（CAT）、填句测验、画人测验等。

（一）明尼苏达多相人格问卷

明尼苏达多相人格问卷是一种人格调查表，为美国明尼苏达大学教授哈撒韦（Hathaway）和麦金利（Mckinley）所编，可用于 16 岁以上和有 6 年教育程度者。编制者认为，人格特点对行为（包括病理的）有很大影响，根据已经明确诊断的病理人格与正常人作对照，用这种经验性方法筛选出许多有鉴别正常与病理的项目而编制出一套对精神病有鉴别作用的辅助工具。以后成为成人精神病患者个案工作的常规工具，包括人格范围很广，但多系病理方面的，如身心症状、神经学障碍、运动障碍、性、宗教、政治、社会态度、教育、职业、家庭、婚姻问题；常见的神经症和精神病行为表现，如强迫观念和行为、妄想幻觉、牵连观念、恐怖症等。这些内容分别按因素分析归于一些分量表中：①疑病（HS）；②抑郁（D）；③癔症（HY）；④病态人格（PD）；⑤偏执（PA）；⑥精神衰弱（PT）；⑦精神分裂性人格（SC）；⑧躁狂（MA）；⑨社会内向（SI）；⑩男性化/女性化等。另有三个效度量表即掩饰（人），稀少回答（F），校正（K）和一个未回答项目统计（?）。从“是”或“否”中按被试者自己的情况任一项作答。将各分量表的原始分换算成 T 分，然后制出人格剖图、进行解释。一般来说，按原来常模凡某一分量表的 T 分达 70 分及以上者便有解释意义。但因分测验之间有一些相重叠的项目，所以往往一名被试者有多个高 T 分。实际应用时是根据经验对各种剖图形来作解释。我国宋维真等作了修订。

（二）艾森克人格问卷

艾森克人格问卷（Eysenck Personality Questionnaire，EPQ）是由英国心理学家艾森克教授于1952年编制的。现成为国际上公认，并广泛应用的个性测定标准方法之一。此问卷可应用于临床，也可用于正常人，反映被试者在人格各主要维度上的倾向。EPQ是由E、P、N、L四个量表组成，E、P、N三个量表包括了艾森克个性理论的三个要素，代表三个个性维度。其心理学含义分别是：E量表表示内、外倾向，P量表表示心理变态倾向，N量表表示情绪的稳定性，L量表用以测定被试者的掩饰作用。综合各量表的得分，可分辨出人格特点。E量表分高，表示个性外倾，分低表示个性内倾。N量表分高，表示个性不稳定，分低表示个性稳定。在E维和N维中，两种极端状态之间有各种程度的移行状态，而这两个维度的交叉又构成各种不同程度的E维和N维的个性特点，而具有E维和N维不同特点的人又会具有不同程度的P维特点，从而构成多种个性特征。

EPQ分为成人和幼年两种问卷。成人问卷用于16岁及以上各年龄组，有101个条目、88个条目、85个条目等多个版本，其中龚耀先修订的88个条目的版本较为常用。幼年问卷用于7～15岁组，有88个条目。影响EPQ分值的因素有年龄、性别、智力水平等。在不同国家、不同民族、不同文化背景下，EPQ存在着差异。目前EPQ在我国已被广泛用于临床研究、心理卫生调查、特殊群体保健等方面的工作之中。

（三）卡特尔16项人格因素问卷

卡特尔16项人格因素问卷是由美国心理学家卡特尔编制的人格测验。该测验适用于16岁以上的青年和成人，从16个方面描述个体的人格特征，即乐群性、聪慧性、稳定性、持强性、兴奋性、有恒性、敢为性、敏感性、怀疑性、幻想性、世故性、忧虑性、实验性、独立性、自律性、紧张性。这16种因素是卡特尔在研究的基础上，通过因素分析法抽取出来的。从这16种因素上还可以进一步抽取出4种二级人格特点，即内倾—外倾、适应—焦虑、感情用事—安详机警、怯懦—果断。该测验现有5种版本，A、B为全版本，各有187个题目；C、D版本为缩减本，各有106个题目；E版本适合文化水平较低的被试者，有128个题目。该测验应用广泛，许多国家都将它引进并修订。1970年，美籍华人刘永和博士与伊利诺伊大学的梅雷迪斯博士合作发表了该测验的中文修订本，常模取自2000多名港台地区的中国学生。该测验的中文修订本现已在国内广泛使用。

三、神经心理测验

神经心理测验是心理测验的一个新分支，其任务是测量患者在脑病损时引起的心理变化特点，包括不同病理性质、不同部位以及不同病程时心理变化特点。这些信息可为临床神经病学家在作出诊断、制订干预和康复计划时提供有益依据。神经心理测验从现代心理测验开始后便已出现，当时有些测验不一定是为上述目的，但后来发现可起这些作用。神经心理测验在20世纪70～80年代以来发展较快，已成为一个分支。它可分成单一的和成套的两种。前者是一种形式的材料，功能也比较局限；后者由一些单一测验组成，测量的功能比较全面。单一神经心理测验有威斯康星卡片分类测验（Wisconsin Card Sorting Test，WCST）、连线测验（Trail Making Test，TMT）、Kohs立方体组合测验、塞甘（Seguin）形板测验、本顿（Benton）视觉保持测验（BVRT）、格雷厄姆（Graham）图案记忆测验（MFD）等。成套测验有霍尔斯特德–瑞坦（Halstead-Reitan）神经心理成套测验（HRNB）、卢里亚–内布拉斯加（Luria-Nebraska）神经心理成套测验（LNNB）。韦氏记忆量表（WMS）、韦氏成人智力量表（WAIS），虽然不是以神经心理测验为名，但实际上也在用作神经心理测验。

（一）威斯康星卡片分类测验

它所测查的是根据以往的经验进行分类、概括、工作记忆和认知转移的能力，用于检测抽象思维能力。其由 4 张模板（分别为一个红三角形，两个绿五角星，三个黄“十”字形和四个蓝圆）和 128 张根据不同形状（三角形、五角形、“十”字形、圆形）、不同的颜色（红、黄、绿、蓝）和不同的数量（1、2、3、4）的卡片构成。要求被试者根据四张模板 128 张卡片进行分类，测试时不告诉被试者分类的原则，只说出每次测试是正确还是错误。威斯康星卡片分类测验主要评估个体的抽象推理、灵活性和执行功能，常用于诊断前额叶功能障碍，如创伤性脑损伤或精神分裂症。

（二）连线测验

连线测验由 Partington 等于 1938 年开发，分 A、B 两部分，A 部分要求被试者按顺序连接纸上的 25 个数字。B 部分包括 1～13 数字和 A～L 12 个字母，要求被试者按顺序交替连接这些数字和字母。测量指标是时间，时间越长提示能力减退越明显。连线测验评估个体的视觉注意、扫描能力和任务切换能力，广泛用于筛查和评估老年痴呆、多动症和脑损伤等。

（三）韦氏记忆量表

韦氏记忆量表是由美国心理学家韦克斯勒于 1945 年编制的记忆量表。有 7 个分测验，内容包括时间和空间记忆、数字顺序关系、逻辑记忆、顺背和倒背数目、视觉再生及联想学习等。检测结果用记忆商数和分测验量表分数表示：正常记忆商数为 90～110，可反映受试者记忆水平；正常分测验量表分数为 7～13，可反映受试者记忆特点。因此，韦氏记忆量表能够评估个体的功能，包括即时记忆、延迟记忆和工作记忆。它常用于评估认知功能障碍，如阿尔茨海默病和其他痴呆。

四、心理评定量表

心理评定量表用于评估个体的心理状态、情绪和行为特征，广泛应用于临床心理学、教育心理学和研究领域。这些量表帮助识别心理困扰、评估治疗效果和研究心理现象。

（一）状态–特质焦虑问卷

状态–特质焦虑问卷（State-Trait Anxiety Inventory，STAI）被公认为测量焦虑水平的金标准，用于评估个体的状态焦虑和特质焦虑水平，帮助理解其在不同情境下的情绪反应。该自评问卷由 Spielberger 等于 1977 年编制，并于 1983 年进行修订。问卷分为 2 部分，即焦虑状态问卷和焦虑特质问卷。状态焦虑描述是一种不愉快的情绪体验，如紧张、忧虑和神经症等，一般是短暂性的。特质焦虑表述为相对稳定的人格焦虑倾向。两部分问卷可分开使用，各有 20 个条目，根据实际情况进行选择。该问卷采用 4 级评分法，患者自评症状严重程度为：完全没有、有些、中等程度、非常明显，分别赋值 1～4 分，总分值为 20～80 分，得分越高代表越焦虑，完成测评需 10～20 min。

（二）90 项症状自评量表

90 项症状自评量表（Symptom Checklist 90，SCL-90）是以 Derogatis 编制的 Hopkin’s 症状清单为基础，包含 90 条项目，分为 5 级评分的精神症状自评表。与其他自评量表（如抑郁自评量表、焦虑自评量表等）相比，它具有容量大，反映症状丰富，能更准确刻画患者的自觉症状特性等优点。按 SCL-90 原设计者规定，该量表适用于精神科或非精神科的成年门诊患者。目前已较广泛应用在心理咨询与心理治疗工作中。用于评估个体在多个心理症状维度上的困扰程度，如强迫症状、抑郁、焦虑、敌对等。

本量表共 90 个项目，每一个项目均采取 5 级评分制，具体说明如下：

1. 无 自觉并无该项症状（问题）。

2. 轻度 自觉有该项症状，但对受检者并无实际影响，或影响轻微。

3. 中度 自觉有该项症状，对受检者有一定影响。

4. 偏重 自觉常有该项症状，对受检者有相当程度的影响。

5. 严重 自觉该症状的频度和强度都十分严重，对受检者的影响严重。

（三）汉密尔顿焦虑量表

汉密尔顿焦虑量表（Hamilton Anxiety Scale，HAMA）由Hamilton于1959年编制，包括14个项目。《CCMD-3中国精神疾病诊断标准》将其列为焦虑症的重要诊断工具，临床上常将其用于焦虑症的诊断及程度划分的依据。HAMA属于他评量表，对评定者要求高，需进行训练，评定时需由2名评定员进行联合检查，采用交谈和（或）观察的方式，检查结束后，2名评定员各自独立评分。HAMA所有项目采用0～4分的5级评分法，得分越高，表明焦虑程度越严重。按全国精神科量表协作组资料显示，分界值为14分，总分＞29分，可能为严重焦虑；21～29分，肯定有明显焦虑；14～20分，肯定有焦虑；7～13分，可能有焦虑；＜7分，没有焦虑症状。

（四）汉密尔顿抑郁量表

汉密尔顿抑郁量表（Hamilton Depression Scale，HAMD）由Hamilton于1960年编制，是临床上评定抑郁状态时用得最普遍的量表，后又经过多次修订，有17项、21项和24项三个版本。现介绍的是24项版本，适用于有抑郁症状的成人。HAMD也属于他评量表，同HAMA一样，评定时需由2名评定员进行联合检查，采用交谈和（或）观察的方式，检查结束后，2名评定员各自独立评分。HAMD大部分项目采用0～4分的5级评分法：无、轻度、中度、重度、极重度。少数项目评定则为0～2分3级：无、轻～中度、重度。全国精神科量表协作组的资料显示，总分＜8分，无抑郁症状；总分8～20分，可能有抑郁症；总分21～35分，肯定有抑郁症；总分＞35分，严重抑郁症。

（谢建飞　赵　旻　段应龙）

第 5 章　肿瘤患者异常心理

肿瘤作为一种严重损害人类健康的疾病，常会给患者带来巨大的精神心理压力。在肿瘤的诊疗过程中，患者因对恶性肿瘤的认知不足和外界的不良刺激，易表现出偏离正常心理状态的情感、认知和行为表现，这些异常心理表现会因肿瘤引发的心理冲击及治疗过程中的挑战而加剧，不仅会降低患者的生活质量，还可能影响治疗的效果，甚至增加自杀的风险。因此，异常心理因素亦成为除生理因素外威胁肿瘤患者生命的重大隐患，逐渐受到医学界的广泛关注。本章主要介绍肿瘤患者常见异常心理及其影响，涵盖异常心理相关概念、异常心理鉴别与分类，以及肿瘤患者常见异常心理的表现、成因及治疗。

第一节　肿瘤患者异常心理概述

一、异常心理的概念

（一）异常心理的定义

异常心理指个体在思想、情感和行为上显著偏离统计学意义常态。这种偏离通常与社会功能的重要缺陷相关，可影响个体正常生活、学习、工作和社交。异常心理涵盖了从轻微的心理问题到严重的精神疾病，包括多种心理状态和行为模式的异常。由于文化和社会规范的多样性，异常心理的界定具有一定的主观性。目前，学界对“心理障碍”“异常心理”“心理变态”等术语的使用尚未完全统一，本节内容中提到的“异常心理”或“心理障碍”是在相对正常心理背景下进行讨论的。

肿瘤患者的异常心理特指在肿瘤诊断和治疗过程中出现的、与健康人群显著不同的思想、情感和行为模式。异常心理可能从肿瘤诊断开始，一直持续至治疗的各个阶段，且每阶段的表现各有不同，具体包括以下几种。

1. 心理适应与失调　肿瘤患者诊断后可能会经历一系列复杂的情绪反应，从最初的震惊、否认、愤怒、抑郁到最终逐步接受现实。以上心理是患者面对健康状态改变而产生的适应性自然心理过程，但患者若长期处于以上状态，则可能导致心理失调。

2. 症状的特异性反应　肿瘤患者常见的症状（如疼痛和疲劳）会直接影响他们的情绪和行为，若症状持续存在，不仅增加患者的心理负担，也可能妨碍患者正常生活和社交活动的恢复。

3. 心理状态的波动性与持续性　肿瘤患者的心理状态会随治疗阶段的不同而波动。例如，在化疗或放疗期间，患者可能会面临更大的情绪和心理压力；在治疗结束后，尽管生理负担有所减轻，心理恢复仍需较长时间。

4. 影响社会角色和功能　异常心理可能导致肿瘤患者的社会角色和社会功能受损，表现为工作能力下降、社会角色弱化和社交活动减少等，这可能进一步加剧患者的孤独感和心理压力。

5. 多样的异常心理表现　肿瘤患者可能会出现包括焦虑、抑郁、创伤后应激障碍、适应障碍及疾病相关认知障碍在内的多重异常心理。

（二）肿瘤患者异常心理的主要特点及产生原因

1. 主要特点

（1）情绪反应：焦虑、抑郁和恐惧是肿瘤患者常见的情绪反应，与肿瘤的诊断、疾病的不确定性及治疗过程中的躯体不适紧密相关。

（2）认知障碍：肿瘤患者可能出现认知功能障碍，表现为注意力不集中、记忆力下降及决策能力受损等，特别是脑部肿瘤、需要接受头部放疗或使用特定化疗药物的患者。

（3）行为改变：受情绪和认知障碍的影响，肿瘤患者可能会出现社交活动减少、回避人际交往、依赖性增强或适应困难等行为改变。

2. 产生原因

（1）疾病诊断与治疗：肿瘤诊断本身是一个巨大的心理冲击，许多患者在确诊后会体验到震惊、恐惧和绝望；治疗过程中的躯体不适，如化疗引起的恶心、脱发等副作用也会加剧心理负担。

（2）缺乏社会支持：缺乏足够的社会支持会使患者感到孤立无援，加重其心理和精神困扰，诱发心理障碍。

（3）人格特质和应对策略：患者的人格特质和适应不良的应对策略，如倾向逃避、情感压抑等，会使患者更易产生心理困扰，这些因素相互作用可能导致患者面对疾病挑战时难以应对和解决。

（4）病情变化：疾病持续进展和治疗效果的不确定性会加剧肿瘤患者的心理障碍，特别是终末期患者，面对巨大的生存压力，心理负担更为沉重。

（三）肿瘤患者异常心理学的研究内容

在理论层面，异常心理学旨在揭示异常心理活动的本质及其变化规律，并通过心理障碍的极端案例深化对心理学基本原理的理解；在实践层面，异常心理学致力于发展有效的心理预防和治疗策略，以提升心理健康水平。异常心理学的研究内容在于理解和预测人类行为的异常表现，主要包括以下 3 个方面：①描述现象，包括心理障碍的异常表现、与正常现象的区别、病程及预后；②发现原因，即生物学、心理学、社会学等因素对异常心理现象的影响；③心理干预，即探讨心理干预的不同理论视角、治疗方法等。对肿瘤患者而言，异常心理学的研究内容聚焦疾病诊断和治疗过程引发的特定异常心理，具体包括以下几方面。

1. 情绪和认知反应的评估 分析肿瘤患者常见的情绪反应，如焦虑、抑郁和恐惧，并探讨这些情绪如何影响患者的认知。

2. 行为和社会适应的观察 观察肿瘤患者的行为变化及其对社会功能的影响，包括工作能力、家庭角色和社交活动的变化。

3. 心理干预的效果评估 研究认知行为疗法、心理支持、放松训练等心理治疗方法在肿瘤患者中的应用效果，并探讨这些干预措施如何帮助患者更有效地管理肿瘤引起的不良情绪。

4. 心理影响的长期追踪研究 长期追踪肿瘤患者，以评估疾病进展、治疗效果及社会支持网络对其心理状态的影响。

二、正常心理与异常心理的区分和判别

（一）正常心理与异常心理的区分

1.“正常–异常”心理的连续体模型 在传统心理学与精神病学中，正常心理与异常心理常被视为两种截然不同的状态。现代心理学认为，正常与异常心理之间并无明确界限，二者应被视为一个连续体，个体在这个连续体上的位置由其行为和情感反应的适应性与功能性决定，被称为异常的连续体模型（continuum model of abnormality），又称异常的连续谱模型。该模型强调健康心理与异常心理是沿着正常到异常的连续谱分布的。模型的关键要点包括以下几方面。

（1）行为和情感反应的适应性：个体在面对生活的挑战和压力时，其行为和情感反应的适应性是决定其在连续体上位置的关键。能够有效应对压力和情感波动的个体更可能处于正常心理一端。

（2）个体的功能性：个体在社会、职业和日常生活中的功能性表现是评估其心理状态的另一重要指标。高功能个体能有效履行社会角色，表现出正常心理状态；反之，低功能个体可能在某

些方面遇到困难，表现出异常心理特征。

2. 异常心理的基本元素 识别异常心理通常基于以下7个基本元素。

（1）痛苦：心理障碍常伴随个体的痛苦。例如，强迫症患者可能因重复洗手而焦虑不安；抑郁症患者可能因失去生活乐趣而深感绝望。

（2）适应不良：心理障碍常会影响个体的日常功能和适应能力。例如，社交恐惧症患者无法正常参与社交活动；抑郁症患者没有动力完成日常工作。当适应问题严重影响个体正常生活和工作时，可被认定为心理障碍。

（3）不合理行为：某些行为可能因难以用常理解释而被视为异常。例如，精神分裂症患者出现的幻觉或妄想。

（4）不可预知性与失控感：心理障碍可能导致个体行为的不稳定和不可预测。例如，边缘型人格障碍患者的情绪和行为可能快速变化，造成失控感。

（5）少见性与非传统性：心理障碍患者的行为通常不常见或背离传统。例如，露阴癖患者难以用传统标准界定其属于个人特质抑或异常心理。

（6）旁观者不适：由心理障碍引起的行为可能使旁观者不适或困扰。例如，躁狂症患者可能因易激惹而与他人产生矛盾。

（7）违背社会规范：违反社会规范的行为通常被视为异常，但这些规范因文化和社会差异而不同，因此对异常的界定也存在差异。

（二）正常心理与异常心理的判别

1. 正常心理与异常心理的判别标准 异常心理的判定受社会文化影响，不同学者提出的标准也不尽相同。以下主要介绍目前被广泛接受的判别标准。

（1）违背社会标准：根据文化相对论观点，心理或行为异常并无普适性的标准，而与特定社会文化有关。如个体行为符合其所在社会文化的要求，则被视为正常；反之，则可能被视为异常。但并非所有违背社会准则的行为都属异常心理学的研究范畴，如犯罪行为。

（2）统计学上少见的行为：正常人的心理特征通常呈常态分布，大多数人位于分布的中间部分，被视为正常；位于分布两端的少数人则被视为异常，但并非所有偏离平均值的心理特征都被视为异常，如智力。

（3）主观痛苦：个体经历主观痛苦可作为异常心理的一个指标，如心境障碍和焦虑障碍通常伴随显著的主观痛苦。但并非所有异常心理都表现为主观痛苦，如精神分裂症患者可能不会感受到主观痛苦。

（4）功能受损：当个体的心理或行为模式导致其在工作表现、人际关系处理等方面出现功能减退，且这种减退表现为非适应性或自我挫败，阻碍了个体能力的发挥和自我实现时，这样的状况可能被视为异常。

2. 肿瘤患者正常心理与异常心理的判别标准

（1）持续时间的长短：肿瘤确诊初期，患者通常会经历恐惧、焦虑、否认或悲伤等强烈的情绪波动。这些情绪往往会随着时间的推移、患者对疾病的逐步适应和接受而减弱，此为肿瘤患者的正常心理表现；反之，若患者的负面情绪在数月后仍持续存在且未见缓解，则被视为异常。

（2）应对方式的有效性：积极应对的肿瘤患者会主动寻求信息、与亲友沟通、参与心理咨询等，从而获得支持，有效处理不良情绪；反之，若患者长期采用不良应对方式，如持续否认、过度病耻感、拒绝治疗或过度依赖非科学治疗，致使不良情绪持续加重，形成恶性循环，则被视为异常。

（3）功能水平的变化：尽管面临疾病压力，肿瘤患者通常能够维持日常功能的相对稳定，继续参与日常活动和社会交往；反之，若肿瘤患者因为心理问题导致日常功能显著下降，如无法继续工作、疏远社会关系、忽视个人健康和治疗，则被视为异常。

（4）治疗依从性的高低：肿瘤患者通常能够理解并接受治疗方案，尽管有时会有顾虑或担心，但仍会尽量遵循医生的建议；反之，若患者持续拒绝治疗、频繁更换治疗方案或表现出不合理的恐惧和焦虑，则被视为异常。

3. 判别方法 在临床实践和科学研究中，需要对异常心理进行明确分类，以便专业人员能更好地理解并探索其性质、原因及治疗。

（1）常用判别方法：①临床观察，即通过观察个体的言行举止进行判断；②心理测评，即利用标准化的心理测评工具进行评估；③临床面谈，即与个体进行深入交流，了解其心理状态和困扰；④综合评估，即结合临床观察、心理测评和临床面谈结果进行综合判断。

（2）常用临床诊断体系：①《国际疾病分类》（International Classification of Disease，ICD），最新版本为ICD-11，由世界卫生组织于2022年1月正式发布；②《精神疾病诊断与统计手册》（Diagnostic and Statistical Manual of Mental Disorders，DSM），最新版本为DSM-5-TR，由美国精神病协会于2022年发布。

4. 影响判别准确性的因素

（1）情境与文化环境：医疗设施和医疗环境氛围、诊断者和患者的文化背景会影响患者对信息的理解和接受程度。不同文化对健康和疾病的理解差异可能导致症状表达和解释差异，从而影响患者判别结果。

（2）信息来源的可信度：权威医学文献和经过同行评审的专家意见等高可信度信息对心理学诊断具有重要影响，诊断者对信息源的可信度评估能力也会影响判别结果。

（3）诊断者因素：诊断者的专业背景、个人经验、专业训练、主观预期和理论取向都会影响其判断，具备丰富临床经验和扎实专业知识的诊断者，更可能作出准确的诊断。诊断者应保持客观中立，避免个人偏见和主观看法对评估结果产生影响，不同理论取向，如认知行为、精神分析等，也会影响诊断者选择和分析资料的方式。

（4）被诊断者因素：被诊断者的参与态度和对诊断者的信任程度会影响其在诊断过程中的开放程度，从而影响判别的准确性和有效性。

5. 判别时的注意事项

（1）关注判别标准更新：心理学研究不断发展，判别标准也随之更新，专业人员需要持续学习，避免使用过时的标准。

（2）减小诊断者间的差异：不同诊断者可能因背景和经验差异产生分歧，应通过团队讨论和专家咨询，综合多方观点，力求诊断的一致性和权威性。

（3）避免轻率结论：在作出诊断前，应充分考虑所有相关信息和数据，避免草率地作出结论。

（4）加强同行交流：与同行进行案例讨论，有助于识别盲点，提高诊断的准确性和全面性。

（5）重视肿瘤患者的特异性表现：肿瘤患者特异性的异常心理表现对其整体治疗和预后有着重要影响，专业人员在判别时应给予特别重视，以确保诊断和治疗方案的针对性和有效性。

三、异常心理的分类

（一）症状特征分类

根据《国际疾病分类》第十一次修订本（ICD-11）的诊断标准，异常心理按症状主要可分为以下几类。

1. 焦虑障碍（anxiety disorder） 表现为对某些情境或对象的过度担忧和恐惧，影响日常功能，主要包括广泛性焦虑障碍、惊恐障碍、社交焦虑障碍、特定恐惧症等。

2. 心境障碍（mood disorder） 以情绪的显著波动为特征，通常涉及抑郁和躁狂情绪，主要包括重度抑郁障碍、双相情感障碍等。

3. 精神分裂谱系障碍和其他精神病性障碍（schizophrenia spectrum and other psychotic disorder）

特征为幻觉、妄想和思维、行为的严重紊乱，主要包括精神分裂症、妄想障碍等。

4. 强迫及相关障碍（obsessive-compulsive and related disorder） 以反复出现的强迫思维和（或）强迫行为为特征，主要包括强迫症、身体变形障碍、囤积障碍等。

5. 创伤和应激相关障碍（trauma and stressor-related disorder） 由创伤或应激事件引发的心理障碍，主要包括创伤后应激障碍、急性应激障碍、适应障碍等。

6. 躯体症状及相关障碍（somatic symptom and related disorder） 个体因身体症状而产生过度焦虑和功能障碍，主要包括躯体症状障碍、疑病障碍等。

7. 神经认知障碍（neurocognitive disorder） 表现为认知功能显著下降，伴随记忆、语言、注意力等方面的障碍，主要包括谵妄、遗忘综合征、阿尔茨海默病、痴呆等。

8. 睡眠–觉醒障碍（sleep-wake disorder） 表现为睡眠过程中的异常情况或昼夜节律问题，影响日间功能，主要包括失眠障碍、嗜睡障碍、睡眠–觉醒节律障碍、异态睡眠等。

（二）功能影响分类

异常心理可根据其对个体功能的影响程度进行分类，涉及异常心理对个体社会功能、工作学习能力及日常生活能力等方面的影响。

1. 轻度异常 个体功能受影响较小，仍可基本维持正常的日常生活和工作学习。具体表现：①社会功能轻度受损；②工作学习能力保持较好；③日常生活自理能力基本正常。

2. 中度异常 个体功能受影响较显著，需要一定程度的支持和干预才能维持正常的日常生活和工作学习。具体表现：①社会功能受损较明显；②工作学习能力下降；③日常生活自理能力受影响。

3. 重度异常 个体功能受到严重影响，无法独立完成日常生活和工作学习，需要全面的支持和护理。具体表现：①社会功能严重受损；②工作学习能力丧失；③日常生活自理能力严重受限。

（三）神经生理学分类

按照与神经系统功能和结构的关系，异常心理可分为以下几类。

1. 神经系统结构和功能异常 此类异常心理与神经系统结构和功能异常有关，如大脑结构异常、神经元连接异常，表现为认知、情绪和行为方面的异常。

2. 神经递质异常 此类异常心理与神经元间神经递质的异常释放和传递有关，如多巴胺、血清素、谷氨酸异常，表现为焦虑、失眠、妄想等症状。

3. 神经系统发育异常 神经系统发育异常可能导致大脑结构和功能异常，与认知、情绪和行为的发展相关。

4. 神经可塑性异常 神经可塑性指神经系统对外界刺激和内部环境的适应和改变能力，其异常可能与学习、记忆、情绪调节等方面有关，相关疾病包括阿尔茨海默病、抑郁症等。

第二节 肿瘤患者常见伴发的异常心理

一、焦虑障碍

（一）概述

1. 流行病学 罹患癌症是重大的生活事件，常引发深刻的心理反应。大多数肿瘤患者在面对癌症时会经历恐惧和悲观情绪，其中焦虑障碍尤为常见，患病率为10%～30%。

2. 定义 焦虑障碍是一类以焦虑情绪为主要特征的异常心理状态，常伴有自主神经功能紊乱和躯体症状，这些症状可能严重影响患者的个人生活、家庭关系、社会交往、教育和职业等功能。

（二）临床表现

1. 心理症状 面对潜在的生命威胁，焦虑是一种常见的情绪反应。当患者感受到死亡的威胁时，焦虑水平可能会显著增加，若持续存在则可能发展为焦虑障碍，主要有以下表现。

（1）过度担忧：肿瘤患者可能会过度担忧疾病预后和治疗的潜在不良反应，表现为警觉性增高、情绪不稳定、睡眠障碍、注意力难以集中等症状。

（2）惊恐发作：患者在发作时会体验到突如其来的紧张和恐惧，并伴有濒死感或失控感。这种恐惧可能源于对治疗副作用的担忧，如恶心、呕吐、脱发和疲劳等，且可能在治疗后持续存在，也可在密闭空间检查时发作，如进行磁共振或 CT 检查时。

（3）社交焦虑：患者会回避社交行为或在社交场合感到强烈的痛苦和不安。

2. 躯体症状

（1）运动性不安：表现为来回走动、坐立不安、搓手顿足等，这些症状在等待诊断结果或治疗期间尤为突出。

（2）肌肉紧张：表现为一组或多组肌肉不适的紧张感，多见于胸部、颈部及肩背部，部分患者可出现肢体震颤或语音发颤。

3. 自主神经功能紊乱 肿瘤患者因疾病和治疗压力，自主神经功能紊乱症状更加明显，表现为心动过速、胸闷气短、头晕头痛、胃部不适、腹胀便秘等。治疗中使用的药物也可使上述症状加剧。

（三）评估与诊断

1. 评估

（1）医院焦虑抑郁量表（Hospital Anxiety and Depression Scale，HADS）：该量表具有良好的信效度，测量焦虑的敏感性与特异性为 100% 和 90%，是广泛应用于临床的焦虑筛查工具。

（2）广泛性焦虑量表（Generalized Anxiety Disorder，GAD-7）：该量表具有良好的信效度，测量焦虑的敏感性与特异性为 86.2% 和 95.5%，适用于肿瘤患者焦虑的筛查和评估。

（3）汉密尔顿焦虑量表（Hamilton Anxiety Scale，HAMA）：该量表是评估焦虑症状严重程度的他评量表，广泛应用于临床，具有良好的信效度。

2. 诊断与鉴别诊断

（1）ICD-11 中各类焦虑障碍的诊断标准

1）广泛性焦虑障碍：在连续数月中的大多数时间存在明显的焦虑症状。这些症状通常包括以下要素：①过度的焦虑和担忧；②运动性紧张；③自主神经功能亢进。

2）惊恐障碍：以反复惊恐发作为特征并伴有自主神经症状。通常，患者在惊恐发作后的 1 个月内出现以下症状：①持续担心再次发作；②担心发作的后果和可能的不良影响；③出现与发作相关的行为改变。

3）社交焦虑障碍：对一个或多个社交场合有强烈的恐惧感，持续至少 6 个月。

4）恐惧性焦虑障碍：对特定对象、情境或活动表现出持续的、不合理的恐惧或焦虑，持续至少 6 个月。

（2）鉴别诊断

1）抑郁障碍：焦虑障碍与抑郁障碍有症状重叠，需分别评估，优先考虑抑郁障碍的诊断。

2）药源性焦虑：许多药物在长期应用、过量服用、戒断时可导致典型的焦虑症状，如甲状腺激素、类固醇、抗精神病药物等，可根据服药史鉴别。

3）谵妄：是终末期恶性肿瘤患者中常见的精神障碍，焦虑和烦躁可能是其主要特征，但谵妄患者还会一定程度地伴随定向力障碍、记忆损害、意识障碍、认知障碍、错觉、幻觉、妄想等症状。

4）心血管疾病：对于存在胸闷、胸痛、呼吸不畅的患者，需排除心血管疾病，与惊恐发作相鉴别。

5）正常羞怯：社交活动中正常范围的羞怯和不安应根据严重程度与社交焦虑障碍区分。

（四）病因

1. 疾病因素 恶性肿瘤的诊断、伴随症状、治疗及其造成的经济压力，均会导致患者心理痛苦水平增高，引发焦虑。围手术期的肿瘤患者存在更多的焦虑体验。

2. 放化疗的不良反应 放疗和化疗的副作用，如恶心、呕吐、头晕、乏力等，可能导致患者食欲缺乏，引发或加重焦虑障碍。

3. 药物因素 部分药物可能引起焦虑，如干扰素可能导致焦虑和惊恐发作；类固醇激素可能引起情绪不稳和躁动不安；异丙嗪、甲氧氯普胺、氯丙嗪、氟哌啶醇等药物可引起静坐不能；精神兴奋药、免疫抑制药、大剂量麻醉镇痛药和镇静催眠药的突然停用，均可能引起焦虑障碍。

（五）治疗

早期识别焦虑障碍对有效治疗至关重要。在初步评估患者的焦虑症状时，需关注患者的情绪反应及波动，并在探讨疾病进展和治疗过程中为患者提供社会心理支持和情感支持。患者关心的问题通常包括死亡、躯体疼痛、依赖感增加、尊严丧失、社会功能变化、精神问题、财产以及就业问题。对焦虑障碍的治疗应整合到肿瘤治疗中，作为综合治疗的一部分。治疗方法包括心理治疗和药物治疗。

1. 心理治疗 目前，已有多种心理治疗方法被广泛用于治疗肿瘤患者的焦虑障碍。支持性心理治疗是最常用的方法之一，其关键在于耐心倾听、有效沟通和健康教育，为患者提供情感支持和真诚平等的医患关系。此外，针对焦虑障碍肿瘤患者常出现的对疾病产生错误认知的情况，如过分灾难化肿瘤结局，认知行为治疗已被证实可以帮助患者有效识别并改变其对疾病及预后的歪曲认知。

松弛训练可以通过有意识地控制或调节自身心理和生理活动，降低机体唤醒水平，调整因紧张刺激而紊乱的机体功能。当患者进入放松状态时，其交感神经活动功能降低，表现为全身骨骼肌张力下降、血压下降、呼吸频率和心率减慢，并有四肢温暖、头脑清醒、心情愉悦、全身舒适的感觉。

呼吸控制训练是一种稳定的、缓慢的深吸气和深呼气的呼吸方法，有助于松弛肿瘤患者的全身肌肉，缓解患者的焦虑情绪。具体训练方法：吸气时双手慢慢握拳，微屈手腕，最大吸气后稍屏息，再缓慢呼气，双手放松，全身肌肉处于松弛状态，如此重复呼吸，每分钟呼吸频率为10～15次，每天练习1～2次，每次10～15分钟。

2. 药物治疗

（1）有抗焦虑作用的抗抑郁药：此类药物包括选择性5-羟色胺（5-HT）再摄取抑制药（selective serotonin reuptake inhibitor，SSRI）、5-羟色胺去甲肾上腺素再摄取抑制剂（serotonin-noradrenalin reuptake inhibitor，SNRI），因其具有抗抑郁和抗焦虑的双重药理作用，被广泛用于焦虑谱系障碍的治疗。抗抑郁药可作为慢性焦虑患者的维持药物，长期应用耐受性好，此类药物产生抗焦虑作用需2～4周，可同时应用短效苯二氮䓬类药物辅助，直到抗抑郁药物起效，然后逐步停用，常用药物有艾司西酞普兰、文拉法辛、曲唑酮等，需注意药物相互作用及副作用。

（2）5-HT_{1A}受体部分激动药：此类抗焦虑药不良反应较小，具有无成瘾性、镇静作用轻、不易引起运动障碍、无呼吸抑制作用、对认知功能影响小的特点。但该类药物起效较慢，需要2～4周，常见不良反应有头晕、头痛、恶心等。

（3）苯二氮䓬类药物：此类药物被推荐用于辅助治疗其他抗焦虑药起效慢或严重失眠患者，具有起效快、疗效确切的优点，但其缺点是存在耐药性，最长持续用药时间为2～3周，随后需逐渐减药、停药。然而，目前在临床实践中仍普遍存在过度使用苯二氮䓬类药物的现象，专业人员应对此警惕。此外，苯二氮䓬类药物还会增加谵妄的风险，因此肿瘤进展期或存在中枢神经系统损害的患者应慎重使用。此类药物还具有抗焦虑、镇静催眠、抗惊厥和松弛骨骼肌的作用，因此使用中枢神经抑制药、肺功能受损及危重症肿瘤患者应谨慎使用。

（4）其他药物：抗精神病药物如奥氮平、喹硫平，适用于对苯二氮䓬类药物副作用敏感、存在认知损害、有药物依赖史的患者。阿片类镇痛药物对终末期患者有效，特别是由肺功能受损引起焦虑的患者。

二、抑郁障碍

（一）概述

1. 定义 抑郁障碍又称抑郁症，是一类由多种原因引起、以显著和持久的抑郁症状群为主要临床特征的心境障碍。核心症状是与处境不相称的心境低落、兴趣或愉悦感丧失，常伴有焦虑、激越，甚至出现幻觉、妄想等精神病性症状。

2. 背景 肿瘤患者面临身体和心理的多重压力，抑郁症是其常见的痛苦之一，它可在疾病任何阶段发生，在身体痛苦较大和病情较严重的患者中更为常见。抑郁症状的产生与生物、心理和社会因素有关，从非病理性悲伤到阈下抑郁（subthreshold depression，SD）和伴有抑郁情绪的适应障碍及重度抑郁，构成了一个连续的谱系。抑郁症不仅带来心理负担，还与生活质量下降、住院时间延长、身体痛苦增加、治疗依从性降低、渴望加速死亡和自杀风险增加有关。

抑郁情绪是正常的心理体验，通常与负性生活事件相关，如肿瘤的诊断和治疗。如个体无法有效应对肿瘤带来的挑战，抑郁情绪可能发展为抑郁障碍。肿瘤相关性抑郁（cancer-related depression，CRD）是指由肿瘤诊断、治疗及其并发症等导致患者失去个人精神常态的情绪病理反应。研究发现，心理社会因素在肿瘤的发生、发展中占重要地位，两者相互促进，严重影响患者的生活质量。

3. 流行病学 肿瘤患者抑郁障碍的患病率因癌症类型和阶段、疾病负担、抑郁症状的评估时间和方法以及研究人群的人口统计特征等因素而有所差异。在生命末期及某些癌种（如胰腺癌、口咽癌和肺癌）的人群中，抑郁障碍更为常见。总体而言，约 16% 的肿瘤患者会出现重度抑郁，约 22% 的患者报告存在阈下抑郁，总体患病率是普通人群的 3 倍。尽管阈下抑郁通常不会发展为重度抑郁，但其仍然严重损害患者的生活质量和幸福感，是肿瘤人群中最普遍且可治疗的抑郁形式。

（二）临床表现

抑郁障碍的临床表现可分为核心症状、心理症状群与躯体症状群。部分症状间存在重叠，难以简单划分。

1. 核心症状

（1）心境低落：指患者体验或他人观察到的显著而持久的情绪低落和抑郁悲观。可出现抑郁面容，表现为眉头紧锁、长吁短叹，此症状大部分时间均存在，一般不随外界环境变化而改变，严重者悲观绝望、生不如死。

（2）兴趣减退：指患者对以往喜爱的活动或事物丧失兴趣或兴趣下降，做事提不起精神，无法从日常活动中体验乐趣。

（3）精力下降：指患者无精打采、疲乏无力、懒惰，感到自己缺乏动力。

2. 心理症状群

（1）思维迟缓：表现为思维联想速度减慢，自我感觉反应迟钝；决策能力降低，优柔寡断、犹豫不决。临床上可见患者主动言语减少、语速减慢、语音变低，严重者无法正常与他人交流。

（2）认知功能损害：是抑郁障碍患者常见的主诉之一，如难以忘记负面经历、注意力下降、反应时间延长，以及学习、工作效率下降，也可表现出抽象概括能力、学习能力及言语流畅性下降。

（3）负性认知：患者存在负性的认知，存在无价值感、灾难化思维，对未来缺乏信心，甚至悲观绝望。

（4）自责自罪：患者对自身持有过度的自责，感到自己是负担，严重时会产生罪恶感，认为自己罪孽深重，必须受到惩罚。

（5）自杀观念或行为：抑郁障碍患者常伴有消极观念或行为，感到生活没有意义，反复出现死亡相关观念，甚至详细策划自杀。消极行为是抑郁障碍严重的症状和危险后果之一，临床工作者应高度关注存在自杀风险的患者。

3. 躯体症状群

（1）睡眠障碍：是抑郁障碍的常见躯体症状之一，表现形式多样，包括早段失眠（入睡困难）、中段失眠（睡眠轻浅、多梦）和末段失眠（早醒）。

（2）自主神经功能紊乱相关症状：表现为头晕、头痛、心悸、出汗、皮肤感觉异常（冷热感和发麻感）等，也可表现为内脏功能紊乱，如消化系统活动减缓、尿频尿急等。

（3）进食紊乱：主要表现为食欲缺乏、暴饮暴食。轻者没有胃口，或食欲异常增加，严重者可能完全丧失进食欲望，甚至不再进食。

（4）性功能障碍：表现为性欲减退乃至完全丧失。性行为可能变得机械而无法获得愉悦。女性患者可能出现月经紊乱、闭经等症状。

（三）评估与诊断

1. 评估　在肿瘤学和其他医疗环境中，识别抑郁症患者的一个常见障碍是医务人员未能充分询问其症状，医生通常只能识别出 1/3 在痛苦测量中得分较高的患者。因此，心理社会痛苦筛查被推荐作为肿瘤患者的常规护理标准。

许多经验证的抑郁评定量表不仅可用于肿瘤患者抑郁症的筛查，还可用于监测治疗反应并捕捉抑郁症状的不同维度。肿瘤或治疗引起的躯体症状可能会使筛查分数假阳性增高。目前临床或科研中常采用的筛查评估工具包括以下几种。

（1）医院焦虑抑郁量表：该量表共由 14 个条目组成，其中 7 个条目评定抑郁，7 个条目评定焦虑。患者根据近期 1 周内的感受和情绪状态填写量表，通过对每个项目进行评分，从而反映其焦虑和抑郁程度。每一条目都含有 4 个反应得分选项，焦虑和抑郁的条目得分都在 0～21 分，各个条目的总分越高，表明受试者所呈现出的焦虑和抑郁症状也就越多。该量表具有良好的信效度，可推荐用于晚期癌症或缓和医疗患者。

（2）贝克抑郁量表（Beck Depression Inventory，BDI）：该量表共 21 个题项，采用四点计分方式（0～3 分），全部条目相加得到总分，总分区间为 0～63 分，总分越高代表抑郁症状越严重。中文版量表的内部一致性较好，内部一致性系数为 0.94，该量表广泛运用于临床流行病学调查，适用于不同癌种和分期的肿瘤患者，能有效筛查抑郁症患者。

（3）患者健康问卷（Patient Health Questionnaire，PHQ-9）：该量表共计 9 个条目，每个条目评分为 0（几乎不会）～3 分（几乎每天），内容简单且操作性强，广泛用于精神疾病的筛查和评估。国内学者已证实其在肿瘤患者中的良好信效度。为降低自评量表的偏差，可选用两种以上的量表或问卷综合评估。

2. 诊断

（1）ICD-11 对抑郁障碍的总体定义和诊断：抑郁障碍表现为抑郁心境或愉悦感的丧失，伴有认知、行为或自主神经性的症状，并对个体功能水平产生影响。抑郁障碍的诊断不适用于既往经历过躁狂、混合性或轻躁狂发作的个体，这些发作提示存在双相障碍。

（2）ICD-11 对单次发作抑郁障碍的诊断：单次发作抑郁障碍表现为 1 次抑郁发作，且既往无抑郁发作史。抑郁发作表现为一段时间内几乎每天的抑郁心境或对活动的兴趣减少，持续至少2周，并伴有其他症状，如注意力集中困难、无价值感、过度而不适当的内疚自责、无望感、反复的死亡或自杀想法、睡眠或食欲变化、精神运动性激越或迟滞、精力减退或乏力。

（3）ICD-11对复发性抑郁障碍的诊断：复发性抑郁障碍表现为至少出现2次的抑郁发作，2次发作间隔至少数个月，其间没有显著的心境紊乱。

（四）治疗

肿瘤患者抑郁障碍的治疗包括药物治疗和心理治疗。轻度到中度抑郁障碍可首选心理治疗，而重度抑郁障碍通常需药物治疗。多数情况下，二者联合使用能更有效地治疗抑郁障碍。

1. 药物治疗 抗抑郁治疗药物已广泛应用于躯体疾病伴发的抑郁障碍。研究表明，抗抑郁治疗药物对肿瘤相关性抑郁同样有效，其中SSRI是近年来临床上广泛应用的抗抑郁药，主要药理作用是选择性抑制5-羟色胺再摄取，使突触间隙5-羟色胺含量升高而达到治疗效果，疗效好、不良反应少、耐受性好、服用方便，代表药物有氟西汀、舍曲林、帕罗西汀、西酞普兰和艾司西酞普兰；文拉法辛、度洛西汀可以抑制5-羟色胺和去甲肾上腺素再摄取受体，米氮平可以抑制去甲肾上腺素再摄取受体和刺激神经元胞体释放5-羟色胺。

相关荟萃分析发现，在临床抑郁症和阈下抑郁的试验中，抗抑郁药物治疗具有显著的积极效果。因此对阈下抑郁且对心理治疗无应答、有重度抑郁症风险因素（如有个人或家族史）或既往抗抑郁药物治疗有积极反应的肿瘤患者，可考虑使用抗抑郁药。一些研究致力于探讨抗抑郁药物在预防肿瘤患者中高风险抑郁群体方面的效果，其中Musselman及其研究团队证实了帕罗西汀作为预先治疗手段，在预防接受高剂量干扰素-α治疗的黑色素瘤患者发生抑郁症方面具有显著效果。此外，还有两项相关随机对照试验进一步证明，西酞普兰和艾司西酞普兰均能有效降低头颈部癌患者在接受治疗期间罹患抑郁症的风险。

2. 心理治疗 多种心理治疗已被用于肿瘤患者抑郁症。选取何种治疗取决于个人和疾病相关因素，包括抑郁症的严重程度、癌症分期、治疗状态和患者的功能水平。治疗形式可以是个体治疗，也可以在团体环境中进行，也可以家庭为单位开展。新近诊断轻至中度抑郁症的肿瘤患者可从心理教育、认知行为疗法（cognitive behavioral therapy，CBT）、放松策略和问题解决的方法中受益；对于晚期或终末期肿瘤患者，存在主义、叙事、尊严和以意义为中心的疗法可能更为适合。

尽管心理治疗的疗效证据存在异质性，但相关系统评价和荟萃分析表明，心理社会治疗对改善肿瘤患者的抑郁症状具有积极作用，对于阈下抑郁患者，心理治疗的有效性尤为明显。

心理治疗（包括CBT、支持性表达心理疗法和问题解决疗法）在减轻肿瘤患者抑郁症状方面的积极作用。然而，对于晚期癌症患者而言，这些疗法在改善其抑郁症状方面的效果有限。针对这一群体，可能需要采用更为个性化的治疗手段，包括尊严疗法、意义中心疗法、管理癌症和有意义的生活（managing cancer and living meaningfully，CALM）等。鉴于肿瘤抑郁症心理治疗证据基础存在显著异质性，Jacobsen建议以患者所处疾病阶段或治疗状态，结合不同干预措施在这些具体情境下的疗效证据，有针对性地制订临床相关的治疗建议。

【案例5-1】

L先生，男性，37岁，晚期喉癌。

介绍：L先生是一名37岁的男性，离异，无子女，与父母同住，从事建筑行业，被诊断为局部晚期喉癌。在计划开始第一轮诱导化疗前，L先生未告知家人便离家出走，4天后，他返回家中，告诉家人决定不接受化疗。在精神评估中，L先生情绪低落，他表示，化疗是徒劳的，只会增加家庭负担，让他无法享受生命中有限的时间；他预计自己将在一段时间内无法工作，并不得不依赖家人，这对他来说非常痛苦。他承认自己有严重的烦躁不安，经常流泪，这是他无法忍受的。他暂时还没有愉快感缺乏或自杀想法，并透露在“失踪”的4天里享受了一次钓鱼之旅，这让他暂时从困境中解脱。

诊断：伴有抑郁情绪的适应障碍。

治疗：L先生同意接受个体心理治疗。心理治疗既关注他对治疗无效性的消极认知，也关注他在越来越依赖他人的情况下产生的依恋焦虑。经过3周的治疗，L先生重新建立起了对治疗的看法，并考虑其他可能的结果。他最终同意接受化疗，并以更积极的态度面对癌症。

三、自 杀

（一）概述

1. 定义 根据世界卫生组织的定义，自杀是个体故意采取、自发完成的行动，行为者本人完全了解或期望这一行动的致死性后果。按自杀的结局分为自杀未遂和自杀死亡。自杀包括4个心理过程，即自杀意念、自杀计划、自杀准备、自杀行动。

2. 背景 自杀是全球性的重大公共卫生问题，在肿瘤学领域尤其受到关注。自杀意念并不总能直接反映个体伤害自己的真实意图。在肿瘤患者中，一些不太严重的自杀意念，如短暂的死亡愿望，可能是一种常见现象。这些意念可能代表了假设的退出计划、绝望的表达、情绪的释放，或是一种应对痛苦的适应性策略。当自杀意念持续存在或涉及实际的自杀意图或计划时，应引起重视。识别和评估有自杀风险的个体仍是医患沟通中的重要议题，与非肿瘤人群相比，肿瘤患者自杀风险更高。自杀意念和行为在严重程度和潜在风险上存在显著差异。自杀往往由多方面因素造成，是社会心理和神经生物学因素的复杂交织。因此，自杀风险的评估同样复杂，深入了解与自杀相关的具体因素，对确定是否需进一步评估及如何有效管理肿瘤患者的自杀至关重要。

3. 流行病学 肿瘤患者自杀风险相较于普通人群更高。国外研究显示，肿瘤患者的自杀风险约为普通人群的2倍；美国普通人群年自杀率为16.7/100000，肿瘤患者年自杀率为31.4/100000。北京大学肿瘤医院的调查显示，北京市肿瘤患者中有自杀意念的比例达16.6%，住院患者中这一比例为15.3%，而中国普通人群的自杀意念比例为3.9%；在我国，特别是妇科肿瘤患者，自杀意念比例为18.1%，卵巢癌患者中自杀意念比例高达30.16%。

尽管有自杀意念在肿瘤患者中相对常见，但持续的自杀意念相对较少，更多出现在晚期肿瘤患者、住院或临终关怀环境中的患者，以及那些经历剧烈疼痛或严重抑郁的患者中。此外，肿瘤患者自杀成功率随时间的推移而下降，这可能归因于预防、检测、治疗和心理社会护理方面的改善。然而，由于研究访谈和获取信息的局限性，现有数据可能低估了肿瘤患者自杀意念的真实流行率。如家人协助下的未报告服药过量或决定停止营养等关键护理的情况尚不得而知。

（二）评估

1. 评估原则 自杀风险评估是预防自杀的关键步骤，目的是识别有自杀意念的高危人群，并提供预防性干预，评估包括对自杀危险因素、自杀意念和采取自杀行为的可能性，以及对自杀的态度。根据评估结果，自杀风险可分为：①高度危险，即有强烈自杀的意念和严重的自杀行为；②中–高度危险，即已安排好事务，有明确的自杀计划，随时可能采取行动；③中度危险，即有自杀计划，但尚未确定实施时间；④低度危险，即仅有自杀想法，尚无行动意图。及早进行全面的自杀风险评估对识别高风险肿瘤患者至关重要，适当的干预措施通常可以避免自杀发生。医护人员通常对进行自杀风险评估或回应死亡意愿持谨慎态度，担心这可能削弱患者的希望或引发情绪化讨论，但临床研究并不支持询问自杀想法会增加自杀行为的观点。事实上，当患者能够表达他们的痛苦和对身体的控制需求时，就会感到如释重负，自杀冲动也会相应减少。此外，医生应将评估视为一种治疗机会，通过询问患者对未来的担忧，提供准确信息以消除不必要的恐惧，并允许患者表达难以与他人讨论的感受。Hudson等学者为进行自杀评估的卫生专业人员提出了指导方针：对于表现出死亡愿望、自杀意念、自杀行为或抑郁的患者，临床医生应全面评估其意念、计划和准备程度，以便制订适当的干预和治疗计划。虽然这一方针是为晚期肿瘤患者开发，但适用于各阶段的肿瘤患者。

2. 评估内容 对肿瘤患者自杀风险的评估，一般采用开放式的临床访谈来收集信息，全面的评估应该包括：①自杀行为的倾向，即自杀行为史、精神疾病史和人口统计学风险因素；②诱因或压力源，了解触发自杀的潜在因素；③症状表现，如抑郁、愤怒和激动等情绪状态；④自杀想法的性质，包括频率、强度、持续时间、计划的具体性、手段的可用性和意图的明确性；⑤绝望感；⑥先前的自杀行为，包括频率、方法、致死率和结果；⑦冲动性；⑧保护因素是否缺乏，即社会支持、问题解决能力和心理健康服务等可及性；⑨躯体症状，应仔细评估以确定是精神性或器质性的病因。

3. 评估工具

（1）自杀风险综合评估护理量表（Nurses Global Assessment of Suicide Risk，NGASR）：由Cutcliffe等英国学者基于临床实践编制的自杀风险他评量表。该量表包含15个条目，每个条目以“是”“否”计分，如果答“是”，则按照条目的重要程度赋分，其中有5个条目（绝望感、计划采取自杀行动、情绪低落/兴趣丧失愉快感丧失、亲人死亡或重要关系丧失、自杀未遂史）赋值3分，其余的赋值1分；如果答“否”则计0分。量表总分范围为0～25分，分数越高代表自杀的风险越高，总分<5分为低自杀风险、6～8分为中自杀风险、9～11分为高自杀风险，≥12分为极高自杀风险。NGASR有较好的内容效度和表面效度。陈月新等于2011年引进并翻译了该量表。研究表明，NGASR与贝克绝望量表（Beck Hopelessness Scale，BHS）之间的校标关联效度为0.83，重测信度为0.91，内部一致性系数为0.815。

（2）简明国际神经精神障碍交谈检查表（Mini International Neuropsychiatric Interview，MINI）：是由Sheehan和Lecrubier开发的一个简单、有效和可靠的定式访谈工具，依据美国《精神疾病诊断与统计手册》及《国际疾病分类》中精神疾病分类制定，包括130个问题。

（3）其他可评估工具：包括死亡意愿评定量表（Desire for Death Rating Scale，DDRS）、加速死亡态度量表（Schedule of Attitudes Toward Hastened Death，SAHD）等，这些评估工具均已在终末期患者中得到验证。适用于肿瘤患者的自杀倾向评估工具包括贝克自杀意念量表（Beck Scale for Suicidal Ideation）和自杀意念自评量表（Self-rating Idea of Suicide Scale）。这些工具可评估自杀意念的持续时间和频率、控制感、威慑力以及实际准备程度。使用医院焦虑抑郁量表（HADS）或患者健康问卷（PHQ-9）等评估抑郁症严重程度的措施，或使用贝克绝望量表评估绝望程度等措施，可有助于识别高风险患者。

（三）干预

1. 药物干预 识别肿瘤患者自杀危险因素有助于临床医生制订更有针对性的预防、干预和治疗计划。相关系统综述显示，抗抑郁药可降低抑郁患者的自杀率；癌症患者常伴有疼痛，缓解疼痛的药物不仅能改善生活质量，还可降低因疼痛引起的自杀风险；抗焦虑药可缓解肿瘤患者的焦虑情绪；抗精神病药有助于控制谵妄或精神病性症状，如幻觉、妄想等，可帮助患者减轻痛苦，降低自杀风险。

2. 非药物干预 针对肿瘤患者的个体和团体支持性心理治疗都可以通过缓解孤独感、增强应对技能和解决生存担忧来发挥作用，特别是认知行为疗法（CBT），它对管理肿瘤患者身体症状和挑战导致自杀意念的认知扭曲效果较佳。此外，基于正念的干预措施结合专注情绪调节的行为技术，如辩证行为疗法（dialectical behavior therapy，DBT）或接纳与承诺疗法（acceptance and commitment therapy，ACT），其教导患者专注当下，有助于缓解对未来的痛苦与恐惧，并有效管理自杀行为。以意义为中心的心理治疗或尊严疗法等干预措施，旨在增强患者的意义感和尊严感，可有效解决心理痛苦，减少自杀意念。

（1）一般干预措施：对于重度抑郁且有自杀意念或行为的患者，建议住院治疗；避免有自杀意念的患者接触到可能用于自杀的工具，如药物或其他危险品；家人或朋友应密切监护患者，注意其安全。

（2）心理治疗

1）尊严疗法（dignity therapy）：该疗法通过探讨与疾病相关的忧虑、维护尊严的方法和社会尊严，帮助晚期肿瘤患者增加尊严感、意义感和目标感。

2）以意义为中心的心理治疗（meaning-centered psychotherapy）：该疗法可以帮助晚期癌症患者维持和增强意义感，增强灵性幸福，减轻抑郁，减少对死亡的焦虑和渴求。

3）管理癌症和有意义的生活（CALM）：帮助患者察觉人生意义和目的，面对死亡相关议题，改善抑郁症状，帮助患者做好终末期准备。

（3）危机干预：对有自杀意念的患者，应进行危机干预。危机干预的目的是通过适当释放情绪，改变对危机性事件的认知，结合适当的应对方式、社会支持和环境资源，帮助患者获得对生活的自主控制，度过危机，预防发生更严重及持久的心理创伤，恢复心理平衡，从而有效预防自杀。

（四）预防

自杀的预防分为三级，旨在通过不同层级的干预降低自杀风险。

1. 一级预防　目的是防止个体自杀倾向的发展，包括：①进行科普教育，普及心理健康知识；②增强患者及家属预防自杀的意识；③提高医务人员对抑郁症等精神疾病的识别与防治能力；④对肿瘤患者进行心理痛苦筛查工作，以便早期发现和干预。

2. 二级预防　着重对处于自杀边缘的个体进行危机干预，包括：①提高医务人员对自杀危险因素的识别和处理能力；②建立自杀预防小组，及时请精神科或心理科会诊，为处于心理危机的患者提供支持和帮助；③减少自杀工具的可获得性；④对精神疾病患者进行自杀预防。

3. 三级预防　是指采取措施预防曾自杀未遂的患者再次自杀，包括：①建立自杀急诊救治系统，提高对自杀者的救治水平；②发现和解决自杀未遂者的潜在心理社会因素；③必要时采取药物和非药物治疗，预防再次自杀；④对自杀行为者提供长期情感支持与随访，帮助其重建生活。

四、失眠障碍

（一）概述

1. 定义　失眠是指患者对睡眠时间和（或）质量不满足，并持续相当长一段时间，影响其日间社会功能的一种主观体验。失眠障碍（insomnia disorder）是以频繁而持续的入睡困难或睡眠维持困难为特征的睡眠障碍，患者睡眠满意度不足，日间社会功能受影响，为临床常见的睡眠障碍之一。

2. 流行病学　研究发现，肿瘤患者在病程各阶段都可能伴随不同程度的睡眠障碍，失眠是最常见的类型。由于定义、诊断标准、调查方法和调查人群各异，失眠患病率差异很大，肿瘤患者的失眠患病率为 17%～57%，是普通人群的 2～3 倍。长期严重失眠给患者的身体、心理、生活和工作等带来负面影响，甚至可能引发严重事故。

（二）临床表现

1. 失眠症状

（1）入睡困难：在适当的睡眠机会和环境条件下，难以快速入睡。

（2）睡眠维持困难：包括频繁觉醒、睡眠浅、夜间醒后难以再次入睡、早醒和睡眠不足等。早醒通常指比预期的起床时间至少提早 30min，并引起总睡眠时间减少。

2. 觉醒期症状　失眠往往引起非特异性觉醒期症状，即次日日间功能损害，常表现为疲劳或全身不适感、日间嗜睡、焦虑不安、注意力不集中或记忆障碍，以及社交、家务、职业或学习能力损害等。

对失眠的恐惧和对失眠所致后果的过分担心常引起焦虑不安，使失眠者陷入恶性循环，久治不愈。

（三）评估与诊断

1. 评估

（1）评估内容：基于问诊的评估包括失眠形式、日间功能受损程度、睡前状况、失眠发生和加重的缓解因素、失眠严重程度、昼夜睡眠觉醒节律、夜间症状、病程、治疗效果、伴随躯体或精神症状、睡眠环境、家族史等。

（2）评估工具：睡眠的主观评估可使用睡眠日记、匹兹堡睡眠质量指数、失眠严重程度指数等。睡眠的客观评估可使用多导睡眠监测、多次睡眠潜伏期试验、体动记录检查等。

1）匹兹堡睡眠质量指数（Pittsburgh Sleep Quality Index，PSQI）量表：主要用于评估最近 1 个月的睡眠质量，由 19 个自评条目和 5 个他评条目组成，其中 18 个条目组成 7 个成分，每个成分按 0～3 分计分，累计各因子成分得分为总分，总分范围为 0～21 分，得分越高，表示睡眠质量越差。

2）失眠严重程度指数（insomnia severity index，ISI）量表：共 7 个条目，每项按 0～4 分评分，总分为 28 分，用于评估最近 2 周失眠的严重程度。分数越高表示失眠越严重。

3）多导睡眠监测（polysomnogrphy，PSG）：是在整夜睡眠过程中，连续并同步记录脑电、呼吸等 10 余项指标，次日由仪器自动分析后再经人工逐项核实。可以为慢性失眠的诊断、鉴别诊断提供客观依据，为选择治疗方法及评估疗效提供重要参考信息。

2. 诊断 根据国际睡眠障碍分类，失眠障碍可分为慢性失眠障碍（chronic insomnia disorder，CID）、短期失眠障碍（short-term insomnia disorder，STID）和其他失眠障碍。CID 指失眠和日间功能损害每周至少出现 3 次，至少持续 3 个月。STID 指失眠和日间功能损害少于 3 个月，且没有症状出现频率的要求。其他失眠适用于具备睡眠起始困难和维持困难的失眠症状但不符合慢性失眠或短期失眠诊断标准的罕见情况，可临时使用这一诊断，但由于其缺少特异性，建议谨慎使用。

（四）治疗

1. 药物治疗 药物治疗肿瘤患者的失眠应基于普通人群的治疗经验，并根据肿瘤患者的具体情况调整药物剂量，平衡获益与风险。药物治疗应在病因治疗、睡眠卫生教育、认知行为治疗的基础上酌情使用。常用药物包括苯二氮䓬类受体激动药、褪黑素受体拮抗药和具有催眠作用的抗抑郁药物，部分具有镇静作用的抗精神病药物（如奥氮平、喹硫平等）可以同时改善食欲和恶心、呕吐等症状，也可用于个体化治疗。

2. 心理行为治疗 失眠的心理治疗，广义上是指心理–认知–行为治疗模式，其本质是改变患者的信念系统，发挥其自我效能，进而改善失眠症状。广义的失眠心理治疗包括四大模块：认知模块、行为模块、情感调节模块、运动模块。

（1）针对失眠的认知行为治疗（cognitive-behavioral therapy for insomnia，CBT-I）：是失眠心理行为治疗的核心，2016 年美国医师协会发布的《成人慢性失眠障碍管理指南》强烈推荐所有成年慢性失眠患者均应接受针对失眠的认知行为治疗，并将其作为慢性失眠的初始治疗。CBT-I 是认知疗法和行为治疗的组合，至少涉及一种认知成分和一个核心行为成分（睡眠限制、刺激控制），其他选项包括渐进放松、正念冥想和矛盾意念，也称为多组分疗法。研究表明，CBT-I 可以改善睡眠效率，缩短睡眠潜伏期，减少入睡后的觉醒时间，有效性可持续至干预后 6 个月。

（2）睡眠卫生教育：通过对睡眠习惯和睡眠卫生知识的指导，减少或排除干扰睡眠的各种情况，以改善睡眠质量。如避免频繁打盹，尤其在傍晚或睡前；午睡不超过 30min，并在 13:30 前完成午睡；避免长时间卧床；床上不进行非睡眠相关活动；保持规律的就寝和起床时间；日间尤其是下午或晚间避免饮用茶、咖啡等兴奋性物质；临近就寝时避免烟酒及饱餐；临近就寝时避免从事兴奋性活动及妨碍睡眠的精神活动；睡前3h避免剧烈的锻炼；睡眠中醒来不看钟表；调整卧室环境等。推荐与其他策略联合使用。

（3）放松疗法：主要包括想象性放松、冥想放松、渐进性肌肉放松、腹式呼吸训练、自我暗示法。放松疗法初期应在专业人员指导下进行，在整洁、安静的环境中，每天坚持练习2～3次，2～4周可见效，通常连续治疗6周以上。

（4）刺激控制疗法：是一套改善睡眠环境与睡眠倾向（睡意）之间相互作用的行为干预措施。具体要求：只在有睡意时才上床；如果卧床20min仍不能入睡，应起床离开卧室，等有睡意时再返回卧室睡觉；不要在床上做与睡眠无关的活动，如进食、看电视、思考复杂问题等；不论睡眠时间长短，都要保持规律的起床时间；白天避免小憩。

（5）睡眠限制疗法：通过缩短卧床清醒时间，增加入睡的驱动能力以提高睡眠效率。具体要求：减少卧床时间以使其和实际睡眠时间相符，并在每周睡眠效率超过85%的情况下增加15～20min的卧床时间；当睡眠效率低于80%时则减少15～20min的卧床时间，睡眠效率在80%～85%则保持卧床时间不变。

3. 补充/替代性治疗 包括体育锻炼及身心干预，如冥想、打太极、练瑜伽、练气功等；操作及躯体治疗，如按摩、针灸、穴位按压、反射疗法等；物理治疗，如光照治疗等。

五、创伤后应激障碍

（一）概述

应激相关障碍是一类与应激源有明显因果关系的精神障碍，其特点包括发生时序、症状内容、病程与预后等。肿瘤患者最常见的应激相关障碍为创伤后应激障碍（posttraumatic stress disorder，PTSD），指由于受到异乎寻常的威胁性、灾难性心理创伤，导致延迟出现和长期持续的精神障碍。

自DSM-Ⅳ首次将医疗疾病作为PTSD的潜在触发因素以来，已有大量研究探索了与肿瘤诊断和治疗相关的PTSD，研究重点是成人和儿童肿瘤患者、幸存者中PTSD症状和诊断的流行率，并且越来越多地关注家庭成员和其他受肿瘤间接影响的人员。

关于PTSD和恶性肿瘤的文献子集正在增加，这些文献使用了具有报告有效性的工具来识别PTSD。尽管如此，许多研究仍侧重于症状或痛苦评估，而未确定正式的诊断。不同研究终点、工具及在不同时间点对不同暴露的评估，进一步复杂化了PTSD患病率的识别。国外研究表明，美国肿瘤患者PTSD的患病率为16%～18%，是美国PTSD终身风险的2倍，后者估计为8.7%。现有涉及PTSD和肿瘤相关的研究，主题涵盖患病率、筛查、干预措施和特定PTSD筛查工具的开发和应用。

（二）临床表现

1. 侵入性症状群 重大创伤性事件发生后，患者会经历各种形式的侵入性创伤性体验重现，常以非常清晰的、极端痛苦的方式进行，包括以错觉、幻觉构成的重新体验，称为闪回。创伤性体验的反复侵入是PTSD最常见也是最具特征性的症状。患者面临、接触与创伤事件相关或类似事件、情景及其他线索时，通常出现强烈的心理痛苦和生理反应。

2. 持续性回避 创伤性事件发生后，患者对与创伤有关的事物采取持续主动回避的态度，回避的内容包括创伤性事件或与其高度相关的痛苦记忆、思想或感觉以及能唤起这些痛苦的人物、场景和活动等。

3. 认知和心境的负性改变 遭遇创伤性事件后，许多患者出现与创伤事件有关的认知和心境方面的负性改变，可表现出记忆缺失、认知歪曲、自责或责备他人，对自己、他人或周围环境持有持续的负性预期。

4. 警觉性增高 表现为过度警觉和易受惊吓、注意力不集中、情绪易激惹和愤怒爆发，部分患者出现睡眠障碍。

（三）评估与诊断

1. 评估 PTSD 的评估需要翔尽的临床访谈，如 DSM-Ⅳ轴Ⅰ障碍（SCID）的结构化临床访谈仍然是研究诊断的黄金标准；临床医生管理的工具被认为比自我报告更准确，因为自我报告不允许灵活评估症状或考虑鉴别诊断；检查表可能会导致过度诊断，因为它们可能不考虑与症状相关的功能障碍。PTSD 的病程会随时间而变化，一些研究发现，受伤后的亚综合征 PTSD 可能预示着未来发展为 PTSD。

更简短的筛查工具在大规模研究或繁忙的临床工作中更为实用，常用工具包括事件影响量表修订版（Impact of Event Scale-Revised，IES-R）和 PTSD 检查表民用版（PTSD Checklist Civilian Version，PCL-C）。最广泛应用的量表是 IES-R，其在疾病环境中的敏感性和特异性分别为 80%～100% 和 85%～91%。一项针对肿瘤患者的研究确定了 PCL-C 的敏感性为 60%，特异性为 99%。肿瘤学中 PTSD 的发生率目前仍难以完全量化，建议将 PTSD 和风险因素筛查纳入肿瘤全病程常规痛苦筛查中，并在获得阳性筛查结果后进行全面的临床评估。

2. 诊断 ICD-11 对创伤后应激障碍的诊断：创伤后应激障碍是一种暴露于单个或多个极端威胁或恐怖的事件后发生的障碍。表现为以下特征：①创伤经历的再体验，即创伤事件以侵入性记忆、闪回或梦魇等形式在当下再现，通常伴有强烈的、压倒性的恐惧情绪，并伴有强烈的躯体感觉；②回避行为，回避关于创伤事件的思维或记忆，或回避使人想起创伤事件的活动、情境或人物；③对目前威胁的持续性高水平警觉，如听到突发的响声时出现强烈的惊跳反应。这些症状持续至少几周，并导致个人、家庭、社交、学业、职业或其他重要领域功能的显著损害。

肿瘤作为一种创伤性应激源，可能引发一系列长期且多维度的应激体验。应激源可能因被告知诊断而触发，也可能因疾病和（或）治疗副作用、并发症、毁容或功能障碍、与肿瘤治疗相关的其他令人不适的医疗体验而发生。

（四）治疗

1. 药物治疗 推荐的是 PTSD 治疗方法，特别是对于症状严重或有合并症（包括抑郁症或焦虑症）的患者。SSRI 类抗抑郁药的疗效和安全性好，不良反应轻，被推荐为 PTSD 的一线用药。也有证据表明，SSRI 和 SNRI 对 PTSD 有较好的疗效。许多常见的癌症治疗方法都存在特殊问题，如部分抗抑郁药会降低乳腺癌内分泌治疗药物他莫昔芬活性代谢物的有效剂量，通常可使用西酞普兰、艾司西酞普兰、米氮平或文拉法辛；丙卡巴肼是用于治疗多种癌症的化疗药物，作为单胺氧化酶抑制药，与抗抑郁药联合使用时可能引发 5-羟色胺综合征；阿比特龙是一种用于治疗晚期前列腺癌的药物，可能会增加多种苯二氮䓬类药物、抗抑郁药和抗精神病药物的浓度并使这些药物的给药变得复杂。不同癌症治疗还存在其他特定的禁忌或注意事项，因此对患者用药清单的整体评估尤为重要。

2. 心理治疗 不仅药物治疗对 PTSD 有帮助，心理治疗也同样对其重要。在 PTSD 初期主要采用危机干预的原则与技术，侧重提供支持，帮助患者接受所面临的不幸与自身的反应，鼓励患者面对事件，表达、宣泄与创伤性事件相伴的负性情绪。治疗者要帮助患者认识其所具有的应对资源，同时学习新的应对方式。在慢性和迟发性 PTSD 的心理治疗中，除了特殊的心理治疗技术外，为患者争取最大的社会和心理支持是非常重要的，家属和同事的理解可以为患者获得最大的心理空间。对于 PTSD 患者常用的心理治疗方法有认知行为治疗、眼动脱敏与再加工（eye movement desensitization and reprocessing，EMDR）及团体心理治疗。

（1）认知行为疗法（CBT）：对急性和慢性 PTSD 患者的核心症状有确切疗效。治疗包括正常应激反应教育、焦虑处理训练、对病理信念的认知疗法、对创伤事件的想象和情境暴露，以及对复发的预防。现有针对肿瘤患者的CBT干预内容通常包括关于肿瘤后痛苦和创伤后应激障碍的心理教育、呼吸和放松训练、认知重构、行为活动安排、增强社会支持、预防复发和技能的普及。

（2）眼动脱敏与再加工：让患者想象一个创伤场景，同时眼睛追踪治疗师快速移动的手指，集中调节其认知和警觉反应。反复多次，直至当移动眼球时，患者在治疗师指导下产生的正性想法能与创伤场景联系起来，警觉反应减轻。有学者认为，EMDR之所以有效，可能与再暴露或修复创伤记忆时治疗师给予的正性反馈和指导有关。

（3）团体心理治疗：许多患者希望可以和有类似经历的人讨论他们的创伤。与别人分享自己的经历有助于更容易地谈论创伤并应对存在的症状。在团体心理治疗中，患者可以在相互理解的基础上建立人际关系，在小组中学习处理羞耻感、罪恶感、愤怒、害怕等情绪，有助于患者建立自尊和信心。

鉴于肿瘤作为压力源的独特性质，现有干预措施可能不完全适用于肿瘤环境。现有的干预研究多侧重于不再接受积极肿瘤治疗的患者，而治疗期间的创伤后症状可能影响治疗依从性和肿瘤结局。

【案例5-2】

患者，女性，48岁，已婚，左乳局部浸润性癌。

介绍：患者在停止化学治疗9个多月后来到一家大型癌症中心，接受了根治性乳房切除术和重建术，并被转诊接受放射治疗。在放射治疗过程中，她因“凝视”和无反应发作被紧急护理中心进行多次评估，神经科医务人员介入以排除非致痫性癫痫发作，包括脑电图和反复头部成像在内的神经学检查均未发现任何异常。患者至精神科首次就诊时泪流满面，报告了严重的痛苦及关于癌症诊断和童年烫伤创伤经历的反复噩梦。患者丈夫指出，自确诊癌症以来，患者情绪波动大，易受到环境中噪声和“危险”迹象惊吓。患者还回避报告与癌症和童年经历相关的内容，包括电视播放的相关节目，并经常错过或推迟医疗预约。患者有甲基苯丙胺成瘾史，已戒毒3年。

诊断：创伤后应激障碍，伴有分离发作。

治疗：治疗计划包括使用抗焦虑药物、提供PTSD教育、以基础练习为重点的规律精神科就诊，患者及其丈夫共同参与治疗，丈夫在患者出现急性症状时提供支持与指导。在放射治疗的最后一周，患者已能独自前往诊所就医，并表示有强烈的成就感。

讨论：本例患者具有多种风险因素，包括药物滥用史和童年创伤。放射治疗相关的灼热触发患者对童年烫伤的回忆，症状急性加剧。急性治疗时，治疗专注于症状管理和分离发作的处理，并与患者建立安全感，使患者能够继续接受必要的治疗，而非选择结构化的暴露治疗。

六、谵　妄

（一）概述

1. 流行病学　肿瘤患者谵妄的发生率约为25%，与多种危险因素相关，包括高龄、既往痴呆史、患有严重疾病（尤其是肿瘤终末期）、感染、术后、精神活性药物或麻醉镇痛药物的使用、代谢紊乱、脱水、体温异常等。

2. 定义　谵妄（delirium）是一组以注意障碍和意识障碍为特征，症状在短时间内迅速出现且一天当中波动变化的综合征，通常伴随认知、行为、情绪等症状，如记忆障碍、定向力障碍、言语紊乱、视空间知觉障碍、激越、退缩，以及睡眠觉醒周期的改变等。与痴呆不同，谵妄通常起病较急且具有可逆性，也被称为急性脑综合征。

（二）临床表现

1. 注意力损害 注意力损害是谵妄的核心特征之一，指集中、保持和转移注意力的能力下降，谵妄患者容易因环境变化而转移注意力。

2. 记忆力损害 谵妄影响记忆的摄取、保持和回忆，患者难以存入和回忆事件，常在恢复后遗忘发作过程，或仅能回忆一些孤立片段。

3. 定向力障碍 患者丧失定向力的程度随谵妄严重程度而变化。肿瘤患者在重症监护病房或长时间住院时，容易出现时间、地点、人物定向受损。

4. 错觉 谵妄时患者易出现错觉，如将输液管看成一条蛇。

5. 幻觉 尤其在接受大剂量阿片类药物镇痛或高强度化疗时，患者易出现幻视和幻听，尤以幻视最常见，言语性幻听较少见。幻视内容多生动而真实，从简单的图形、光线、颜色到无生命物体、昆虫、猛兽及鬼怪等。多数谵妄患者幻听的内容是简单的声音、音乐，极少出现言语性幻听。

6. 思维障碍 谵妄患者的思维障碍主要表现为思维形式和思维内容障碍。注意缺陷损害了患者对信息的获得、组织和利用，导致其思维变得无逻辑、无条理，甚至不连贯，不能作出正确的决定，不能完成简单的任务，甚至生活无法自理。例如，部分患者出现思维内容障碍，坚信医院及医护人员将对其不利，尽管该信念并没有客观现实基础，但患者坚信不疑，表现为大声喊叫或试图逃跑，坚信自己的生命受到了威胁。

7. 睡眠障碍 可表现为睡眠节律紊乱，如白天嗜睡、晚上清醒。在夜间加之定向力障碍、思维障碍，易发生危险行为，如坠床、非计划性拔管等。

8. 易激惹 患者易情绪不稳定，可能出现多种情绪表现。根据分型不同，可能表现为焦虑或淡漠。

（三）评估与诊断

1. 评估

（1）简易精神状态检查（Mini-Mental State Examination，MMSE）量表：该量表因操作容易、评分简单，被广泛应用于临床筛查。然而，该量表无法准确区分痴呆和谵妄，且对轻度认知功能障碍患者的评估结果存在较高的假阴性率。

（2）谵妄分级量表-98 修订版（Delirium Rating Scale-Revised，DRS-R-98）：该量表具有良好的信效度，是应用较广泛的谵妄评估工具之一。量表共包括 16 个条目，其中 3 个条目用来辅助诊断，13 个条目用来评估症状的严重程度。

（3）神经行为认知状态测试量表（Neurobehavioral Cognitive Status Examination，NCSE）：是目前公认的灵敏、实用的第二代认知筛查量表，可以区分不同程度的认知功能缺损。该测验纳入了一般因素和认知功能 2 个维度，其中一般因素维度包括意识水平、集中注意力和定向能力，认知功能维度则包括语言能力、结构能力、记忆力、计算能力和推理能力。

（4）蒙特利尔认知评估量表（Montreal Cognitive Assessment，MoCA）：该量表可对患者的意识状态及认知功能水平进行鉴别，与简易精神状态检查相比，该评估方法具有更好的敏感性，且方便、易操作。

（5）意识模糊评估量表（Confusion Assessment Method，CAM）：该量表从急性发病或病情波动性变化、注意障碍、思维瓦解和意识水平改变 4 个方面，通过观察和询问来评估患者是否存在谵妄相关症状。

（6）脑电图检查（electroencephalogram examination）：对于诊断谵妄具有非常重要的价值，不同的脑波有助于鉴别谵妄原因。

2. 分型 谵妄是恶性肿瘤晚期患者较常见的精神障碍之一，通常急性发作，且在夜间加重，持续数小时到数日不等。谵妄虽表现为一过性的精神和行为异常，但通常是严重躯体疾病的信号。

按患者发病时的活动量与活动控制能力可分为3个亚型。

（1）激越型：又称过度活动型，其特点为活动量增加、活动控制能力降低、坐立不安，以及徘徊。激越型谵妄的患者易被误认为是躁狂发作。

（2）安静型：也称低活动型，其特点为活动量减少、行为速度减慢、环境识别能力下降、语量减少、语速下降、疲乏，以及觉醒度下降。安静型谵妄更具隐蔽性，不易识别，也很容易被简单地误认为是焦虑、抑郁，从而被忽视或误诊。研究表明，安静型谵妄是严重躯体疾病病理性改变的前兆。

（3）混合型：表现在激越型和安静型之间波动，且在不同时期有不同表现。

3. 诊断 ICD-11中对谵妄的诊断标准如下。

（1）急性或亚急性起病的注意障碍和意识障碍，即指向、聚焦、维持及转移注意的能力减弱和对环境的定向力减弱。

（2）病情常在1d内出现症状波动。

（3）患者可伴有其他的认知障碍，如记忆、语言、视空间功能或感知觉障碍等。

（4）症状可影响患者的睡眠觉醒周期。

（5）其病因常为非精神行为障碍类疾病、物质或某种药物中毒或戒断。

4. 鉴别诊断

（1）痴呆：谵妄起病急骤，病程较短，认知障碍呈昼轻夜重的特点，注意力损害与感知障碍明显，幻视及短暂妄想比痴呆多见。与谵妄患者相比，痴呆起病缓慢，呈进行性认知损害，主要表现为记忆力差和功能障碍，症状一般难以逆转。

（2）抑郁障碍：抑郁患者常易早醒，情绪低落呈晨重暮轻的特点波动，严重抑郁障碍会表现出对环境反应的平淡、注意力减退、意志丧失、迟钝呆滞、思维迟缓等症状。与谵妄患者相比，抑郁障碍患者通常意识与定向力正常，注意力可能受损，但脑电图检查正常。

（四）病因

肿瘤患者发生谵妄的病因主要包括：①感染；②代谢紊乱，如低氧血症、高碳酸血症、电解质紊乱、高血糖症、低血糖症、肝功能损伤、肾功能损伤；③肿瘤治疗，如异环磷酰胺等化疗药物、白细胞介素-2等生物疗法抑制剂、阿片类药物、苯二氮䓬类药物和脑部放射引起的晚期延迟综合征等；④术中血压变化，肿瘤患者术后易发生谵妄，与术中血压下降及波动持续时间有关，术中低血压导致脑灌注不足时，患者术后并发谵妄的风险将增加；⑤术中麻醉药物的使用，肿瘤手术中所用的麻醉药物，如抗胆碱药物、阿片类药物、静脉全身麻醉药物等，可能增加患者术后谵妄发生的风险。

（五）治疗

1. 环境干预 对于病情较重的患者，需24h专人陪护；帮助患者重新定向十分重要，要经常提醒患者当前的时间、住院原因及医院名称等，将日历、钟表、家庭照片放在患者能看到的地方；病房使用柔和的灯光，进行操作和治疗时动作轻柔，减少噪声；应尽量减少夜间检查生命体征，以免患者睡眠被剥夺，加重谵妄症状；同时，尽量避免使用躯体限制措施，除非患者有自伤或伤人的行为，其他方法不能有效控制时，可适当使用保护性躯体限制。

2. 疼痛管理 目前已被证实，有效的疼痛控制和管理，能够降低肿瘤患者的疼痛发生率。肿瘤患者的疼痛控制方法通常包括：①密切关注患者病情；②为患者提供干净、舒适的环境，协助患者调整舒适体位；③定期对患者进行疼痛的评估、诊断和干预；④选择非药物干预方法，如音乐疗法、芳香疗法、按摩、呼吸训练等；⑤必要时使用镇痛药物，并密切观察用药后的疗效与不良反应。

3. 药物治疗 对发生谵妄的患者，首先应尽可能纠正谵妄的病因，如抗感染治疗、纠正代谢紊乱、调整抗癌治疗方案等。当患者过度激越、精神症状突出或存在自伤及伤害他人行为时可给予短程、小剂量抗精神病药物治疗，如利培酮、氟哌啶醇、氯丙嗪等。丙泊酚作为一种短效麻醉药，具有起效快、作用时间短、恢复迅速等优点，尤其适用于静脉滴注和靶控输注，常应用于重症监护病房患者谵妄的治疗。

七、其　他

本部分将介绍另外 3 种心理障碍：适应障碍、强迫症和躯体痛苦障碍。这 3 种异常心理的症状易与焦虑或抑郁混淆，诊断与治疗具有一定的复杂性，给临床工作带来挑战。

（一）适应障碍

1. 概述

（1）流行病学：适应障碍是肿瘤患者常见的异常心理之一，患病率为 16%～42%，且在共患精神疾病中占比 11%～35%，常与焦虑、抑郁等异常心理同时出现。

（2）定义：适应障碍（adjustment disorder）是指在面临明显生活变化或环境变动时，个体产生的一种短期且轻度的情绪失调和烦恼状态。其特征通常包括一定程度的行为变化，但不会出现精神病性症状。适应障碍位于正常反应和重性精神障碍之间，表现为在应对生活改变或应激性事件的过程中出现的主观痛苦和情绪紊乱，发病通常与生活事件的严重程度、个体的心理素质及应对方式相关。

2. 临床表现

（1）心理症状

1）情绪低落：患者常表现出抑郁心境、持续悲伤、对日常生活失去兴趣、自责，以及无望和无助感。

2）焦虑：患者常感到持续的焦虑不安和恐惧，无法应对当前的生活挑战，或难以规划未来。

3）情感麻木：部分患者表现出情感反应减弱或淡漠，难以正常体验或表达情绪。

（2）躯体症状

1）失眠：患者难以入睡或睡眠质量差，常伴有夜间易醒或早醒的情况。

2）应激相关的躯体功能障碍：患者出现头痛、腹部不适、胸闷、心悸等症状。

3）体重变化：由于情绪和心理压力，患者出现食欲显著增加或减少的情况，体重随之变化。

（3）行为症状

1）社会功能下降：患者因情绪困扰而出现社交回避，工作或学习效率显著下降。

2）逃避行为：成人患者通过社交回避、滥用药物或酒精来应对压力，而青少年患者则会出现逃学、斗殴、盗窃、说谎、药物滥用等问题行为。

3）暴力倾向：部分患者会表现出冲动或暴力倾向。

（4）肿瘤患者的特异性症状

1）过度焦虑：肿瘤患者对疾病进展和预后表现出极度担忧，即使医学检查结果正常，仍然担心病情恶化或治疗失败；部分患者还可能过度关注和放大治疗副作用，并主诉一些与实际肿瘤病情无关的身体不适，如非特异性疼痛或麻木。

2）治疗依从性差：部分肿瘤患者可能会对治疗效果持怀疑态度，表现为频繁就医或不断寻求第二意见，甚至拒绝或中断必要的治疗。

3）社交退缩：与他人的互动减少，甚至在面对家人时也表现出疏远或冷漠，逐渐远离之前的支持网络。

3. 诊断

（1）诊断要点：根据 ICD-11 诊断标准。

1）适应障碍在遭遇或经历了明确的应激事件或生活变化后发展。应激源可以是单一事件或多种压力源的累积。

2）患者表现出过度的情绪反应，如抑郁、焦虑、愤怒等，或行为改变，如社交退缩、冲动行为、功能下降等，以及社会功能受损等。

3）症状通常在应激事件发生后的 1～3 个月出现。症状的持续时间不超过应激源消失后 6 个月。如果应激源持续存在，症状也可能持续，但会在应激源解决后逐渐缓解。

4）适应障碍的诊断不能用于解释某些特定的精神障碍，如抑郁症、广泛性焦虑症或创伤后应激障碍。如果症状符合其他精神障碍的标准，则不应诊断为适应障碍。

（2）鉴别诊断

1）抑郁症：抑郁症的症状更严重且持久，可能包括自杀意念，且不依赖于特定事件；适应障碍的症状较轻，通常与应激事件直接相关，且在应激源消失后 6 个月内缓解。

2）人格障碍：人格障碍表现为长期、稳定的性格偏离，症状贯穿生活各方面；适应障碍则是应激事件引发的暂时性情绪和行为变化，症状通常随着事件的消失而逐渐缓解。

4. 病因 在肿瘤患者中，适应障碍的病因主要包括肿瘤确诊带来的心理冲击、治疗过程中的压力、对预后不确定性的焦虑、社会角色的变化、身体形象的改变及社会支持的缺乏等。

5. 治疗

（1）心理治疗：仍然是适应障碍治疗的核心。整合疗法结合了多种心理治疗方法，如认知行为疗法、正念疗法和接受承诺疗法，可以更有效地帮助患者识别并改变负性思维模式，提升应对能力，增强心理韧性。此外，数字化心理健康干预也逐渐成为辅助治疗的重要工具，尤其是在难以进行面对面治疗的情况下，在线疗法为患者提供了一个更便捷获取心理支持的途径。

（2）药物治疗：除了传统的抗焦虑和抗抑郁药物外，新型药物因其更好的耐受性和较少的副作用，如选择性 5-HT_{1A} 受体激动药和特定的神经调节药，已逐渐被应用于缓解适应障碍的症状。此外，短期药物联合治疗能够更迅速地控制症状，目前被建议用于症状较为严重的患者。

（二）强迫症

1. 概述

（1）流行病学：2019 年全国精神疾病流行病学调查显示，强迫症的终身患病率为 2.4%，然而公众对强迫症的认知仍然有限。特别是在肿瘤患者中，强迫症的诊断尤为关键，它不仅容易与肿瘤患者常见的心理症状，如焦虑、抑郁和恐惧相混淆，还与抑郁症有高达 67% 的共病率，这种症状上的相似性容易导致诊断和治疗的误区，因此在临床实践中需特别注意区分。

（2）定义：强迫症（obsessive-compulsive disorder）是一种以反复出现的强迫观念、强迫冲动或强迫行为为主要特征的精神疾病。患者通常认为这些症状不必要或不正常，并尽力抵抗，但常难以摆脱，从而引起严重的焦虑和痛苦。症状不仅复杂多样，而且易于慢性化，严重影响着患者的婚姻、职业、情感和社会功能。

2. 临床表现 强迫症患者通常展现出反复地检查、过度地关注病情等强迫行为，以减轻由强迫思维引起的焦虑。

（1）心理症状

1）强迫观念（obsession）：反复闯入患者意识中的、持续存在的思想、冲动或意向，通常对患者没有现实意义，如对疾病复发的持续担忧。尽管患者尝试通过其他思维或行为进行抵抗，但难以摆脱，导致患者产生极大的痛苦与焦虑。

2）强迫行为（compulsion）：为减轻由强迫观念引起的焦虑和痛苦，患者会重复执行某些行为或动作，如频繁洗手以避免感染。患者能意识到这些行为是无效的，但仍会反复执行。

（2）行为症状

1）社会退缩：疾病带来的心理负担会使肿瘤患者出现逃避社交活动的行为，从而导致孤立。

2）功能下降：强迫症状会影响患者的工作和日常生活功能。

3）自杀意念：严重的强迫症状会使患者产生绝望感，自杀风险增加。

（3）躯体症状

1）身体疲劳：由于频繁的强迫行为，患者会感到极度疲劳。

2）皮肤损伤：如因过度洗手导致的皮肤干燥和破裂。

3）肌肉紧张：长时间的心理紧张和焦虑会导致身体的肌肉紧张和疼痛。

（4）肿瘤患者的特异性症状

1）过度关注健康：肿瘤患者通常会对自身健康状况异常敏感，频繁检查身体变化，如关注肿块大小或症状的任何微小变化。

2）治疗过程中的强迫行为：可能出现针对治疗方案的反复验证行为，如对药物剂量的反复检查或对治疗计划的多次确认。

3. 诊断

（1）诊断要点：根据 ICD-11 诊断标准。

1）存在强迫思维、强迫行为，或二者皆有。

2）强迫思维或行为是时间消耗性的，如每天超过 1 小时或显著影响日常功能。

3）症状不能用其他精神障碍更好地解释，如不能用广泛性焦虑障碍、抑郁症等来解释。

4）患者对其症状具有一定程度的自知力，能够认识到这些思想和行为是过度的或不合理的。

（2）鉴别诊断

1）精神分裂症：精神分裂症患者可能出现与强迫症相似的症状，但通常伴有幻觉、妄想等精神病性症状。在肿瘤患者中，应注意这些症状是否与肿瘤治疗相关的药物副作用或疾病引起的心理压力有关，如患者表现出与现实脱节的行为但没有其他精神病性症状，可能为强迫症。根据 DSM-5 建议，如果患者只有强迫症状，而无其他精神病性症状，可诊断为其他特定的精神病性障碍或强迫症，但须特别注明。

2）抑郁障碍：抑郁障碍与强迫症常共存，尤其在肿瘤患者中，由于疾病诊断带来的情绪影响，抑郁症状可能更为显著。区分这两者的关键在于核心症状的起因和主导性，以及患者对这些症状的感受和反应。

3）广泛性焦虑障碍：与强迫症相比，广泛性焦虑障碍的患者通常对现实生活中的问题感到忧虑。在肿瘤患者中，这种忧虑可能与疾病预后、治疗反应和未来不确定性相关，而强迫症的忧虑则表现为对感染或手术后护理的过度担忧。

4）恐惧症：二者具有许多相似性，肿瘤患者可能表现出对特定医疗程序或环境的恐惧，如恐惧化疗室或放疗设备。与强迫症患者的行为不同，恐惧症患者的回避行为通常仅限于特定的恐惧对象，如对某种物品或场景的恐惧反应和回避行为。鉴别要点：①强迫症患者在缺乏明确恐惧场所、事件、对象的情况下，仍然表现出持久的、反复出现的强迫性思维；而恐惧症患者如无明确恐惧对象存在，通常不会出现焦虑或沮丧情绪。②恐惧症患者没有强迫性行为，回避行为只针对某一或某些明确的恐惧对象。③强迫症患者对强迫性思维的最常见反应是强迫性仪式动作，常由内在思维所触发。

5）脑器质性精神障碍：在脑部肿瘤或神经系统受累的肿瘤患者中，可能出现类似强迫症的症状。通过神经影像学检查和详细的神经学评估，可以鉴别这些症状是否由脑器质性病变引起。

4. 病因 强迫症是一种多维度、多因素疾病，病前人格、遗传风险、生理因素、心理因素、环境因素均在其发病中发挥作用。

（1）遗传因素：遗传在强迫症的发病机制中占有重要地位。神经影像学研究显示，强迫症患者特定脑区，如前额叶皮质和基底神经节功能异常，表明这些脑区在病理过程中可能扮演核心角色。此外，生活中的重大应激事件也可触发或加重强迫的症状。

（2）神经生物学基础：已有证据表明，强迫症有特定的神经解剖学基础，纹状体的尾状核被认为是该疾病的主要病理部位，皮质–纹状体–丘脑–皮质回路的异常是强迫症发生的神经结构基础。

（3）心理社会因素：在强迫症的发展中，心理社会因素不可忽视，其可影响强迫症状的产生和持续，主要包括心理素质、负性情绪、生活事件及家庭因素等。

（4）心理学解释：精神分析理论认为，强迫障碍源于人格发展的早期阶段，通过防御机制形成强迫症状。行为主义将强迫障碍解释为经典条件反射和操作条件反射，即初始的焦虑情景会触发逃避反应，表现为强迫性仪式行为，随后该行为通过经典条件反射被强化，最终泛化到中性情景中，形成操作条件反射。认知理论认为，强迫症患者具有功能失调性的核心信念，如对责任、完美主义和控制的扭曲认知。家庭治疗理论指出，家庭中的苛刻和压抑氛围、对孩子的过高期望可能促发强迫倾向。

（5）肿瘤患者的特异性病因：在肿瘤患者中，强迫症的发病与肿瘤相关的心理应激、治疗过程中的药物副作用和神经毒性有关。此外，肿瘤患者常面临严重的健康焦虑和死亡恐惧，这些因素会加剧或诱发强迫症状。

5. 治疗

（1）药物治疗：强迫障碍的药物治疗主要包括抗抑郁药物，尤其是氯米帕明（三环类抗郁药）和 SSRI。强迫障碍的药物治疗需经过足量、12 周以上的时间才能确定疗效，药物治疗一旦有效，建议维持治疗 1 年以上，以巩固疗效。

（2）心理治疗：认知行为疗法是强迫障碍治疗中最常用的心理治疗方法，其核心技术包括暴露、反应阻止和认知重建。此外，根据患者的具体情况，还可以选择家庭治疗、动力性心理治疗等其他心理治疗方法。

（3）精神外科治疗：对于难治性强迫障碍患者，在经过系统的药物和心理治疗后，若其症状仍严重影响社会功能，可以考虑深部脑刺激或脑立体定向手术等外科手术治疗。

（三）躯体痛苦障碍

1. 概述

（1）流行病学：躯体痛苦障碍是 ICD-11 提出的新疾病名称，曾被称为躯体忧虑障碍、躯体不适障碍等。由于不同研究中使用的诊断标准和评估工具各异，既往文献报道的患病率存在差异。综合对医学上无法解释的躯体症状（medically unexplained symptom，MUS）、躯体化障碍（somatization disorder，SD）、躯体症状障碍（somatic symptom disorder，SSD）的研究，发现躯体痛苦障碍在普通人群、初级保健机构和各专科临床患者中普遍存在，国内外的整体患病率为 5%～35%，且女性患病率高于男性。在国内的综合医院门诊中，躯体痛苦障碍的患病率约为 33.8%，而在心身医学门诊中，约 50% 的患者符合该障碍的诊断，且常伴有焦虑和抑郁障碍的共病情况。

（2）定义：躯体痛苦障碍（bodily distress disorder，BDD）以持续存在的躯体症状为特征，患者对躯体症状痛苦体验深刻并过度关注这些症状，进而产生反复就医行为，引起个人、家庭、社交、教育、职业及其他重要领域的功能损害。BDD 与既往 SD 诊断的区别，除了不包括疑病障碍外，最重要的是不再在概念和诊断标准中强调“医学无法解释的症状”。

2. 临床表现

（1）心理症状：患者常因躯体症状找不到病因而产生抑郁、焦虑情绪。

（2）躯体症状：患者通常存在多种顽固的躯体症状，但难以具体描述，常见症状包括消化系统不适、心血管系统症状、全身各部位的疼痛和自主神经功能紊乱症状，如出汗、口干、恶心等。

（3）行为症状：大部分患者会在非精神科首诊，但因治疗效果不满意，依从性通常较差；同时，由于常更换医院和医生、尝试多种治疗方法，易造成医患关系紧张。

（4）肿瘤患者的特异性症状：肿瘤患者可能会表现出更强烈的疼痛和自主神经功能紊乱症状，

且因担心这些症状代表疾病进展，致使焦虑和抑郁情绪更为严重，进而导致频繁就医和过度关注症状。

3. 诊断

（1）诊断标准：根据 ICD-11 诊断标准。

1）躯体症状涉及较多系统，且随着时间的变化而不断变化，偶尔有单个症状，如疼痛或疲劳。

2）对症状过分关注或者不成比例地过分关注。

3）恰当的医学检查及医生的保证均不能缓解其对躯体症状的过分关注。

4）躯体症状持续存在，即症状在至少 3 个月的时间中大部分存在。

5）症状导致个人、家庭、社会、教育、职业或其他重要功能方面的损害。

（2）鉴别诊断

1）躯体疾病：躯体痛苦障碍患者的主诉更严重，功能损害更大，躯体症状的数量通常超过相关的躯体疾病表现。然而，躯体痛苦障碍患者可能同时存在引起症状的躯体疾病，如果患者躯体主诉的重点和稳定性发生转化，则提示可能有躯体疾病，应考虑进一步检查。

2）疑病障碍：躯体痛苦障碍患者主要关注的是症状本身及其对生活的影响，而非对潜在严重疾病的担忧。相比之下，疑病障碍患者则更多地担心潜在的严重疾病及其可能导致的致残后果。

3）抑郁障碍：抑郁障碍以心境低落为主要临床表现，若躯体症状的先占观念不是在抑郁发作背景下出现，如先占观念先于抑郁出现，或抑郁缓解后出现，则诊断为躯体痛苦障碍。

4）焦虑障碍：焦虑障碍患者的焦虑症状更为丰富，对躯体症状的焦虑和过度担心只是其众多焦虑症状的一部分。

4. 病因 躯体痛苦障碍的病因尚不明确，主要包括以下两方面。①心理社会因素：可能包括儿童期患病或创伤经历、长期与慢性病患者共同生活，以及回避现实冲突等；此外，误诊误治等医源性因素以及不同文化背景下的心理应对方式和控制方式的差异，均可能影响躯体痛苦障碍的症状表现。②生物学因素：可能是脑干网状结构滤过功能失调，导致患者对内脏活动的感知增强，注意力由外部转向身体内部，加之对症状的焦虑引发体内生理变化，如神经内分泌、血液生化等改变，这些生理变化信息被上传并感知，致使患者表现为躯体症状。

5. 治疗

（1）心理治疗：旨在帮助患者认识疾病性质，纠正错误观念，减轻精神因素对症状的影响。常用方法包括认知行为治疗、支持性心理治疗等。认知行为治疗被认为是治疗躯体痛苦障碍的有效手段，能够修正患者的认知歪曲，减少躯体症状，并改善功能。团体治疗和家庭治疗也可作为辅助治疗。

（2）药物治疗：主要用于缓解抑郁、焦虑等情绪症状。常用的药物包括选择性 5-羟色胺再摄取抑制药和 5-羟色胺去甲肾上腺素再摄取抑制剂类抗抑郁药，以及针对慢性疼痛的三环类抗抑郁药和镇痛药。对于难治性患者，可慎重使用小剂量非典型抗精神病药物，如喹硫平等，以提高疗效。

（3）其他治疗：目前辅助治疗如频谱治疗、按摩治疗和中医中药治疗均显示出一定疗效，故常用于缓解症状，改善患者的整体健康状况。

（曹　科　郭巧红　罗媛慧）

第6章　医患关系与医患沟通

医患关系作为社会关系中的医疗服务关系，其本质是一种法律关系。在当今的社会生活中，人们都会因为患病或者预防疾病来医院就诊，这就是患。医院及其医务工作者为患者提供医疗服务的同时，也在不断发展自身，这就是医。医患的共同目的是通过医疗服务来诊断疾病、治疗疾病和预防疾病，即以维持或促进健康的方式来使患者得到医疗救助。因此，医患关系是建立在医疗服务供需互补基础之上，随着医疗服务而形成的一种社会关系。医患关系同时也是通过法律确认和调整的一种关系。医患合同关系、无因管理关系和强制治疗关系都是法律确认和调整的医患关系，这对保障医患双方的合法权利和义务，做到有效的行为约束等具有重要作用。

医患沟通是形成良好医患关系的重要路径，善于沟通的医生不仅能很好地获取肿瘤患者的信任，而且能帮助肿瘤患者树立战胜疾病的信心，并更快地战胜病魔。良好的医患沟通已成为医生所必须具备的基本技能，特别是在当今信息技术快速发展的时代，医生的沟通技术将直接影响着患者的就医倾向和治疗效果。此外，沟通不是医生单方面的，是需要患者的配合。医生和肿瘤患者需要双方互动、互补和互谅，虽然医生在整个沟通中承担主要责任，但肿瘤患者应该持有积极、包容的态度，双方地位的平等性、互信性及积极性，将促成有效、高质量的医患沟通。希腊医学之父希波克拉底曾经说过“医生有三件宝物：语言、药物和手术刀”，医生的语言就像手术刀一样，只有充分发挥语言的作用，才能帮助医生构建良好的医患关系。

第一节　医患关系

一、医患关系概述

当前，随着新媒体的发展，我国医患矛盾越发突显，《柳叶刀》近十年来针对国内外暴力伤医事件发表过十余篇社论，可见，全球医患关系都处于较为紧张的状态。我国对于医患关系的研究起步较晚，主要经历了3个阶段：第一个阶段，新中国成立后至20世纪90年代，主要从加强医疗机构内部管理及医务人员医德医风教育等方面出发；第二个阶段，20世纪90年代到21世纪初，从医方和患方两个维度，研究加强医疗机构自身建设及患者在诊疗过程中加强维权意识等方面出发；第三个阶段，21世纪至今，从多维度分析医患关系、建立信息化医院、建立现代医院管理制度、对医疗行业进行市场化改革等方面进行思考。近年来随着我国肿瘤患者逐渐增加，医护人员的工作强度及工作压力受到了较大挑战。肿瘤患者难以接受“人财两空”的最终结局、不断增强的自我保护意识和法律意识，以及对医疗服务的高要求和高期待，使得医患关系不断恶化，医患纠纷时有发生，因此深入了解医患关系本质，构建和谐的医患关系，对于肿瘤患者和医护人员都十分重要。

（一）医患关系的定义

不同学科从不同角度对医患关系进行了定义。从社会学角度看，医患关系被界定为基于患者的健康需求，以患者为主体的人群与以医务人员为主体的人群之间所形成的一种特定的社会关系。

从经济学角度看，患者就医可视为一种经济行为、一个消费过程，医患之间达成一种以契约关系为保障的消费关系。医方是医疗服务的提供者，患方是医疗服务的需求者，二者形成了供求关系，在整个医疗服务的消费过程中，患者是医院的客户，二者间存在特殊的客户关系。如产生医患矛盾，发生医患纠纷，则需依照市场经济的原则来处理。

从伦理学角度分析，医患双方要建立“以人为本”的人际关系，并符合社会道德、价值、文化和规范等要求，彰显社会主义卫生事业的公益性和福利性，故应该用伦理来规范，用道德来调适。

从心理学角度看，个体觉察到疾病的发生，开始接受患者的角色，决定就医，就与医生产生了称为“医患关系”的社会关系，直到其疾病消除、恢复健康。

就医学角度来说，医患关系是指在医学实践活动中产生的人际关系，这一关系涵盖了狭义与广义两个层面。狭义的医患关系专指医生与患者之间的直接联系；而广义的医患关系则更为广泛，它涉及医务人员（包括医生、护士、医技工作者、医疗行政人员及后勤支持人员等）与患方（包括患者本人及其亲属、监护人乃至单位组织等）之间的多维度关系。为了全面促进医患关系的和谐与改善，我们应给予广义医患关系更多的关注与重视。

（二）医患关系的内容

医患关系的内容主要表现为两方面。

1. 医患关系的非技术方面　指与医生诊疗技术和方法无关的医生与患者“纯”人际关系。确切地说，就是医务人员的服务态度、医德医风表现引发的医患关系现象。医患关系非技术方面实际上体现了社会人际关系最普遍、最基本的原则，就是人与人之间的平等、尊重、信任及诚实。没有这个基础，任何人际关系都不可能很好地维系，更何况社会对医生的品格期望是极高的，而且医务人员的服务态度对患者的治疗效果影响是很大的，所以，医患关系的非技术方面是当今医患关系的主体或主要方面。如果医务人员能够在工作中呈现出更强的工作责任心、更好的服务态度等，肿瘤患者就能更快速地适应医院环境和配合疾病的治疗，这也对消除隔阂、化解误会、形成和谐的医患关系至关重要。

2. 医患关系的技术方面　是指在诊疗过程中，医务人员与患方围绕诊疗技术性问题建立的关系，如征求肿瘤患者对治疗的意见、与肿瘤患者及家属一起讨论治疗方案等，它是医患关系的组成部分。

构建肿瘤患者和医护人员间的和谐医患关系，对于患者的疾病治疗、医疗卫生事业的发展和社会的和谐稳定具有以下几个方面的重要现实意义。

（1）和谐的医患关系有利于提高肿瘤疾病的医疗服务质量。诺贝尔经济学奖得主肯尼斯·约瑟夫·阿罗认为信息不对称是医疗服务领域的重要特征。肿瘤患者和医生间形成良好的信任关系，有利于疾病治疗信息的有效获取及减少误诊、误治等医疗差错，能够让医生更准确地了解肿瘤患者的病情和医疗服务需求，从而提供更加精准、有效的医疗服务。同时，也能够使肿瘤患者更加了解医生的治疗方案和建议，从而更加积极地配合医生治疗，极大地提升肿瘤的治疗效果，延长患者的生存期。

（2）和谐的医患关系有利于提升医疗机构的形象和声誉。和谐的医患关系能够帮助医疗机构在社会中树立良好的形象和声誉。肿瘤患者对医疗机构及医务人员的满意度和信任度是医疗机构形象和声誉的具体体现。和谐医患关系有助于提升肿瘤患者对医疗机构及医务人员的满意度和信任度。

（3）和谐的医患关系有利于促进医疗卫生事业的持续健康发展。和谐的医患关系能够增强人们对医疗卫生事业的信心，使更多优秀的人才愿意投身于医疗卫生事业的发展当中，有助于为医疗卫生事业的发展提供人才保障，进而推动医疗卫生事业持续健康发展。

（4）和谐的医患关系有利于社会和谐稳定。医患关系是社会关系的重要组成部分，肿瘤患者和医护人员间因为疾病治疗、经济问题等出现医患纠纷时，若不及时妥善处理，将会导致不良事件和群体事件的发生。因此，构建和谐的医患关系可以促进社会和谐稳定，增强社会凝聚力。

二、医患关系的类型

美国医生托马斯·萨斯和马克·霍伦德，根据医生和患者在医疗措施决定和执行中的能动性大小，提出了三种基本的医患关系模式，即萨斯–霍伦德医患关系三模式，包括主动–被动模式、指导–合作模式和共同参与–协商模式。这 3 种模式在肿瘤患者和医务人员间同样适用。

（一）主动–被动模式

这是一种在医疗活动中肿瘤患者处于被动从属地位，而医生处于主动主导地位的医患关系模式。医生一般具有绝对的医疗权威性，常用于手术、麻醉、抗感染治疗等技术，适用于肿瘤患者出现需要急症抢救治疗的危急情况时，如休克、昏迷，此时，肿瘤患者病情严重，难以表达主观意识而相对无助。萨斯和霍伦德把这种情况下的医患关系视为父母与无助婴儿之间的关系，反映出医生单方的权力、决策与行动。当肿瘤患者存在毫无医学知识、共同参与诊治意识淡薄、诊治过程中消极被动等情况时，该模式也同样适用。主动–被动模式，是生物医学模式机械论在医患之间的表现，是一种地位不平等的医患关系模式，其优点是能充分发挥医生纯技术的优势，缺点是彻底否定了肿瘤患者的个人意志，可能会影响疗效并为医患纠纷埋下隐患。

（二）指导–合作模式

这是一种医生指导、肿瘤患者配合的有限合作模式，目前临床上的医患关系多属于此种模式。医生在这种模式中，仍然具有权威性，充当疾病治疗的指导者，肿瘤患者只能接受医生的治疗指导，并密切配合医生的治疗。在大多数情况下，肿瘤患者的求医的目的是减轻疾病的症状、延长生存期、提高生活质量，当肿瘤患者了解了疾病的相关知识，并有能力判断疾病的治疗过程时，其多倾向于同医生进行交流合作。按照这个模式的特征，在日常的临床实践活动中，医生的作用依然占据着优势，医生告诉肿瘤患者做什么，患者就按医生的要求去做，这在一定程度上强化了患者参与疾病治疗活动的意识和作用。这种关系类似于父母与儿童的关系，基本上仍是以医生为中心，医生仍处于主导地位，由医生主导治疗计划，而患者只能遵守或遵照医嘱。与第一类模式相比，指导–合作模式能在一定程度上发挥肿瘤患者的作用，患者的被动接受性降低，疾病治疗中的参与度升高。虽然医生的主导地位未改变，但这种模式可以提高肿瘤疾病的治疗效果、减少医疗护理差错的发生，有利于建立信任、合作的医患关系，其不足是医患双方权利的不平等性仍较大。

（三）共同参与–协商模式

这是一种建立在平等关系基础之上的医患关系模式，医患双方互相参与，具有等价的地位关系，适用于肿瘤、心脑血管疾病、糖尿病等慢性病的情况，必须仰赖医患之间长期相互合作的互动模式。医患双方有相似的、同等的权利，从事于双方都满意的医疗活动。在临床实践中，这种模式强调医生和患者都处于平等的地位，医生帮助肿瘤患者实现医疗自助，是一种平等合作式的关系，医患之间是一种相互依存、相互需要和相互作用的关系，都具有治好疾病的共同愿望和需求，恰似“成人–成人”的医患关系模式。在大多数肿瘤患者群体中，可以见到这种医患关系模式。在该种医患关系模式中，医生和肿瘤患者共同商讨，其中医生只是为肿瘤患者提供不同的治疗方案，告知每一种方案的利弊，患者具有最终的决定权，决定选择使用的治疗方案，这充分发挥了患者的主观参与度和积极性，是构建良好医患关系、提高疾病治疗效果、促进医院发展的最有效模式。总体而言，这种模式比前两种都要复杂，医患双方都必须清楚地知道彼此的需要、希望与特殊性，这对医患双方来说是一个挑战。

知识拓展 6-1

价值共创理论，最早应用于经济学领域，其认为顾客是服务的价值共创成员之一，近 10 年来被引入到医疗服务管理等领域，被认为是优化医疗服务模式、尊重患者价值创造的新范式。该理论认为价值是由多主体组成的价值网络中互动而共同创造的，其鼓励将医疗生态圈的人（如患者、医生、医技人员、护士）、组织机构（如医院、药企、报销公司等）及技术资源等整合在一起，形成一个基于共生环境的开发式价值共创医疗生态圈，以改善医患关系、提高患者就医体验，最终达到改善患者疾病状况的目的。

参考文献：陈惠芳，徐卫国，2016. 价值共创视角下互联网医疗服务模式研究. 现代管理科学，3: 30-32.

毕玮，谢永珍，何畅，2023. 平台型商业生态系统价值共创机理研究——基于血联网智慧医疗服务生态系统的案例. 经济与管理评论，4: 146-160.

三、医患关系的影响因素

医患关系的本质是“利益共同体”。医患关系的不和谐问题实质上就是一个利益问题，利益的不平衡会导致医患关系向不和谐方向发展，甚至造成严重的后果。“医”和“患”有着“战胜病魔、早日康复”的共同目标，而达到这一目标不仅要依靠医生精湛的医术和高超的医疗设备技术，还要依靠肿瘤患者战胜疾病的信心和在诊疗活动中的积极配合。治疗疾病是医患双方的共同责任，需要医患双方相互配合，积极参与诊疗全过程，才能取得良好的治疗效果。要维护好医患共同体的和谐关系，需要医患双方、医疗机构、政府、媒体以及全社会的共同努力。

（一）政府层面

1. 政府财政投入尚需进一步扩大　当前，我国政府对医疗卫生事业的财政投入尚需增加，对公立医院的补偿机制尚待健全。2020 年全国卫生总费用 72 306 亿元，占 GDP 的百分比为 7.2%，虽然占比有所上升，但与发达国家相比仍存在一定差距，且与当前公立医院运营状况存在一定程度的不匹配。2021 年政府对公立医院财政补偿总额约 101 亿元，占医院总收入的 8.68%，与发达国家政府对公立医院的投入占医院总收入的 30% 相比，二者还存在差距，加之经济补偿机制不完善，公立医院维持正常运营发展存在困难。这使得公立医院陷入了坚持公益性和保持盈利的困境，医院维持盈利必须想办法增加收入，增加收入就会将医卫人员收入与业务指标挂钩，而增加业务量就必然会增加患者的医药费，这可能会导致医患矛盾的发生。

2. 医保制度保障力度有待加强　我国现有的医保制度尚不完善，“看病难”“看病贵”问题仍然存在。我国基本医疗保障体系主要由以下四项组成：城镇职工基本医疗保险、城镇居民基本医疗保险、新型农村合作医疗和城乡医疗救助制度。这一体系在实际运行过程中尚存在许多问题，主要表现在以下几个方面。

（1）政府对医疗保障事业投入有待增加。肿瘤疾病的治疗周期普遍较长、疾病的治疗花费较高，这使得肿瘤患者更依赖医疗保障体系的支持。政府的财政投入对医疗保障体系的运行和管理至关重要，加大政府财政支持对于提高医疗卫生服务机构诊治肿瘤疾病的公益性和积极性有重要促进作用。

（2）我国医疗保险的平衡性不足。医疗保险降低了肿瘤患者在面对肿瘤疾病时支出的不确定性，从而减少了家庭的预防性储蓄需求，并为肿瘤患者维持健康水平提供了保障。目前我国医疗保险存在地区差异，如西部农村等欠发达地区的患者在医疗保险中的受益小、跨地区的医疗保险使用限制，也影响了肿瘤患者获取最佳治疗的机会，这些因素也会影响医患关系，导致肿瘤患者对医务人员满意度更低。

3. 医疗相关的法律法规不健全　法律在对医务人员和肿瘤患者的权利保护中，存在一定不健全的问题，主要体现在：①医务人员人身安全得不到有效保障。②缺乏对肿瘤患者权利的法律保障，目前在医疗管理的有关法律法规中，对侵犯肿瘤患者权利的行为缺乏行之有效的监管和处罚。③对非医疗行为引发的肿瘤患者权利损害缺乏有效保护。据中华医院管理学会的调查数据显示，65% 的医患纠纷是由服务方面的问题引发的，医务人员服务态度差是引发医患纠纷的重要原因之一，而相关法律在非医疗行为引发的侵权行为领域基本处于真空地带。

4. 在职业医闹方面的制度缺失　当前处置医患纠纷事件的制度缺失，是促使肿瘤患者及家属通过“职业医闹”来解决医患纠纷的关键，尤其是在通过司法诉讼程序解决医患纠纷时间长、成本高的前提下。同样，在公安机关缺少制度授权的背景下，医方和公安机关面对“职业医闹”无从下手，导致医方在“职业医闹”面前有理难言，政府在处理“职业医闹”时也要大费周折，常要求医方大事化小、小事化了，尽快平息事端，于是“职业医闹”越演越烈，影响医方正常诊疗任务的进行，甚至影响到整个医疗卫生服务市场。

5. 医疗资源配置不平衡　目前我国大部分优质医疗卫生资源集中于大城市和东部沿海地区，这些地区的三甲医院已成为我国医疗卫生服务的主力军，而西部农村等欠发达地区卫生服务资源较为贫瘠，大量肿瘤患者倾向于去医疗资源更加丰富的三甲医院就诊，这导致三甲医院人满为患，大部分肿瘤科医务人员处于超负荷工作状态，每个肿瘤患者的诊疗时间被极大缩短，诊疗细化程度不足，忽视了患者及家属的感受，一旦诊疗效果不理想，就会使肿瘤患者和家属产生不满情绪。这种医疗资源配置不均衡容易导致医患关系紧张，甚至引发医患矛盾。

（二）医疗机构层面

1. 医疗技术水平受限　医疗卫生服务机构提供的肿瘤诊治服务本身存在不确定性、风险性和被动性的特征，医方希望诊疗好肿瘤患者，肿瘤患者希望通过诊疗恢复健康，但是事实上由于医疗技术水平的限制，很难做到所有的肿瘤疾病均得到良好的诊治效果。一些肿瘤患者的治疗效果不佳，且有些肿瘤疾病治疗周期长、显效慢，使得患者觉得医方没有尽力诊治，进而产生不满情绪，形成医患矛盾。同时，由于医疗机构整体的医技水平存在差异，误诊、漏诊现象偶有发生，也可能引发医患纠纷。

2. 医疗机构偏市场化　当今医疗机构由于资金投入不足等问题，部分公立医院连年亏损。另有部分公立医疗机构将医务人员个人收入与业务量挂钩，实行绩效考核，调整收费价格，这种医疗机构的市场化运营，使得医院的公益性降低，这可能会影响肿瘤患者和医生的关系，造成医患矛盾。

3. 部分医疗机构服务质量有待提升　近些年来，我国积极推出各种卫生政策，逐步优化、改善肿瘤治疗服务质量，因此全国的医院管理质量不断提升。但部分医疗卫生机构的服务质量仍有待进一步提升，具体表现在以下 3 个方面：①挂号缴费、就诊、检查、配药等过程等候时间过长，以及诊疗时间过短现象仍然存在。医生诊疗过程中不能充分与肿瘤患者沟通交流，以医方为主，患者参与度极低，不利于取得良好的诊疗效果。②医疗机构就诊环境较差。部分医院的肿瘤科室空间较小，肿瘤患者经常挤在医生诊疗室内，导致就诊患者的隐私权不能得到保证，肿瘤患者与医生的交流质量也会受到明显影响。③医疗机构诊疗流程不合理。目前我国大部分医院受限于地理环境，现实中的实际诊疗量远超医院设计时预计的诊疗量，诊疗通道狭窄，治疗室不能满足需求，这些都对肿瘤患者正常的求诊活动造成不利影响，引起患者情绪不满。

（三）医务人员层面

1. 医务人员的职业道德　在市场经济的洪流下，医疗服务市场在市场化的冲击下，个别医务人员出现职业道德问题，这种行为严重损害了肿瘤患者的利益，阻碍了医患关系的和谐发展。在医患共同参与诊疗行为的过程中，职业道德低下将显著影响医务人员对肿瘤患者病情诊断的准确性，这将导致肿瘤患者对医务人员的服务态度和服务质量产生不满，当不满累积到一定程度时，就会导致医患矛盾。

2. 医务人员的人文素养 随着科学技术的飞速发展，大量先进的医疗设备不断地应用于临床诊疗，肿瘤医学专科越发细化，肿瘤医护人员的专科性也越发突显。医务人员越发依赖先进的仪器和高端的诊疗设备对肿瘤疾病进行诊断和治疗，而患者需要的人文关怀则很难用仪器和设备来代替。较低的人文素养使得医生缺乏倾听患者医疗诉求的耐心，护士难以细致地提供护理关怀和服务，长此以往，医患关系越发疏离，导致医患关系向不和谐方向发展。

3. 医患双方信息不对称 由于肿瘤医学学科的专业性极强，医务人员需要较长时间的专业学习和充分的规范化培训，要积累大量的肿瘤医学诊治知识才能胜任这一职业。此外，在诊疗过程中医务人员拥有处方权和患者的疾病信息。相对应地，肿瘤患者由于肿瘤相关知识的匮乏和对自身健康状况的掌握程度不够，加之在诊疗过程中信息传递不畅，医方没有充分交代肿瘤患者病情信息，这使得肿瘤患者在医患双方中处于弱势地位。医务人员在诊疗过程中缺乏有效的沟通技巧，与肿瘤患者沟通情绪化，缺乏应有的耐心，不能有效倾听肿瘤患者的诉求，这将显著影响诊疗效果和医患关系。尤其在肿瘤患者的手术告知过程中，无法妥善履行告知义务，手术同意书、风险同意书等告知简单敷衍，未让肿瘤患者清楚了解手术方案、手术风险、药品选择及相关费用等，简化处理便让肿瘤患者签字，导致后续出现医疗事故时，肿瘤患者对此存在较大疑问。

4. 医务人员的工作压力 在社会全面发展的背景下，医院也在不断提高肿瘤疾病的诊疗水平和扩大肿瘤科室的规模等。例如，不断建设增加肿瘤新科室、不断引进高水平肿瘤医学人才等，这都增加了肿瘤医务工作者的工作压力。肿瘤科医生除了门诊接诊外，还要承担手术、科研、教学、整理病历、夜班值班、急诊出诊等大量繁巨的工作。很多医院将科研水平等同于医疗水平，甚至出现“唯职称论”，工资收入完全根据职称来定酬，迫使肿瘤医生承担大量的科研任务来晋升职称。在庞大的工作压力下，肿瘤科医护人员同样是需要心理干预的重要群体。肿瘤患者就诊满意度调查显示，投诉的主要方面就是医护人员的服务态度不好或者是回答问题不耐烦。医务工作者显著增加的压力往往会影响其工作热情，导致医患面对面沟通的时候不顺畅，引发医患关系紧张。

（四）肿瘤患者层面

1. 获取优质医疗资源较困难 我国人口基数大、分级诊疗推进困难、医疗卫生资源分配不均等问题，导致肿瘤患者在获取优质医疗资源方面存在困难。虽然我国在医疗卫生领域逐年增加财政投入，但优质医疗资源相较于我国逐年增长的肿瘤患者数量来说还是不足，顶级医疗资源只有去三甲医院才能获得，且收费标准从社区医院到三甲医院基本保持在同一水平，导致大量的肿瘤患者涌入三甲医院。三甲医院的就诊条件虽然较好，但就诊人数过多就难以保障肿瘤患者获取良好的就诊环境，医方和患方均处于嘈杂、高压力的环境中，容易产生焦躁情绪，因此也不利于和谐医患关系的建设。

2. 高额医疗花费给肿瘤患者造成巨大压力 医疗服务与其他消费服务有本质的区别，肿瘤患者在患病就诊后需要支付医疗费用，但是许多肿瘤患者可能在付出高额的医疗费用后不能痊愈或后续仍需多年的检查、复诊。据国家癌症中心数据，2022 年我国新发癌症病例高达 482.47 万例，死亡病例达 257.42 万例，每年由此产生的医疗费用已超过 2200 亿元，在消耗了巨大的医疗资源和财务资源后，患方可能面对“人财两空”的局面，患方所承担的巨大财务压力和精神压力可想而知，在诊疗过程中容易滋生对医方的不满情绪。

3. 肿瘤患者维权意识普遍提高，但维权渠道不畅 随着经济的发展和国民素质的提高，肿瘤患者的维权意识也在普遍提升，但是在就诊过程中部分肿瘤患者过分强调自己的权利，而不履行自己的义务，不能有效配合医方进行诊治，不仅不能有效保护自身的隐私权、身体权、健康权等，还可能延误病情，导致疾病不能及时治疗，损害自身的利益。因此，肿瘤患者必须在保护自身权益和配合诊疗之间找到平衡点，而不是采取非理性的维权行为，甚至通过“医闹”来迫使医方让步。

4. 肿瘤患者对医疗结果期望过高 来医疗机构就诊的肿瘤患者来自全国各个地区，来源比较复杂，普遍对治疗效果有过高的期待，甚至认为只要来到医院就不能发生病危情况，认为看好病是理所当然的，不管是因何种原因入院治疗，医方就必须负责，一定要治好，而不考虑病情的复杂性和多变性，不考虑现代医学并未发展到能治疗所有疾病的程度。在规范的诊疗过程中，当肿瘤患者出现并发症或危重症情况时，如果患者和家属没有做好必要的心理建设，对病情变化不理解，认为是医方的诊疗方案或诊疗过程存在问题，则会做出不理智的行为，导致医患关系向不和谐方向发展。

5. 肿瘤患者对医方的信任度较低　随着社会经济的发展和人民对健康越发重视，肿瘤患者在医疗过程中自主参与疾病治疗的意识显著增强，在求医过程中不安于被动者的角色，在涉及自身健康问题的诊疗过程中想清楚地了解自己的身体状况，但在实际的诊疗服务中却很难满足肿瘤患者的需求，这加剧了肿瘤患者对医方的信任滑坡，加之部分医务人员在诊疗过程中出现部分违反医德医风的行为，使得肿瘤患者对医务人员的不信任、不理解程度增加，在就医时就固有地对医务人员提供的医疗服务持有怀疑态度，尤其不利于正常的诊疗行为，也伤害了原本和谐的医患关系。

（五）社会层面

1. 媒体的片面报道　当前多种形式的社交媒体层出不穷，媒体内容也是千罗万象。部分社交媒体为了吸引社会大众的眼球而夸大或杜撰不真实的肿瘤患者就医事件，这种“报忧不报喜”的宣传模式不利于医患关系的和谐发展。由于医学的复杂性和特殊性，多数媒体从业人员对医疗行业不甚了解，在未深入调查研究、未经医疗事故鉴定委员会许可的情况下就进行报道，还将少数医务人员的不良职业行为放大为整个医疗队伍的群体行为，或单纯将肿瘤患者以弱势群体的形象推向大众，使医院工作陷入被动。特别是传媒行业市场化竞争日益激烈的今天，媒体为了吸引观众和读者，扩大市场占有率，竟相推出大众感兴趣的热点新闻。相比于政治、治安、住房、教育等问题，医疗问题受关注面最宽，政治风险最小，因而成为各媒体的首选“爆料对象”。加之互联网盛行，自媒体风靡，更有非新闻从业者对医疗事件夸大、传播，严重损害了医院的声誉，在社会上造成了极坏的影响，加剧了医患矛盾，使得医患双方互不信任，互不谅解。

2. 新的医患交流模式　互联网的快速发展催生了人际新的交流沟通方式。“互联网＋医疗”极大地改变了原有的服务模式，赋予了肿瘤患者前所未有的选择权。有研究者就移动医疗应用中的医患关系进行了研究，发现在移动医疗应用中，患者自我效能感的提升使得医患关系不再是传统的“医生本位”，而是构建出了一种以患者为中心的合作型关系。因此，在新媒体环境下，医患关系并不能仅以“医生本位”或“患者中心”来概括，新媒体和互联网技术为健康传播带来发展契机的同时，也使得医患关系变得更为复杂。例如，互联网时代的部分患者可以自主形成患者联盟，且这些患者有机会在特定人群中成为“外行专家”，在共享患病体验的同时构建了自我认同，但这并不意味着他们不再倚重医生；相反，他们非常渴望医生的认可，期待医生接受他们作为“外行专家”的结果。在互联网快速发展的背景下，“以患者为中心”“医患共同决策”等医疗模式将替代以往自上而下的医患沟通模式，因此医务人员和患者应该积极适应这些新的交流沟通模式，优化和完善医患关系。

第二节　医患沟通

一、医患沟通概述

医患沟通是医患双方开展医疗诊治活动的前提。就诊过程中，医生会询问肿瘤患者相关病史，进行必要的体格检查和实验室检查等，这些都能体现出医患双方的沟通与交流。如果医患间想达到有效的沟通效果，首先要对沟通有预判，其次必须具有需要交换的信息以及适宜的环境。在临床治疗中，医患双方须共同参与完成医疗诊治活动。研究表明，很多医患纠纷都是医患沟通不够导致肿瘤患者对医疗服务存在质疑，继而产生不信任，所以加强医患沟通是十分必要的。医患沟通是双向的，在双方个体素质大幅提高及医学资料快速普及的背景下，信息不对称现象大为改善，医患沟通模式已由医生单一主导转变为医生和肿瘤患者共同商议的模式。

（一）医患沟通的定义

在医疗卫生和保健工作中，医患双方围绕诊疗、服务、健康及心理和社会等相关因素，以患者为中心，以医方为主导，将医学与人文结合，通过医患双方各有特征的全方位信息的多途径交流，使医患双方达成共识并建立信任合作关系，指引医护人员为患者提供优质的医疗服务，以达到维护健康、促进医学发展的目的。

狭义的医患沟通，指医疗机构医务人员在日常诊疗过程中，与患者及亲属就诊疗、服务、健康及心理和社会等相关因素，进行的以医疗服务方式为主的沟通交流。它构成了单纯医学科技与医疗综合服务实践中的基础环节，发生在所有医疗机构每次医疗服务活动中，是医患沟通活动的主要构成。它的重要价值在于科学地指引诊疗行为，并提高医疗卫生服务整体水平，使患者和社会满意。

广义的医患沟通，是指医学和医疗卫生行业人员，主要围绕医疗卫生和健康服务的法律法规、政策制度、伦理道德、医疗技术与服务规范、医学人才标准和方案等方面，以非诊疗服务的各种方式与社会各界进行的沟通交流，如制定新的医疗卫生政策、修订医疗技术与服务规范和标准、公开处理个案、健康教育等。它是在狭义的医患沟通基础上衍生出来的医患沟通，由许多未处理好且社会影响较大的医患沟通个案所引发。广义的医患沟通产生的社会效益和现实意义是巨大的、长久的，它不仅有利于医患双方个体的信任合作及关系融洽，而且能推动医学发展和社会进步。

（二）医患沟通的理念

1. 现代医学理念的指引 医患沟通是在现代医学理念指导下形成的思维方式和行为策略，是医疗卫生服务的重要过程，是医学专业与人文言行融合的平台。它的作用是提高诊疗技术与人文服务水平，取得肿瘤患者、家属及社会大众对医疗服务的信任与合作，促进医学事业与社会文明的进步和发展。

2. 以人为本的职业道德 以人为本、救死扶伤的人道主义职业宗旨要求医务人员勇于承担社会责任，积极发挥医疗行业的主导作用，全面开展医患沟通，善意化解医患纠纷，全面实施生物–心理–社会医学模式，以医患沟通为桥梁，构建医患信任的合作关系。

3. 医患一体的理念 医患沟通即人与人的沟通，本质上是医患的认知互动，即医患一体——人人皆患者，人人皆医者。当肿瘤患者和医生认识到他们为一个利益共同体，为达到相同的治疗目标而一起努力付出行动时，就能保证医患沟通的效率和质量，促进良好的医患关系形成。

4. 多学科的综合作用 医患沟通是生物医学与多门人文社会学科综合而成的实践活动；是医学、科技、伦理、心理及法律法规等联合应用的学科。医患沟通具有一定的技巧性，需要从思想观念、知识结构、机构制度及法律法规等方面进行整体构建与实施。

二、医患沟通的功能

医患沟通是预防和减少医患矛盾、提升医患彼此信任感、完善肿瘤治疗方案和提高肿瘤治疗效果的重要保障。大量研究表明，良好的医患沟通可以规避很多潜在的医患纠纷，减少医患矛盾。医患沟通的功能主要体现在以下 4 个方面。

（一）确定准确的肿瘤诊断

在临床肿瘤诊疗过程中，准确的诊断是最关键的首要环节，它决定着能否治愈疾病、恢复健康。准确的临床诊断来源于获取肿瘤患者足够多的相关信息，并把这些信息经过特定的思维方式加工、整理及排序，再用一定的实验室检查结果分析和验证，最后得出肿瘤诊断结论，这才是一个较为完整、科学的临床思维程序。

医生需要的肿瘤患者信息分为 3 类：第一类是肿瘤病史和个人相关（生活和职业等）信息，这需要医生有正确的医学观和良好的语言沟通能力；第二类是患者体格检查信息，同样需要医生有正确的医学观和沟通能力，还必须具备较强的体格检查技能；第三类是肿瘤实验室检查信息，这需要医生具有较好的临床思维能力和临床经验。第三类肿瘤实验室检查信息得出的结论一般是直接的、较为准确的技术信息，相对而言较前两类信息获取难度低。要获取足够多的前两类信息，除需要医生具有较强的语言表达能力和行为沟通技能外，还需要医生有较强烈的医患沟通意识。

当前，部分医生在诊疗工作中，过度依赖高科技的实验室诊断技术，而忽视或轻视了最基本的肿瘤诊断技能——采集肿瘤患者的病史和进行必要的体格检查，医生较少依靠充分、有效的医患沟通获取肿瘤患者的相关信息，更倾向于依靠较多的实验室检查结果和很少的患者信息来获得肿瘤的诊断结论。这可能会造成肿瘤疾病的错诊、误诊或漏诊，进而导致肿瘤疾病的错治、误治，最终发生医疗纠纷、医疗差错，甚至是医疗事故。从一定程度上来说，医患沟通能力是医生临床思维能力的一个重要组成部分。临床思维能力的增强有赖于医患沟通能力的提高，医护人员提高医患沟通能力就是提高临床诊疗能力。

（二）提高肿瘤治疗效果

长期从事临床工作的医务人员都有这样一个体会：治疗依从性好的肿瘤患者多能积极配合肿瘤的诊治工作，疾病治疗效果更理想、生活质量更高，肿瘤相关并发症的发生率更低。为达到以上良好的效果，充分的、有效的医患沟通是值得推荐的。医务人员积极的语言和行为沟通会对肿瘤患者的疾病认知、治疗依从、对医务人员的信任及治疗参与度等均产生积极的作用，这对肿瘤疾病的治疗是非常重要的。

人对语言、行为及环境等信息产生的良性心理效应会导致良性生理反应。实验证明，中枢神经系统、内分泌系统、中枢神经递质等与免疫系统间存在着复杂的反馈调节关系，从而提出了心理或神经免疫学的概念，基本机制是：心理社会信息传入大脑 → 大脑皮质加工处理并转换成认知评价（观念）→ 传入大脑边缘系统 → 转化为具有情绪色彩的内脏活动 → 大脑运动前区（下丘脑和垂体）→ 释放多种激素和神经递质 → 或通过自主神经系统变化 → 或直接影响免疫功能（减弱或增强）→ 疾病或健康。

当肿瘤患者接收到的是积极的认知评价时，良性情绪的内脏活动会刺激大脑产生有利于增强免疫系统的神经肽–激素组合，并构成神经–内分泌–免疫良性反馈调节运行机制，使肿瘤患者的机体活力增加，免疫力强化，趋向并保持健康的身心状态；当肿瘤患者接收到的是消极的认知评价时，恶性情绪的内脏活动刺激大脑产生削弱免疫系统的神经肽–激素组合，并导致神经–内分泌–免疫反馈调节运行的紊乱，使机体活力抑制，免疫力降低，转入病情恶化或出现并发症的状态。

由此启示，医务人员要发挥特有的职业优势，应高度重视医患沟通，以多种途径和方法对肿瘤患者进行必要的医学与健康教育，施以积极信息的鼓励和暗示，使肿瘤患者接收到或转换到积极的认知评价，产生良性情绪，对康复抱有强烈的信心和期望，主动、努力地配合医护人员治疗，即增强了肿瘤患者的依从性，那么不论是药物治疗还是手术治疗等，疗效都将会有明显增加。

（三）融洽医患关系

良好的医患沟通能够融洽医务人员和肿瘤患者间的关系，使医患双方建立信任、合作的互利双赢关系。从心理学和社会学分析其机制，有以下 5 个方面的必然规律。

1. 沟通使医患双方形成共同认知　认知是人将感觉的信息经过思想形成观念和态度。达成共识是医患沟通最重要的一步。所谓医患间的共同认知，就是医患之间围绕疾病诊断、治疗方案、康复预后、技术条件、医疗费用、服务质量、伦理情感、法律规则等内容，建立共同的看法、认识及态度。肿瘤患者和医生进行有效的沟通，使双方有了观念和认识上的共同语言，这会为医患沟通奠定较扎实的理解与信任关系，这是医患双方理性合作的基石。

2. 沟通使医患双方心理相容 人是理性的，心理活动容易受理性的判断影响。当肿瘤患者和医生对疾病相关信息和需求有了基本的共同认知后，会对对方产生较大的心理包容度，他们常常能容忍、接受对方的缺点和过错，甚至原谅对方的无意损害。事实证明，沟通越密切，心理包容度越大。

3. 沟通使医患产生彼此信任的情感 当医患更加频繁地交流和接触后，医患双方很容易理解对方，产生信任的情感。因为是医者帮助肿瘤患者，肿瘤患者的情感需求又较强烈，所以一般医者对肿瘤患者表现出职业性的关爱后，患者对医者就容易先产生信任情感，并表现较明显，而医者因工作职业的要求较为理智，情感表现较为含蓄。医患间的情感性质一般来说是友情，医患建立友情后，不论对诊疗效果还是对解决医患纠纷都十分有益。

4. 沟通满足医患互相尊重的需要 获得尊重是人最重要的高级需要。肿瘤患者因病成为社会的弱势者，更迫切需要尊重。作为治病救人的主体，医者也强烈需要获得患者、家属及社会的尊重。肿瘤患者和医生建立良好的沟通后，双方的认识、思想、情感及行为容易互相接纳，尊重的需要互相满足，医患关系更加融洽。

5. 沟通使医患获得应得利益 在市场经济环境中，医患双方的利益点各有不同。肿瘤患者的利益点是身心健康、家庭幸福、合理费用、个人事业等；医者的利益点则是个人成就、社会声誉、经济收入、医学进步等。虽然医患双方的利益点不同，但获取方法和途径是高度一致的，即治愈伤病、康复身心。只有使肿瘤患者恢复健康、延长生命、提高生活质量，医患才能真正得到各自的利益，所以，医患沟通就是医患分享利益，共同发展的过程。

（四）推进现代医学模式

现代医学模式，即生物–心理–社会医学模式，不仅强调药物、手术、物理技术等方法和手段的重要性，也鼓励医务人员采用语言、行为、环境等对肿瘤患者进行心理治疗和影响，这是指导医患沟通的基础，也是维持良好医患关系的重要保障。

显然，现代医学模式是一个庞大的系统工程，需要用系统思维来设计、构造一个全社会共同参与的医学体系。这个系统实际上分为两大部分：一个是核心系统，即指挥系统，它以医学学科、生命学科及相关学科为科学理论支撑，以医疗卫生机构、政府管理部门、医学教育机构与相关专业和职业人员组成分工协作的网络体系，发挥组织、管理和协调的作用；另一个是周围系统，由广大肿瘤患者、其他疾病患者和全社会的人群组成，发挥宣传、参与、反馈、优化的作用。联系两大系统的桥梁即医患沟通。医方工作的成效取决于发动、组织、教育、管理的效率。所以，医方应该将医患沟通作为临床工作中最重要的思维方式和行为准则，积极渗入社会经济发展的各个层面，不害怕、不回避各种社会矛盾，主动、真诚地与社会进行全面沟通，努力完善自身，树立更完美的社会形象。只有这样才能更有效地调动肿瘤患者的主观能动性，战胜伤病；只有这样才能更有效地调动全社会的力量，推进现代医学模式的实现。

知识拓展 6-2

GLTC 医患沟通模式是一种医方示善–医方倾听–医患交流–医患合作（goodwill—listening—talk—cooperation）的新的医患沟通模式，其从患者角度出发，重视患者心理需求和情感需求，注重对患者疾病和治疗过程的全程指导，着重与患者建立良好的关系，并指导患者进行临床决策，这可以帮助患者和家属在疾病治疗阶段了解自己的权利和义务，并配合医生实施治疗方案。目前 GLTC 医患沟通模式已经在全科规培医生、临床医学研究生、医生和护士等群体的培训和临床实践中使用。

参考文献：徐建平，姜叶云，朱亚骏，等，2023. 某妇幼保健院预住院患者沟通价值链管理实践. 中国医院管理杂志，39(11): 846-850.

邵建文，李群，王锦帆，2020. GLTC 医患沟通方案干预住院患者效果分析. 中国医院管理杂志，36(11): 934-938.

三、医患沟通的影响因素

医患沟通总是在一定的背景中发生的。任何形式的沟通，都会受到各种环境因素的影响。从某种意义上讲，医患沟通既是由沟通主体双方把握的，也是由背景环境共同控制的。一般而言，对医患沟通有重要影响的因素主要有心理因素、文化因素和物理因素 3 类。

（一）心理因素

心理因素指沟通双方的情绪和态度，它包含两个方面的内涵：①沟通主体自己的心情、情绪。当沟通主体处于兴奋、激动状态时，其沟通意愿、沟通行为往往是积极的响应；反之则不愿沟通，思维处于抑制和混乱状态，即使有沟通行为也偏离了正常的轨道。②沟通主体如何对待对方的感受和态度。沟通一方对另一方存在敌意、关系不友善等，都会影响沟通的进程与效果。例如，部分医生过多关注肿瘤患者的疾病转归和治疗情况，忽视了与肿瘤患者的有效沟通，认为患者缺乏医学知识，不懂医疗技术，因而不关注患者的疑问。有一些肿瘤患者因疾病的应激出现焦虑、抑郁、恐惧等问题，希望从医生那里寻求安慰，但部分医生缺乏对肿瘤患者心理问题重要性的认知，而延误了其获得心理治疗的时机，这可能导致肿瘤患者对医生治疗和服务态度的不满，从而影响良好医患沟通的进行。因此，只有医患双方建立起良好的互信关系，才能达到良好的沟通效果。

（二）文化因素

文化因素指沟通主体较稳定的知识结构、思维模式和价值取向等的总和。文化背景潜在而深入地影响着每一个人的沟通过程与沟通行为。由于中国传统文化中“孝”的观念根深蒂固，主管医生如果很好地把握住了中国的传统人文情感，主动与肿瘤患者家属进行全方位的沟通交流，事先取得信任，一旦遇到不可测的医疗事故时，这种事先的沟通就起到了重要作用。

另外，由于人们的生活环境以及教育等的差异，造成了不同的文化背景，如在医学上称“腹泻”，而人们在日常用语则往往称其“拉肚子”“闹肚子”；医学上称“心悸”，而人们在日常用语中往往称其“心慌”等。人们并不一定都懂得“心悸”“腹泻”这些专业性较强的医学术语。因此，在医患沟通中，医务人员要充分考虑其文化背景，选择合适的沟通方式。再如，在医生看来，“死”这一个字意味着生命的终结，本身并不带有什么感情色彩，但是在肿瘤患者看来，这是一个让人感到恐怖的字眼，因此，为了避免伤害感情或引发误会，医生应该尽量委婉地用中国传统文化中常用的其他词汇来代替。

（三）物理因素

物理因素指医患沟通发生的场所，它可能包含诸多方面，如房间的空间大小、整洁度、光线状况、墙壁颜色等。不同的物理背景往往造成不同的沟通气氛，特定的物理环境更是能造就特定的沟通氛围。例如，医生办公室的整洁程度对患者有一定的影响，干净、整洁的办公桌，会给人一种愉悦的感受，它会使肿瘤患者感到该医生做事有条理，因此可以增进患者对医生的好感和信任度；安静的场所，也有利于双方之间的正常沟通，而噪声过大，则会干扰沟通过程，甚至引起沟通信息的损耗或失真等。

四、医患沟通的基本方法

（一）言语沟通

良好的语言理解和语言表达能力是医护人员职业胜任力的基本要求，其中有医德内涵的表达、有医疗水平的呈现，因而是医患合作的基础。在繁杂的临床工作中，医务人员应当熟练运用职业性语言，其中包括了医疗性语言、安慰和鼓励性语言、劝导性语言、积极的暗示性语言、指令性语言及朋友性语言等。医务人员每天面对肿瘤患者，不但要善于使用美好的语言，避免使用伤害性的语言，还要讲究语言技巧。

1. 运用得体的称呼 合适的称呼是建立医患良好沟通的起点。称呼得体，会给肿瘤患者良好的第一印象，为以后的交往打下互相尊重、互相信任的基础。医务人员称呼肿瘤患者的原则是尊重为先，要根据患者身份、职业、年龄等具体情况，因人而异，力求恰当地表达出医护人员对肿瘤患者的尊重。鼓励与肿瘤患者谈及其配偶或家属，适当用敬称，以示尊重。但在治疗和护理的关键环节上，可直呼姓名，如术前核对手术患者、输液核实给药等，这样做的目的是核实肿瘤患者信息，保证治疗准确无误。在非治疗过程中，不可用床号取代称谓。

2. 通俗表达 对于文化水平较低的肿瘤患者来说，过多的医学专业术语会阻碍肿瘤患者对医生所传达信息的理解。每一位肿瘤患者都希望“清清楚楚就医，明明白白治疗”，所以特别需要医生通俗地表达医学知识，保证肿瘤患者能够清楚自己的患病信息、认同自己的治疗方案，理解医生所做的努力。对于必须使用的医疗专业术语，医生要多用图片、模型或录像给予形象化的解释说明。

3. 讲究言语交流技巧

（1）态度和蔼，语气亲切平缓：态度亲切和蔼、语气平缓得当是良好沟通的先决条件。处在病痛中的肿瘤患者总是比正常状态下更脆弱、更敏感，同一句话，以不同的语气并伴随不同的表情和动作，会使之产生完全不同的感受。一句冷淡、生硬的话语会使其产生悲观或激动的情绪，而随和、亲切的语气会使患者感到莫大的关怀和温暖、支持和鼓励。

（2）多倾听：在人际沟通中，倾听是准确获取信息、促进对话、向对方表达尊重、建立良好关系的核心技能。在医患交流对话中，特别需要医务人员保持倾听的状态，这是医患交流的基本要求。医务人员在交流中如果能够对肿瘤患者的陈述有更多的倾听，将有助于准确、全面地收集患者信息，了解肿瘤患者真实的状态，赢得肿瘤患者的信任与合作。良好的倾听姿态体现在：①温和的目光交流；②注视肿瘤患者的眼睛及面部；③观察肿瘤患者的肢体语言；④不随意打断或阻止肿瘤患者的叙述；⑤伴随声音附和或表示“我知道了”“是这样啊”等；⑥必要时提醒肿瘤患者说明某个症状和问题。

（3）多用开放式提问：医务人员在与肿瘤患者交流时，应多用开放式提问，适当用封闭式提问，必须避免审问式提问。开放式提问可以使肿瘤患者主动、自由地表达自己，便于全面了解患者的病情、感受和想法。封闭式提问只允许肿瘤患者回答“是”与“否”，便于医务人员快速、有效地了解疾病的情况。通常医生可根据医患谈话内容交替使用这两种方式。审问式提问往往是以命令的口气要求对方“必须说出……”或“必须承认……”或者用反问的方式如“你怎么会……”提问，这样的提问方式会让对方感受到压力，产生“被胁迫”的感觉，这种提问方式对医患关系具有破坏性作用。

（4）创设乐观语境：对有些肿瘤患者可以适当运用幽默语言，表现出乐观向上、轻松诙谐，如用善意、鼓励、得体的玩笑调节病房的气氛等，这会像阳光一样驱散肿瘤患者心中的乌云，对肿瘤患者产生意想不到的良好效果，从而增强肿瘤患者的自信心，重新树立自我。

4. 杜绝伤害性语言 在整个医疗过程中，医务人员要有意识地使用保护性语言，避免因语言不当引起肿瘤患者不良的心理刺激。对预后不良的肿瘤患者告知病情要谨慎，以减少肿瘤患者的恐惧，可以先和肿瘤患者家属沟通，以期得到患者家属的配合。伤害性语言会通过大脑皮质与内脏相关的机制扰乱内脏与躯体的生理平衡，可引起或加重病情。医患沟通时应杜绝使用以下几种伤害性语言。

（1）直接伤害性语言：如“你怎么这么不懂道理？”

（2）消极暗示性语言：“你怎么这么迟才来看病？”“准备后事吧！”等。

（3）窃窃私语。

5. 不评价他人　每个医院的条件不同、医生的技术水平不同、对同一疾病的认识不同，因而对同一疾病的诊疗方法也有可能不同，更何况肿瘤疾病的诊断和治疗是一个复杂的过程，故不要随便评价他人的诊疗，否则会导致肿瘤患者的不信任，甚至引发医疗纠纷。

【案例 6-1】

患者，男性，76 岁。因“左侧上叶肺癌切除术后半年”由家属陪同来医院复诊。

医生：“大爷，您好呀！我是 ×× 医生，您今天来医院是感觉哪里不舒服吗？”

患者：“年前我在你们医院做了肺的手术，这不半年了嘛，我儿子说得来复查了，就带着我过来了。”

医生：“那您这半年怎么样？有感觉不舒服吗？”

家属说：“我看着还行，吃饭、睡觉都不错。”

医生：“您儿子说，您这半年恢复得不错，是吗？

患者：“嗯嗯，挺好的，你们给我治疗得很好，没什么不舒服的地方。不过我这半年吃的药太贵了，医保也报销不了多少，您看看能不能给我调整一下？”

医生：“这样啊，我知道了。我会根据您的病情进行调整的，您放心吧！”

患者：“医生，那我这次主要都检查什么呀？”

医生：“您重点要查一下胸部 CT，血液也检查一下。”

患者：“这是不是要花很多钱呀？能不能少开点？”

医生：“大爷，检查是为了明确疾病情况，这样我才能对症调整您的用药呀，而且您的身体最重要对吧？”

患者：“那行吧，那就听您的吧。”

医生：“家属，我看大爷走路不是很方便，我帮您叫了轮椅，如果有其他需要随时跟我说。”

家属：“好的，谢谢医生。”

（二）非言语沟通

非言语沟通主要是指非语词性沟通，包括面部表情、目光、身体姿势、肢体动作和行为、空间距离和方位等。在会谈信息的总效果中，语词占 7%，音调占 38%，而面部表情和身体动作占 55%，后两者都是非言语沟通的方式。准确识别、理解并运用非言语信息对提高医患沟通效率有重要帮助。

1. 仪表举止　仪表是人容貌、体型、神态、姿势、服饰、发型等的综合表现，在一定程度上反映了一个人的精神面貌，对人们的初次交往来说极为重要，即所谓“第一印象”，往往会“先入为主”，并且还会影响以后的交往。医生的举手投足都影响着沟通，因为在医患接触时，肿瘤患者首先感受的是医生的举止、风度、语言等外在的表现，和蔼可亲的言谈举止可使肿瘤患者产生尊敬、信任的心理，增强战胜疾病的信心。医生必须养成举止谦和、文明礼貌的行为习惯。

2. 目光与面部表情　对医生来说，一方面要善于发现肿瘤患者目光中所提示的信息，感觉到肿瘤患者的反馈，并能给予正确解释；另一方面要善于运用目光接触反作用于肿瘤患者，使其受到鼓励和支持，促进良好交往。临床上，医生和肿瘤患者交谈时，要用短促的目光接触以检验信息是否被肿瘤患者所接受，从对方的回避视线、瞬间的目光接触等来判断对方的心理状态。医生应善于通过面部表情表达自己，更要细心观察肿瘤患者的面部表情变化。“微笑是最美好的语言”，医生的微笑可以转化为肿瘤患者心底的一缕阳光，尤其是面对不同文化背景和疾病的肿瘤患者及家属时，适度表现微笑这一重要的肢体语言十分重要。

3. 身体姿势　常能传递个体情绪状态的信息，能反映交谈双方彼此的态度、关系和交谈的愿望。记住一些特殊姿势及其在不同环境下代表的含义是必要的，如微微欠身表示谦恭有礼等。在医患沟通中，医生通过观察患者的身体动作，可迅速了解患者的真实感觉。从而避免因主观判断而忽略患者的真正需求。

4. 语调表情　就是指人们说话时所用的语调、所强调的词、声音的强度及说话的速度、流畅性、抑扬顿挫等，它会起到帮助表达语意的效果。医务人员应留意判断，并重视这些信息在会谈中的意义。在言语沟通中，语调表情并不是孤立存在的，在医患会谈过程中，它与词语及其他非言语信息相互渗透、相互结合、共同发挥作用。在与肿瘤患者沟通时，要注意语速和语态，要以亲切的语言和平缓的语速与患方沟通。

5. 距离与方位　人际距离是交往双方之间的距离。有人将人际距离分为3种：亲密的距离，约在0.5m以内，可感到对方的气味、呼吸，甚至体温；朋友的距离，为0.5～1.2m；社交的距离，即相互认识的人之间，为1.2～3.5m。医患会谈的距离应根据双方的关系和具体情况来掌握。正常医患之间的会谈，双方要有适当的距离，约一个手臂的长度，以避免面对面的直视，这种位置使肿瘤患者和医生的目光可以自由地接触和分离，而不致尴尬和有压迫感。医护人员对肿瘤患者表示安慰、安抚时，距离可近些。此外，医生和肿瘤患者间的年龄、性别、身份不同也应该有不同的距离和方式。

6. 肢体接触　心理学研究表明，医患肢体接触的动作常会对肿瘤患者产生良好的效果。例如，为呕吐的肿瘤患者轻轻拍背；为动作不便的肿瘤患者轻轻翻身以变换体位；搀扶术后的肿瘤患者下床活动；双手握住肿瘤患者的手以示安慰或祝贺……这些都是明显表达医护人员善意的接触性沟通。

医护人员对肿瘤患者直接实施医疗行为时，通常会有肢体接触。如果医护人员善于运用肢体接触，如做身体检查时手法轻柔、寻找病灶时接触位置准确等，都能够传达医护人员对肿瘤患者的关怀，快速地与肿瘤患者建立起信任关系，对肿瘤患者治疗疾病、身心康复可发挥最直接、最关键的作用。

（三）书面沟通

书面沟通是沟通双方借助文字、图画、图表等文字符号进行的沟通。书面沟通是医患交流的重要形式，重视医疗服务环节中的书面沟通，也是对医患双方权利的有效维护。与言语沟通相比，书面沟通效率低、时间长，但书面沟通具有是非分明、内容清晰可查、具体明确、证据力等众多优势，也是维护医患双方权益的重要保障。

1. 书面沟通的内容

（1）诊疗过程中各种医患沟通的知情同意书、协议书：医护人员应向肿瘤患者或家属介绍患者的疾病诊断情况、主要治疗措施、重要检查目的及结果、患者的病情及预后、某些治疗可能引起的严重后果、药物不良反应、手术方式、手术并发症及防范措施、医药费情况等，并听取肿瘤患者或家属的意见和建议，使患者和家属心中有数，以便能够得到他们的配合。每次沟通都应在病历中有详细的沟通记录并签字。

（2）医学知识与健康教育资料：医院各专科可以根据自身专业的特点，将常见病的发病特点、治疗方法、预防措施、随访方法等制作成对肿瘤患者的教育资料，使肿瘤患者或家属可以随时取用。对医院规章制度、入院流程、出院流程等也可一并制成书面材料，免费发放给肿瘤患者，或做成板报、宣传栏，或发布在医院网站上，以便肿瘤患者查询。在有针对性的医学知识教育中，医护人员可以利用人体解剖图谱或实物标本对照讲解，增加肿瘤患者和家属的感性认识，使患方理解诊疗过程并配合。

（3）对于残疾的肿瘤患者（盲人、聋哑人等）要采用特殊的书面形式进行沟通，如盲文或其他媒体形式等。

2. 书面沟通的技巧

（1）检查过程中的书面沟通：应避免形式化，重要的是与肿瘤患者进行深层次的交流，而不是简单地让患者签字。在向肿瘤患者或家属呈现书面材料的同时，要向患者讲明检查的要求、对疾病诊断的意义、检查时的注意事项、检查结果的含义等。特别对于一些有创伤的检查，必要时应陪同肿瘤患者检查，稳定患者的情绪，取得患者的信任。

（2）治疗过程中的书面沟通：要向肿瘤患者或家属介绍患者的疾病诊断情况、主要治疗措施、重要检查目的及结果、患者的病情及预后、某些治疗可能引起的严重后果、药物不良反应、手术方式、手术并发症及防范措施、医药费情况等。由于医学的不确定性，对于肿瘤疾病的治疗可能有多种方案，治疗结果也是不确定的，医务人员要用通俗的语言向肿瘤患者说明各种治疗方案的利弊，让患者共同参与到治疗过程中去，参与治疗的选择，并在病历中有详细的记录，取得肿瘤患者的支持和配合。在书面沟通过程中，只需要对治疗过程进行客观的描述记录，尽量避免对疾病可能的转归、治疗的效果等作肯定或否定的结论。

（3）对于手术协议书的签订：医务人员在与肿瘤患者签订手术同意书时，最重要的一点是要取得肿瘤患者的信任，让患者认识到医患有着共同的目标——患者的康复，医务人员会尽心尽力，而非躲避风险、规避责任。协议书上的手术风险要向肿瘤患者解释清楚，这个过程最重要的是语言技巧，既要让肿瘤患者坚定战胜疾病的信念，又要让肿瘤患者对手术的风险有必要的理解，所以医务人员交代风险时，要着重交代医务人员对可能手术风险的防范措施和应急预案。

（4）医患沟通中的社交软件交流：利用现代社交软件（如微信、邮件和QQ等）进行沟通和交流是较温馨和便捷的表达方式，能有效体现医者的真诚和善意，洋溢着浓郁的人文情愫和服务责任感，可以拉近医患之间的距离，融洽医患关系。社交软件上的交流应避免统一的、机械的、缺乏情感色彩的语句，尽量提供有针对性的个性化服务，以示对肿瘤患者的尊重。

3. 医患沟通文件的内容格式　医患沟通文件主要是诊疗过程中的医患沟通记录单。每次确定治疗方案或做有创的检查时，都应在病历中有详细的医患沟通记录单，记录单应在查房记录或病程记录后。记录的内容要有沟通的实际内容，以及沟通结果、时间、地点及参加的医护人员和肿瘤患者及家属姓名，必须在记录单的结尾处请肿瘤患者和家属签署意见并签名，最后由参加沟通的医护人员签名。根据肿瘤患者病情和治疗情况，一般每份病历中应有3次以上包含实质内容的沟通记录。

4. 技术辅助医患沟通　随着信息技术的发展，医患沟通的方式也逐渐丰富起来，从最传统的面对面沟通逐渐发展为通过电话（语音）、短信（电子文本）、视频等方式进行沟通，这使得医患沟通不再局限于时间、地点等客观条件，同时新的沟通模式在一定程度上能有效合理分配医疗卫生资源，为医患双方带来便利。

技术辅助医患沟通从信息传播的视角来看，指的是在沟通过程中传播渠道选择使用信息技术，从而辅助医生和患者之间完成信息交换的有别于传统面对面形式的医患沟通。信息技术在广义上通常指微电子、感测与识别、软件、通信、计算机与智能以及控制等技术的整体。在医患沟通过程中，作为辅助沟通的工具，信息技术的使用主要包括通信工具及计算机网络等工具的使用，如电话、手机、电脑等设备的使用。

技术辅助医患沟通的主要优势包括信息传递速度快、效率高、利于长期护理和连续医疗、减轻肿瘤患者心理负担等，存在的不足包括限制医疗工作者主观能动性、信息反馈不及时、安全性和准确性无法得到保障，因此，虽然在理论上技术辅助医患沟通优点诸多，但是在互联网环境应用中医患双方对技术辅助沟通的反馈却并不理想。在肿瘤患者角度，有的肿瘤患者对沟通的满意度并不高，有的肿瘤患者认为技术辅助医患沟通的服务质量不佳，有的肿瘤患者认为沟通并没有解决他们的问题，还有的肿瘤患者表示不愿意再次使用这类医患沟通方式。从医生角度，部分医生认为一些使用技术辅助医患沟通的服务模式给他们的工作带来了更大的负荷，如占用他们过多的时间甚至是非工作时间。

第三节 肿瘤患者病情告知方法和技巧

确诊癌症对患者来说无疑是个难以接受的“坏消息”，癌症“坏消息”的知晓会使患者产生不同程度的负性心理反应。癌症告知的质量与患者的压力和焦虑、患者对“坏消息”的适应、患者对护理和健康结果的满意度直接相关。因此，癌症告知是癌症诊疗过程中一个非常重要的沟通技巧。

一、病情告知的定义

病情告知是指在医疗过程中，由于医疗行为的特殊性，患者将自己的生命健康托付给医务人员，同时由于缺乏足够的医学知识，对手术、检查、疗效、价格都不甚了解，需要医务人员为其提供作决定所必需的足够信息（如病情、诊疗方案、预后及可能会出现的危害等），保证患者“知情”，是由医务人员在适当时机、适当地点告知患者真实病情，以便让患者在权衡利弊后，对医务人员所拟订的诊疗方案作出同意或否定的决定。病情告知对患者来讲是权利，对医务人员是义务，即患者有权利知晓自己的病情，并可以对医务人员所采取的治疗措施决定取舍，目前已经被东西方医学界广泛采用，并得到了患者的认同。医生在进行病情告知时，应秉持职业道德，准确地将患病情况告知患者，告知其身体状况和恢复情况、疾病的治愈成功率、治疗费用等。

二、病情告知的历史发展过程

早在 18 世纪，美国医生已经实行知情同意了，但那时实施知情同意是为了使患者参与医生的治疗方案、达到医疗目标，并不是出于对患者人格、尊严或个性化权利的尊重。第二次世界大战中，德国法西斯疯狂地屠杀数千万计手无寸铁的犹太人，并在他们不知情的情况下对他们进行令人发指的活人医学试验，促使人们对当时医学试验的知情同意进行反思。现代意义上的知情同意在 20 世纪 40 年代得到认可，西方普遍接受了不取得患者或当事人在自由意志下的知情同意，就不允许对他们进行任何医学试验。此后，一些国家和组织把知情同意权由道德范畴过渡为法律规范，并加以认可和执行。1957 年，美国法院通过了“知情同意权”。1973 年，美国医院联合会通过了《病人权利法案》，1974 年美国卫生、教育、福利部以法律形式颁布了《病人权利》，明确规定了病人有权得到考虑周到的、尊重人的医疗护理权，得到有关诊断、治疗和预后的完全且最新信息的权利，了解其住院费用并且得到解释等 12 项权利。1981 年，在葡萄牙召开的第 43 届世界医学会大会上，通过了《病人权利宣言》，确认了病人应享有的包括知情同意权在内的 6 项权利。

知情同意权在我国已经实施了几十年，最为典型的形式是被严格执行的外科手术前的签字制度。我国卫生部 1982 年发布的《医院工作制度》第 40 条（手术室工作制度）的附则（施行手术的几项规则）中第 6 款规定，实行手术前必须由病人家属，或单位签字同意（体表手术可以不签字），紧急手术来不及征求家属或机关同意时，可由主治医生签字，经科主任或院长、业务副院长批准执行。近些年来，我国又颁布了一系列法律、法规，如《医疗机构管理条例》《医疗事故处理条例》《中华人民共和国执业医师法》等，在这些法律、法规中，均有明确涉及患者享有知情同意权的细则。

三、病情告知现状

如何既能如实告知肿瘤患者病情又不至于引起不良后果，成为国内外医务人员普遍面对的一个复杂的非技术性难题。由于国内外文化背景不同，不同国家在对恶性肿瘤患者真实病情的告知方式、告知内容方面存在差异。患者的年龄、性别、文化程度、生活习惯、嗜好、观念，以及工作、家庭、所处的地理环境，均制约着他们对肿瘤的认识能力和认识水平。

目前，国外主要有两种肿瘤告知模式，即美国的SPIKES模式和日本的SHARE模式，均得到了广泛的推广和应用。SPIKES模式名称的每个字母都代表着该沟通模式的步骤：S（setting up）即沟通场景的设定；P（patients' perception）即患者认知的评估；I（patients' invitation）即患者许可的获得；K（knowledge）即告知医学专业方面的详细信息；E（exploring/empathy）即移情，使患者情绪得到稳定；S（strategy/summary）即掌握策略与总结方法步骤。SPIKES模式得到了美国、欧洲等西方国家的广泛使用，其告知效果也得到了美国、英国、德国、日本、中国等国家的验证。SHARE模式具有四要素：①为患者提供支持的环境（supportive environment），包括“建议家属一同在场”等；②告知坏消息的方式（how to deliver the bad news），包括诚实的态度、清楚的语言表达、以肿瘤患者能理解的方式，不要反复采用“肿瘤”这样的字眼，在措辞方面需婉转、谨慎，对患者或家属的提问表示鼓励；③提供附加信息（additional information），尽可能提供患者想要了解的信息，包括以后的治疗方案、患者日常生活可能会因为疾病而带来的影响、患者或家属的忧虑等；④作出妥当的保证及提供情绪支持（reassurance and emotional support），包括怀着真诚、温暖的态度，鼓励肿瘤患者和家属表达情绪，关注患者的求生意志。

肿瘤患者由于对肿瘤的认识不足、缺乏足够的医学知识和受“谈癌色变”“癌症没法治”等大众思维的影响，容易产生错误想法，因此，以往认为，告知患者实情最大的顾虑就是怕患者难以承受“肿瘤”的打击，对治疗和生活失去信心而产生种种不利后果。“告诉与不告诉”，往往是医务人员与患者家属讨论较多的问题。目前对于肿瘤患者的病情，医务人员常采取的是“家属优先制”医疗措施，即医务人员首先会将肿瘤患者的病情如实告知家属，然后由家属决定是否告诉患者；若家属要求医务人员保密，医务人员不会告诉患者病情的真相，也就是说患者的知情权掌握在家属手里。我国一直强调的知情同意权往往就是患者家属的权利，特别是在对一些重症、绝症的知情上。在医务人员中一直都有这样一种认识：如果一个人不幸身患绝症，病情应该向其本人保密。这被视为一项保护性医疗制度而被社会所广泛认可，这一制度与手术前的患者家属签字制度成为中国知情同意的主要内容。

但是目前家属优先制的告知现状与我国现行法律之间存在着一定的矛盾。我国颁布的《医疗事故处理条例》第11条规定：“在医疗活动中，医疗机构及其医务人员应当将患者的病情、医疗措施、医疗风险等如实告知患者，及时解答其咨询；但是，应当避免对患者产生不利后果。”条例中明确规定了对患者及其家属履行告知是医务人员的一项法定义务，是必须要做的工作；知情同意权则是法律赋予患者的权利，是必须满足的条件，肿瘤患者也不例外。由此看来，这未能满足患者知情权的需求，若继续实行家属优先制，不仅剥夺了患者的知情权、损害了患者的利益，而且医院及医务人员的利益也会受到损害。

事实上，在医疗实践过程中，医务人员常低估了肿瘤患者的心理承受能力。只要医务人员和家属有充分的思想准备及应对能力，选择好时机和方式告诉患者真相，绝大多数肿瘤患者是能应对的。在临床实践过程中，肿瘤患者出于疾病的折磨往往会要求医护人员能够与他们多做交流或得到心理治疗以减轻压力；希望在手术或治疗前给予详细的解释，并征得同意；希望能在来院复诊时得到医护人员的提醒、帮助，甚至陪伴等。这些都表明，肿瘤患者希望得到相关疾病的科普教育、医疗护理指导和心理治疗。显而易见，这些工作只有在患者知晓病情的情况下才能进行，对于那些未被告知病情的患者，很难争取到其完全的治疗配合，亦很难做到有效的医疗心理护理和疾病宣教。

四、病情告知的意义

根据医学伦理学的原则，知情权是患者的一项基本权利。大部分肿瘤患者在被告知病情时不会感受到对生存的绝望，仅有极少数患者会放弃生存的希望。一旦患者选择正视病情，恐惧感可以减轻，精神压力会转换为治疗的动力，从而机体的免疫系统能够更好地发挥抗肿瘤的作用。当患者获知其真实病情后，其心理变化会从恐惧与否认期转变为过渡与接受期。在得知真实病情后，患者的精神和心理极度不适表现会在7～14天后自然消退，此外，如实告知病情可以让患者能够有机会和时间来安排生命的余下时间，减少遗憾。部分肿瘤患者会充分地利用生命中仅存的时间全身心地致力于自己所热爱的事情，反而其生命会获得延长。

告知肿瘤患者病情有助于激发肿瘤患者与肿瘤抗争的信心和斗志，从精神上战胜肿瘤，并且对其治疗和提高生命质量也是有积极意义的，而保护性医疗对于肿瘤患者的病情是不利的。在明确诊断以后，告诉患者病情和不告诉患者病情，两者的心理反应和应对行为有显著差异。不知道病情的肿瘤患者心理反应重、情绪差、应对行为消极无效、对未来充满迷惑与绝望，这对肿瘤的治疗和预后有着很大的负面影响。在肿瘤患者的诊断明确以后，如果医生、护士或者家属能够尽快选择恰当的时机告知患者实情，包括疾病的起因、预后、治疗手段和注意事项等，就能充分调动患者的主观能动性，减轻心理压力，促进其适应性反应，以乐观的态度面对未来，这对提高疾病的治疗效果和患者的生存质量有着十分重要的作用，同时，也充分体现了21世纪新的医学模式，强调了“治人”的观点及对人的尊重。

五、病情告知内容

告知肿瘤患者病情的目的不是简单地宣告诊断结果和治疗措施，而是通过告知手段使患者逐渐了解肿瘤、认识肿瘤，激发他们面对肿瘤的勇气和与之作斗争的信心和决心。因此，病情告知涉及的内容广泛，大体上包括以下几个方面：①了解患者面临的主要问题及顾虑；②患者对这些问题的理解和应对方式；③患者的这些问题对患者本人及其家属在心理、情感和社会方面的影响；④患者所患肿瘤的种类、恶性程度、是否转移、目前治疗的最佳措施、治疗中应注意的问题、护理要求及其安排、为达到治疗效果患者必须改变的某些生活方式等；⑤了解患者对医务人员所告知内容的反应；⑥估计和判断患者对今后治疗的需求；⑦和患者讨论治疗方案及医疗费用使用细节，使患者明白其中的内涵；⑧尽量使患者同意治疗方案；⑨如果患者暂时不同意治疗方案，医务人员应采取应对方案。

六、病情告知后患者的反应

人是一个有生命的适应系统，其行为可分为适应性反应和无效性反应，人的应对行为是影响适应水平的重要中间变量，积极、有效的应对行为有助于适应，是缓解心理应激的关键，消极的应对行为则不利于适应。当患者刚刚知道自己患癌时，表现为消极的应对行为，呈无效性反应，其结果是焦虑、抑郁程度加重。医务人员通过干预措施，告诉患者肿瘤是可以预防，也是可以治疗的，对其进行相关防癌、治癌的健康教育，并请病房内其他的肿瘤患者现身说法来开导患者，可促进肿瘤患者的适应性反应，使其表现为积极、有效的应对行为，减轻其焦虑、抑郁的程度。实践表明，多数患者知晓病情后的心理反应属于正常范围，如震惊、麻木、否认，这种反应使患者对危机保持一定的情感距离而不是身陷痛苦之中，数天之后就会表现出明显的痛苦、焦虑、忧虑甚至愤怒。此时，他们最需要的是和周围的人进行交流，医务人员在此时一定要设法创造一种环境和气氛，让患者能够有充分发泄情绪的机会，去倾吐心中的不安、恐惧等，医务人员此时一定要站在患者的立场上，给予同情、理解，并及时给予心理支持。相反，不知道自己病情的肿瘤患者，在忍受疾病的折磨和接受痛苦的治疗时，由于得不到医生、护士的正确引导和帮助，随着病程进展和治疗手段的实施而表现为明显的消极应对行为，其焦虑、抑郁程度呈不断加重的趋势。因而不知道自己病情的患者不能正确认识和面对疾病，对未来缺乏信心，对未来充满迷惑与绝望，从而采取一些悲观绝望、没有效果的应对行为，其焦虑、抑郁程度显著高于知道了自己病情的肿瘤患者，这对患者病情的治疗、预后以及生存质量有着十分不利的影响。虽然多数患者知晓病情后，短时间会出现负性情绪过多的现象，但随着时间的推移，患者会表现出对疾病的良好适应性。特别是随着治疗手段的实施，知道自己病情的患者在医生、护士的指导帮助及亲戚朋友的开导关爱下，能很快地过渡到接受期，并能很好地与医生、护士配合，其焦虑、抑郁程度明显减轻。鉴于肿瘤患者知晓病情后常表现出恐惧、焦虑、抑郁等精神症状，而这种经过也多属于正常的和适应性的表现，一般 15 天左右患者的多数症状会自然消退，因此如果此时医务人员及家属能够适时采取适当的告知方法，并配合实施针对性的干预，可能有助于缩短肿瘤患者知情后的精神心理反应经过，减轻其反应程度。

七、影响病情告知的因素

（一）恶性肿瘤预后的特殊性

恶性肿瘤的预后与肿瘤分期有着密切的关系，肿瘤分期是影响恶性肿瘤患者真实病情告知的重要因素。研究表明，69.9% 的家属认为恶性肿瘤早期可以选择告知，其中，仅有 34.4% 的家属能够接受恶性肿瘤晚期可以直接告知的行为，87.5% 的医师赞同在恶性肿瘤早期将诊断结果告知家属，但是赞同将恶性肿瘤晚期的诊断结果也告知患者的医师仅占 40.5%。恶性肿瘤早期时，医师会尽量表明自己的态度，并让家属同意自己的治疗意见；恶性肿瘤晚期时，医师同样尊重家属的意见，如果家属不同意告知患者，医师便不会劝说。

研究表明，40% 的恶性肿瘤患者希望被告知自己的真实病情及疾病的预后情况，但是实际上仅有 37% 的患者于生前被告知，其中，仅 13% 的恶性肿瘤患者完全了解其疾病的预后。然而，告知信息越详细、越精确（包括肿瘤分期及预后等情况），对恶性肿瘤患者晚期的照护越有利。如何根据恶性肿瘤分期来决定是否告知患者和家属是今后的研究方向。

（二）患者对恶性肿瘤结局不同程度的恐惧

告知患者恶性肿瘤的诊断会使患者产生不同程度的恐惧。患者的性别、年龄、婚姻状况、文化程度、宗教信仰、就业情况等均是影响告知方式和告知内容的重要因素，在告知患者病情之前应该对这些重要因素进行评估。在相同年龄的前提下，与男性恶性肿瘤患者相比，女性恶性肿瘤患者更趋向于家属与医务人员共同参与告知其诊断结果和预后情况，而男性恶性肿瘤患者则趋向于医务人员直接告知。年龄＞30 岁的恶性肿瘤患者更倾向于赞同“生命的终结应该是顺其自然”和“与家人谈论死亡很公开”；年龄≤30 岁的恶性肿瘤患者当得知患有肿瘤后容易对生活失去信心，大多数患者会产生焦虑和恐惧的心理，并且拒绝谈论死亡。性格外向的恶性肿瘤患者更趋向于了解自己的真实诊断结果以及疾病预后情况；性格内向的恶性肿瘤患者则更多地选择逃避知晓真实诊断结果，并且回避谈论死亡。文化程度高的恶性肿瘤患者更趋向于医务人员告知其真实诊断结果及疾病预后情况，且能够积极配合治疗，对自己身患恶性肿瘤事实的承受力强于文化程度低的恶性肿瘤患者。

（三）家属顾虑肿瘤患者情绪及家属自身因素

部分家属担心将真实诊断结果告知肿瘤患者后，患者会出现严重的焦虑和抑郁等负面情绪，无法承受告知内容，承受极大的精神压力，从而拒绝治疗；另外，还有部分家属希望患者能够平静地接受生命的终结，因此，大多数家属不主张将真实的诊断结果告诉患者。有些家属在得知亲人患有恶性肿瘤后会产生焦虑和悲伤的情绪，自身无法承受病情事实。既往有重病接触经历或者丧失直系亲属经历的恶性肿瘤患者家属比无此经历的恶性肿瘤患者家属更在意是否告知患者真实病情，如果医护人员在未征得家属同意的情况下向患者泄露了真实病情，家属容易产生不满的情绪。此外，未能科学进行的恶性肿瘤告知工作会在一定程度上影响患者的治疗效果，甚至缩短患者的生存期。如何让患者及其家属坦然接受患者的真实病情，愿意积极配合治疗，并将“尊重患者家属意见”的告知模式转变为“尊重患者意见”的告知模式，是当前关注的重大问题。

（四）医护人员方面的因素

为避免告知后患者产生不良的精神心理反应和行为，通常医务人员会选择在第一时间将真实病情告知家属，究其原因：①家属对患者最了解，家属可以根据患者的性格选择是否告诉患者真实病情；②避免患者的负面情绪对医务人员的工作产生影响；③担心患者放弃或不配合治疗，或因心理压力太大而选择轻生等进一步加重病情的过激行为。如何应对告知真实病情后患者出现负面情绪是值得医务人员思考的问题。

随着“医闹”事件的层出不穷，医疗风险是医生不直接将真实病情告知患者的另一个重要原因。虽然法律规定医方应如实向患者介绍病情，但是又制定了“避免对患者产生不利后果”的规定，此种规定给告知带来了巨大的压力、告知患者则可能会因其无法承受压力从而产生不利后果，隐瞒病情则违背法律规定。因此，医务人员会选择把告知权交给家属。医方将尊重家属的告知意愿放在首位，家属若同意告知患者真实病情则告知，若不同意则隐瞒。

大多数恶性肿瘤患者均需要有一个接受病情事实的心理过程，如果立即将真实诊断结果告知患者，绝大多数患者短时间内可能难以接受事实，难免会产生不良的情绪或行为，甚至造成严重的后果，因此，通常医师会选择等待告知真实病情的最佳时机，这种模式称为缓冲方式，它是将真实诊断结果有计划、有目的地告知恶性肿瘤患者的一种告知方式，目前已被大家普遍接受。此外，通过缓冲的方法实现逐渐告知具有其合理性。但是，在缓冲告知方式的过程中，由于患者家属起主要作用，家属与患者之间的关系会影响缓冲告知的结局，若关系不好，无法起到很好的缓冲作用，此时需要医务人员深入了解患者的家庭，选择适应恶性肿瘤患者的告知方式，实现真正的人文关怀。

另外，60.6% 的医务人员未接受过恶性肿瘤告知相关培训，这会引起很多问题。例如，当医务人员告知恶性肿瘤患者其真实病情时，若无法处理患者当时出现的各种应激状况，大多数医务人员会难以控制情绪，自身的自信心、患者对其的信任感等均会下降。如何合理地进行恶性肿瘤告知是医护人员必须掌握的技能，然而，目前国内尚无规范化的恶性肿瘤告知相关培训。

（五）文化背景因素

在中国以家庭为单位的背景下，医务人员在告知时特别重视和强调家庭的作用，加上肿瘤患者对自身疾病的预后情况关注较少，往往是嘱其家属与医务人员对治疗方案进行商量，但是医务人员和家属为了避免影响患者的情绪，往往选择保密。此种告知方式至今仍有很多国家在应用，如意大利、希腊等，此外一些亚洲国家也存在相同的告知现状。在美国，恶性肿瘤告知方式也因民族文化背景的不同存在明显差异。

八、在告知义务中医务人员应注意的问题

医务人员和肿瘤患者之间的良好沟通能够有效地减缓患者的压力，让患者树立战胜疾病的信心，科学地应对治疗过程。医务人员要通过与患者交流了解患者希望得到的病情信息情况，绝大多数患者希望获得比较全面、准确的信息，仅有少数患者希望听到“好消息”，其实患者在希望获悉真实病情的同时，又对将要面临的严重后果充满了恐惧感。因此，医务人员在履行告知义务时，首先要考虑地点、环境；其次，要综合考虑肿瘤患者病情、患者及家属的文化教育水平、经济状况、心理和性格特点等，采取个体化的沟通方式，不能采用同一种方式告知患者。通常是由浅入深、逐渐地告知患者，并且在告知病情的过程中，应给出一定的时间让肿瘤患者及其家属独立思考，做好思想准备，从而可以更加容易地接受恶性肿瘤的事实。通过患者家属协助进行情感交流，能够减少患者拒谈病情的焦虑和不安心理，但是，有研究显示，部分肿瘤患者家属在患者生命的最

后时间才被告知病情或仍不知情，由此提示，医务人员与患者家属的交流技巧仍需提高。国外采用了如下的具体措施告知患者：①对肿瘤患者拒绝接受病情事实的程度和个体特征进行评估，同时收集患者的家庭信息，大致获得该家庭的动态发展概况。②收集有关家庭气氛方面的信息，如家庭成员与患者之间的关系以及家庭主要决策者等。③总结患者及其家庭成员的信息。④决定告知患者真实病情的步骤。首先需要建立好肿瘤患者与其家属的关系，应该避免直接告知，注意把握好时机和方法，重视治疗获益与预后。该措施是在以家庭为单位的基础上选择告知患者，国内可以借鉴。

（一）患者家属沟通

家属是肿瘤患者最亲近的人，家属的态度会直接影响患者的情绪，因此应重视与患者家属的沟通。

1. 指导家属满足患者对情感的需求　与肿瘤患者家属沟通应记住一条中心法则，“医生不能完全代替患者家属满足患者对情感的需求”。在病情告知阶段，家属应该正确对待亲人患病，医务人员可以在患者家属中选择合适人选，在适当的时机一起向患者传递病情，起到缓解心理冲击的作用；在治疗阶段，应该把谈话重点放在家属身上，分析病情，使其相信科学，合理治疗，并介绍治疗措施、预期效果、注意事项等，同时稳定其情绪，摆正其态度，让家属对患者起到正面的影响作用，提高患者的治疗配合度和治疗信念，同时嘱家属尽心陪伴，加强守护。加强与家属的沟通，减少家属对治疗的疑义或不理解，既可以争取到家属的配合，也能减少不必要的纠纷和麻烦。

2. 冷静应对家属的质疑和愤怒　对于家属的质疑应该真诚地表示理解，做到有求必应，及时告知家属患者的病情及其可能的转归，以及下一步的治疗方案，随时保持和家属的接触与沟通。对于家属的愤怒应及时找出愤怒的原因，不急于辩白和争论，也不要急于否认，等待其情绪宣泄后，找好时机沟通。事的背后藏着情，莫先处理事，要先处理情；能用情解决的事，莫用理，能用理解决的事，莫上法庭。

（二）患者本人沟通

1. 处理好知情权与医疗保护　知情权是肿瘤患者就诊、医疗过程中的一项重要权力，而医疗保护则是要在尊重患者知情权的前提下，从关心患者的角度出发，尽量避免产生不利后果的一种要求，所以在医疗过程中，医务人员应该把患者的知情权放在比医疗保护更为重要的位置，但是也要根据患者的接受能力、心理状态，采取分段、循序渐进的方法告知患者。某些恶性肿瘤患者不能正视自己的疾病，性情抑郁、孤僻，应注重对其实施保护性医疗。

2. 患者知情后不同意时的对策　知情同意的伦理精神是基于对患者自主权的尊重，患者在患病过程中的生理和心理变化是动态的，患病后部分患者易产生心理障碍，此时应充分尊重患者的自主权，对其进行心理疏导，医务人员可在患者心理好转后使其接受医疗活动，以利早期恢复健康。

3. 保证患者知情权的医护一致性　在医疗护理活动中，护士所提供给肿瘤患者的信息应与医生想让患者知道的信息一致。护士平时应多与医生沟通，以便就同一件事能向患者提供一致的说法，这样也能增加患者对医护人员的信任，使医患和护患关系更加融洽。

（三）儿科医患沟通

1. 根据患儿年龄阶段的特点进行沟通　小儿生长发育迅速，在不同的年龄阶段心理发育特点各异，患病时的反应也不同，医务人员要有耐心，并根据各年龄段的特点，通过不同的方式进行有效的沟通，建立良好的医患关系，给予肿瘤患儿足够的关爱和尊重。学龄前期的患儿通常对家庭有较强的依恋情绪，疾病带来的痛苦可能引发抑郁、焦虑和恐惧等负面情绪，甚至可能导致退缩行为，如丧失行走、控制排便和自己进餐等技能。因此，医务人员需要给予患儿耐心、细致、周到的关怀和呵护，通过亲近患儿、允许他们携带喜爱的玩具和物品等方式，帮助他们适应住院环境，缓解孤独感和恐惧感。学龄期肿瘤患儿，患病后可出现内心情绪波动，产生抑郁、焦虑、恐惧、悲观、自责等心理，出现对抗、挑剔、任性、不遵医嘱和攻击行为，易与家长和医护人员发生摩擦。医务人员在接触年长患儿时，应感情细腻，适当提问、引导，适时应和，多给予夸奖和鼓励。体格检查的方式要适合儿童，切不可粗声粗气、疾言厉色，伤害其自尊心。对恢复期的学龄期患儿，为了消除因住院而耽误学习和功课所产生的焦虑情绪，应适当帮助患儿补习功课，鼓励他们参加社会活动和轻微劳动。

2. 解读患儿的体态语言 在医患交流中，医务人员正确解读患儿的体态语言是实现良好医患沟通、达到理想沟通的基本保证。医务人员应从肿瘤患儿的面部表情、动作、态度中进行细致的临床观察，及时发现病情变化，发现病症所在。

3. 克服患儿的恐惧心理 儿童在就医时会产生不同程度的恐惧，而且年龄越大，医疗恐惧程度越高。医生在见到肿瘤患儿和家长时要面带微笑，态度和蔼可亲，照顾细心周到，消除陌生感，营造一个轻松、和谐的就医气氛，使家长有被尊重的感觉。医护人员应声音柔和、亲切地称呼孩子的名字或乳名，在查体时，一些患儿不能主动配合，耐心有限，医生需要尽量缩短查体时间，并可通过观察患儿的表情来判断其感受，查体时要注意保护患儿隐私，注意细节，如查体前搓暖双手，查体结束后为患儿盖好被子等等。

医务人员还应注意满足孩子“皮肤饥饿”的需要，如抚摸肿瘤患儿的头部、轻拍他们的上肢和背部，使之获得亲切、友好的满足感，增强患儿的信任感和安全感。对住院的肿瘤患儿主动接近他们，多加爱抚、交谈，讲清生病住院的道理，帮助其熟悉环境，安排合理的生活作息制度，并为他们介绍小伙伴，鼓励他们积极参加集体活动，消除紧张、恐惧心理，主动配合对疾病的治疗。

4. 重视与家长的沟通 通过与家长的沟通，可全面了解肿瘤患儿的生理、心理和社会情况，并能争取家长主动、积极地配合医疗工作，促进患儿康复。例如，对病情较轻的、处于恢复期的肿瘤患儿，可指导家长和患儿逐渐增加活动量，并安排一定时间的户外活动，以利于患儿早日康复。

【案例 6-2】

患者，女性，14 岁，因“呼吸困难加重 1 个月”入院。入院后相关检查提示恶性肿瘤的可能性大，伴有多个功能性器官障碍，入院 2d 后，采集痰液标本送检显示鳞癌，结合影像学检查诊断为鳞癌Ⅳ期（晚期、全身多发转移）。以下是医生与患者家属在病情诊断后的一次沟通。

医生：“请坐，今天把两位叫来，是想跟大家交代一下病情。前两天给患者做了一个痰液和病理检查，结果不是很乐观，基本可以确定患者患的是鳞癌，而且是晚期。”

患者父母悲痛不已，母亲忍不住大哭起来，医生递给她一张纸巾，并拍了拍母亲的肩膀。医生给出一定时间让父母单独消化这个消息。

医生：“患者目前的状况可能很难承受肿瘤治疗的副作用，而且病情在短时间内恶化的可能性非常大。”

父亲：“医生，我们还是希望您能尽最大努力救救我的孩子，您是我们唯一的希望了。”说完也泪流满面。

医生：“两位的心情我很能理解，我们一定会尽力救治的。可能也需要你们做好思想准备，有问题随时和我沟通。”

（郭玉芳　颜萍平　刘　敏）

第7章　肿瘤心理治疗

相对于其他疾病而言，肿瘤对于患者个体的生理和精神冲击更为剧烈。肿瘤细胞以不可控的方式进行生长、扩散，浸润人体组织、器官，导致相关器官组织功能受损和衰败，并伴随着各种躯体不适，如疼痛、恶心等；同时，肿瘤的高致死率不可避免地诱发个体对死亡的焦虑，导致一系列心理应激反应。另外，有研究发现持续的焦虑、抑郁情绪可以活化肿瘤细胞，削弱肿瘤治疗的效果。通过系统心理干预，可改善肿瘤患者的不良信念、情绪、行为，有助于提高他们的免疫功能，辅助或保护药物或其他手段的治疗成果；系统心理干预还可以提高肿瘤患者的应对能力和心理社会功能，进而提高他们的生活质量。因此，在肿瘤治疗的整个过程中，对每个关键事件节点进行焦虑、抑郁等不良情绪的监测，并及时给予恰当的干预是很有必要的。我国对肿瘤患者的心理干预起步比较晚，相关研究主要见于近20年。目前，干预方法主要有以下几种：健康教育、心理支持、应急处理及应对技术、行为训练、音乐心理治疗和集体心理治疗等。

第一节　肿瘤心理治疗总论

一、肿瘤心理治疗的概念

近几十年来，心理治疗（包括治疗性咨询）作为临床干预手段已经有了很大的发展。心理治疗理论繁多，不同派系对心理治疗的理解也存在差异，因此，给心理治疗下一个明确、完整的定义并非易事。在我国，心理咨询和心理治疗的概念是混淆的。1984年，美国《心理学百科全书》明确指出："咨询心理学始终遵循着教育的模式，而不是临床、治疗或医学的模式。咨询对象是在应对日常生活中的压力和任务方面需要帮助的正常人。"《美国精神病学词汇表》将心理治疗定义为："一个人希望消除症状，或解决生活中出现的问题，或因寻求个人发展而进入一种含蓄或明确的契约关系，以一种规定的方式与心理治疗家相互作用。"心理治疗家弗兰克（Frank J.）认为：心理治疗是受过专业的训练、为社会所认可的治疗师通过一系列明确的接触或交往，对患有疾病或遭受痛苦并寻求解脱的人所施加的一类社会性影响。美国精神科医师沃尔培（Wolberger L.R.）认为：心理治疗是针对情绪问题的一种治疗方法，由专门训练的人员以慎重、认真的态度与患者建立一种职业性的联系，旨在消除、矫正或缓解现有症状，调节异常的行为模式，促进积极的人格成长和发展。我国有学者认为：心理治疗是以一定的理论体系为指导，以良好的医患或咨访关系为桥梁，应用心理学的方法，影响或改变患者的情绪及行为，调整个体与环境之间的平衡，从而达到治疗目的。对特殊群体肿瘤患者来说，Worden和Weisnan（1984）指出：心理干预是通过心理治疗性和教育性途径，影响患者应对疾病的一系列行为过程，旨在增强患者战胜疾病的斗志和能力，提高自尊心和应对能力，提高与疾病斗争过程中的自我控制感，甚至可能帮助患者更好地解决实际中碰到的问题。

综上所述，肿瘤心理治疗是受过专业训练的治疗师运用心理治疗理论体系，与肿瘤患者这一特殊群体建立的一种人际互动，从而影响和改善肿瘤患者心理状态、行为模式、躯体功能及躯体症状的过程。

二、肿瘤心理治疗的作用

肿瘤心理治疗是肿瘤心理学的重要组成部分。心理治疗技术对肿瘤患者心理状况的作用包括改善情绪状态、认知评价、行为方式等；心理治疗技术对肿瘤患者生理功能的作用包括强化生理机能、调节生化平衡、提升免疫功能等，以及由此带来个体生存时间的延长和生活质量的提高；

心理治疗技术在肿瘤患者家属及肿瘤科医务人员中的作用包括调整其在照顾和治疗肿瘤患者过程中的各种心理问题等。

肿瘤心理治疗的兴起，不仅拓宽了心理治疗技术应用的领域，也为肿瘤治疗提供了新的干预技术，揭示了心理治疗技术在肿瘤转归、康复方面的作用，并探索了人类战胜肿瘤的心理社会学途径。

三、肿瘤心理治疗分类

心理治疗学派众多，治疗形式也多样化，一般从以下几个方面进行分类。

（一）按照心理治疗理论分类

心理治疗理论繁多，每一种理论也多有分支，虽然存在核心理论倾向上的差异，但总体上可以将各种治疗理论分为3种主流学派：心理动力学派、认知行为学派和人本主义学派。目前，认知行为疗法是我国心理咨询和心理治疗从业者最常用的疗法。

（二）按照心理治疗所需的时间分类

1. 长程心理治疗 治疗总时长大于3个月，有时可达十几年，甚至终身，频率根据治疗内容不一，常见于精神分析和分析性心理治疗。

2. 短程心理治疗 治疗时间少于3个月，一般十几次治疗结束，短则五六次，甚至有时可少至一两次。

3. 限期心理治疗 治疗初始就将治疗方案设置完成，规定心理治疗需在一定的时间或一定的次数内完成，该设置通常不会打破，常见于集体心理治疗、家庭治疗、个别治疗等。

（三）按照心理治疗的对象分类

1. 个体心理治疗 治疗对象为个体，是目前最常见的心理治疗方式，治疗者和患者一对一，具有私密性，可就个人比较潜在的、比较隐私性的内容进行深入交谈。

2. 团体心理治疗 治疗对象为一个相对具有同质性的群体，团体内成员的同质性可以体现为疾病的类同，或心理问题的相似，或者其他方面。

3. 家庭治疗 治疗对象为一个群体，但人员来自一个家庭，或者是整个家庭成员，治疗的核心或焦点在整个家庭成员间的互动模式和家庭结构。

4. 婚姻治疗 治疗对象为一对夫妻，治疗的重点在于夫妻之间的功能及其沟通。

（四）按照心理治疗的不同干预方法分类

目前，常见的心理干预方法有音乐治疗、艺术治疗、运动治疗、支持性和教育性心理干预等；干预途径有数字化干预、现场干预、混合干预等。

四、肿瘤心理治疗基本过程和原则

（一）肿瘤心理治疗基本过程

心理治疗是一个系统而又深入的过程，也是患者和治疗者关系建立及逐渐发展的过程。虽然不同心理学流派在治疗过程中使用的技术或具体操作有差异，但总体来说，心理治疗的基本过程通常可以概括为以下几个阶段。

1. 初始阶段 初始阶段有两个目标或任务，即初步建立信任关系和评估患者。治疗关系贯穿整个心理治疗过程，是承载治疗的构架，治疗师与患者之间的关系是决定治疗是否有效的关键。理想的治疗关系是一种“新的、亲密的和建设性关系”，从开始治疗到治疗结束都需要为此理想治疗关系而努力。在治疗初始阶段，治疗师需要介绍自己，说明治疗流程或大概的设置，同时治疗师需告知来访者：除个别情况外，会尊重并保护其隐私。评估患者，在初步访谈时收集患者资料，治疗师根据资料要对患者进行评估，评估患者的核心问题是什么，治疗目标是什么，适合何种心理治疗方法。然后双方协商共同确定基本的治疗设置，如治疗形式、治疗时间、频率、付费等。

2. 治疗阶段 根据心理学流派的核心理论不同，具体治疗手段和技术各异。精神分析学派在治疗阶段会分为早期的探索性治疗，主要运用阻抗、移情等技术处理患者因无意识动机而出现的不良适应方式；治疗中期主要是探索和修通隐藏在潜意识中的各种欲望冲突。行为治疗着重通过结构化的操作，不断强化和增强外显的积极行为，相对应地消除或消退病态行为。认知疗法强调的是个体对事件的非理性思考导致不良情绪和行为的出现，治疗核心就是识别和应对负性自动思维。人本心理治疗则强调个体本性是积极的、建设性的、亲社会性的，心理问题出现是因为内化的他人价值观与真我出现了冲突，因此治疗就是“去伪存真”，用真诚一致、同感理解和无条件积极关注让个体重新回到个体本性上来。总的来说，每种治疗方法都会在治疗阶段进行问题界定，依据问题的性质选择合适的治疗方法和策略，并对问题进行深入探讨，寻找根源，然后进行干预实施。

3. 结束阶段 正常心理干预过程中，治疗效果会有变化，当评估治疗有效，确认问题得到解决或改善时，就可以做结束治疗的准备。最后双方都认为治疗可以结束时，就可进行适当的收尾工作。结束治疗是一个不可或缺的环节，即便是非正常的治疗结束，也需要尽可能进行一次治疗结束的会谈，向这一段特殊关系做一个告别。

整个治疗过程中，治疗师需保持高度的敏感性和专业性，适时调整策略以适应患者的反应和进步，同时关注治疗过程中的阻抗、移情等现象，确保治疗进程顺利进行。

（二）肿瘤心理治疗原则

心理治疗师需要有责任意识，在自身专业知识和能力范围内，为患者提供适宜且有效的专业服务。正如并非每个患者都能充分利用心理治疗一样，并非每一个治疗师都具有卓越胜任力，优秀的治疗师需要具有一些基本的条件和能力，如助人之心、敏锐的感知力、共情能力、健康的心理状态和丰富的经验等。除此之外，治疗过程中应当遵守基本准则，以确保治疗的有效性、伦理性及安全性。

1. 保密性原则 治疗师应当尊重并保护患者的个人信息和治疗内容，未经患者同意不得泄露。在治疗初期，需要向接受治疗的相关人员说明保密原则，并采取适当的措施为其保守秘密。法律法规和专业伦理规范另有规定的除外，如患者存在危害自身或危及他人安全的情况，或发现患者有虐待弱势人群，如老人、儿童等的情况，或发现未成年患者受到违法犯罪行为侵害时。

2. 信任原则 在治疗关系中，互相信任是心理治疗有效的重要条件之一。信任是理想治疗关系的润滑剂，只有在信任的基础上，患者才能不断接受医生提供的各种信息，逐步建立治疗动机，并能吐露个人心理问题的细节，为治疗师的准确诊断及设计、修正治疗方案提供可靠的依据，同时治疗师向患者提出的各种治疗要求也能得到遵守和认真执行。

3. 中立原则 由于心理治疗涉及一个人内心的真实想法，触及私人境界，因此常渗透着浓厚的情感，如果治疗中立的立场受到影响，则很容易导致职业性身份丧失和治疗的失败。中立原则包括态度的中立，也包括关系的中立。态度的中立是在治疗过程中，心理治疗师需坚守治疗的目的是帮助患者自我成长，心理治疗师不是救世主，不需替患者作任何选择。关系的中立是指治疗关系需保持单一性和纯粹性，避免多元性，不掺杂非治疗性的其他关系，如朋友、亲戚、熟人、师生等其他亲密关系。

4. 知情同意原则 治疗师应当尊重患者的知情权，治疗的目的、主要内容、局限性以及患者自身权益等都需告知患者，征得其同意后才可提供服务。另外，只有在患者签署书面同意书的情况下才能在治疗过程进行录音、录像等。

心理治疗需以治疗疾病、促进健康为目的，上述原则及其他原则构成了心理治疗的伦理和实践框架，旨在确保治疗过程的专业性、有效性和伦理性。

第二节 肿瘤心理治疗疗法

20 世纪 90 年代末以来，许多研究发现心理治疗对肿瘤患者的疾病症状及抗肿瘤药物治疗引起的副作用具有积极性作用。这些研究也证实了心理干预能够改善肿瘤患者的整体生活质量、提高免疫功能，并延长生存期。目前，临床上常用的心理治疗方法有精神分析疗法、认知行为疗法、患者中心疗法等，以及随着新技术改革后出现的数字化治疗等。

一、精神分析疗法

（一）精神分析理论

精神分析理论由奥地利精神病学家弗洛伊德创立，是深入探索个体无意识心理过程的理论，是致力于解决童年经历的影响和深层心理冲突的治疗方法。弗洛伊德创造性地提出了两个心智模型。第一个心智模型叫地形说模型：意识、前意识、潜意识。意识之下是前意识，前意识下是潜意识。意识指当前思想可以聚焦的，而前意识是自发想起来的，但是不会一直在意的记忆、想法、感觉等，就像被另外储藏着，随时准备用一样。潜意识是不能被意识觉察的，但真实存在。后来弗洛伊德将潜意识作为一种具有特定属性的假想心理系统，又叫动力性系统，它是一股活跃的力量，推动事情的发生和持续。另外，还有一股和其对抗的力量，这股力量阻止潜意识内容达到意识层面，叫压抑。第二个心智模型叫结构模型，又叫人格结构模型。这一模型将人格分为本我、自我和超我 3 个部分，每一个都有它自己的程序和优先设置，各自执行自己的功能以保持整个人格功能的正常运转。无论内部还是外部冲动，只要使任何两方出现冲突，就会产生问题。弗洛伊德还提出了发展的性阶段理论，分为口欲期（0～1 岁）、肛欲期（1～3 岁）、生殖器期（3～5 岁），每个发展阶段性能力指向不同的性欲区，也对应着不同的性发展任务，其中俄狄浦斯情结的消除被认为是心理发展特别关键的地方。

精神分析理论是一个发展的理论，20 世纪 30 年代逐渐发展出了自我心理学。自我心理学将自我放在了核心结构位置上，强调了有意识觉知的重要性和自我的适应性功能，也就是将对潜意识的兴趣转移到如何将这些潜意识内容排除到意识之外的过程，或者称之为防御。对冲突和防御的分析是自我心理学临床实践的核心，聚焦在患者内在冲动和承认运用防御的阻抗上，目标是让患者理解“过去”仍然保留在当前显示的体验中。

另一个重要发展就是梅兰妮·克莱因的客体关系理论。梅兰妮·克莱因接受弗洛伊德的力比多理论，但她认为这个驱力是与特定的客体关系紧密相连的，驱力是寻求与客体的链接，而不是单纯地只寻求张力的缓解。客体关系理论认为个体早期与主要照料者的互动经验会被内化为内在的心理表征，这些内化的客体以及和其相关的情感会成为个体心理结构的一部分，影响到个体对自我和他人的感知和反应。早期客体或主要照料者被婴儿使用分裂（好客体和坏客体）和投射（自己内在的感受归为外在客体）等防御机制处理复杂的情感体验。临床实践中主要是探索和理解患者的内在客体关系是如何形成的，以及这样的客体关系如何维持其心理世界的框架，进而改变这些模式来缓解心理困扰，建立健康的客体关系。

20 世纪 60 年代后，海因兹·科胡特创立了自体心理学理论。这一理论形成主要来自对自恋型人格障碍患者的研究，科胡特强调了自我的重要性，他认为自我凝聚（self-cohesion）是引导人类行为的主要动机。客体关系强调的是内化了的自体和客体表征之间的关系，自体心理学感兴趣的却是外在的关系如何帮助发展和保持自尊。自体心理学治疗的主要目标是强化脆弱的自我，以便自我可以管理不够好的自体–客体经验，维持自我凝聚力不散。

（二）精神分析治疗过程

精神分析治疗同其他心理治疗一样，都是一种二人互动，以语言为主的治疗方法。在治疗的不同阶段其治疗目标不完全相同，需要治疗师理解引发疾病进程的原因，并在不同的治疗阶段应用对应的办法进行干预，最终达到治疗目的，治疗大概分为评估阶段、开始阶段、治疗阶段、结束阶段。

1. 评估阶段 治疗开始前对患者进行相关评估是很关键的，评估始于首次会面，大概需要1～4次会谈，特殊情况需要更多次会谈。治疗师须深刻了解精神分析治疗的优点、缺点、治疗目标、疗程以及禁忌证等问题，根据评估判断患者是否适合接受精神分析治疗，治疗选择长程、短程，还是间断性的。对患者也是有要求的，如具有心理学头脑、能够使用理解来缓解症状、能够观察情感而不见诸行动、心理问题处于神经症水平。通过评估最终确定治疗目标，确定治疗框架，并与患者探讨治疗的风险和收益。另外，治疗师需确定治疗设置，治疗设置包括治疗的大概疗程（短程、长程）、治疗方式（线上、线下）、每次治疗的时间，以及治疗频率、收费、休假或违约、治疗场地、紧急情况处理等。

2. 开始阶段 治疗师需要摒弃对患者使用控制的态度，秉持自由与开放交流的态度，更多地倾听患者如何组织自己的心理世界，治疗师自己则变得不那么主动说话，在技术层面，这叫“节制”(being abstinent)。此外，工作中还涉及其他心理治疗技术。

（1）自由联想（free association)：开始治疗阶段，治疗师使用节制技术，鼓励患者尽可能自由说话，且不必对所说内容的准确性和逻辑性作出评判，即患者可以无所顾忌地说任何想说的话，任何出现在脑海里的内容，甚至是一些患者害怕的事情，不真实的甚至对治疗师或爱人有伤害的事情，这种交流就是“自由联想”。当然，自由联想的运作需要在一个患者感觉足够安全的氛围中，如同在舞台上出演话剧。治疗师需要保持节制、中立的态度，不加以任何评判或批评，努力去理解或共情。随着时间推移，在安全的治疗联盟里，治疗将变成一个空间，患者可以放松地在其中仔细审查自己对另外一个人（如治疗师）的情感、思想和幻想，逐渐能意识到隐藏的愿望和冲突。

（2）早期移情（transference）和阻抗（resistance)：探索早期，治疗师的主动节制和患者自由与开放交流形成一种对比，这种对比会使患者产生失望感，从而诱发患者的阻抗。患者这种失望其实是因为失去情感支持而再次体验到既往经受过的一种丧失，一种困惑、挫败和无助，但这也正是患者在治疗中首次获得的一种体验或感受，切身体会治疗是如何将过去的情感代入意识这一过程，理解精神分析治疗在工作中是怎样运转的，为以后的治疗打开大门。

患者早期对治疗师的失望中，包含着多种移情，但这些移情总是不被患者接受或承认。治疗师的工作是指出患者掩盖的思想和情感，以及将这些内容排除意识的方法。这个过程可能会很困难或棘手，甚至患者会出现极端的防御形式。

总的来说，在治疗的开始阶段，治疗师就会有机会识别患者的防御和阻抗模式，治疗师需要尽力帮助患者认识到这些模式，而且使他们意识到对这些模式的觉察在其自我认识提升方面的作用。

（3）治疗联盟：是在患者与分析师相互作用过程中建立起来的一对一的、互动的操作性和建设性的合作关系。治疗联盟本质上是一种关系，心理治疗在很大程度上反映了患者在现实生活中的真实人际关系，并且这些关系几乎会成为精神分析工作的内容。安全、信任的治疗关系是双方合作的基础，必须由治疗师提供，否则无法重现患者与他人的真实人际互动。治疗联盟的核心是患者和治疗师之间形成的真实关系，而非移情关系。因此，正性的移情并不等同于治疗联盟，患者对治疗师的服从、听话和喜欢并不必然有利于治疗工作。治疗联盟是动态发展的，甚至有时充满动荡。我们所期望的良性治疗联盟并不意味着完全没有冲突，而是指即使经历了各种冲突，这种关系仍然能够存续并起到积极作用。

治疗联盟也不是治疗师替代患者解决问题的关系，而是双方合作、主动的关系。患者与治疗师共同探索治疗设置，共同分析阻抗，可以促进治疗联盟的发展。治疗关系不是朋友关系、师生关系，早期治疗中出现的强烈正性移情和负性移情都可能会阻碍治疗联盟的良性发展。治疗师如果能及时发现和确定这些移情，并积极和患者探索它，则具有积极的治疗意义，也有助于促进治疗联盟的巩固。

3. 治疗阶段 是精神分析治疗的核心，患者已明确治疗的目标和过程，了解精神分析治疗工作的内涵，也已经理解阻抗、防御、移情和反移情的概念。治疗阶段就是双方在关系（治疗联盟）中探索和修通患者内在的冲突，也是具体处理阻抗与防御、移情与反移情以及梦的过程，而处理阻抗和移情，则是精神分析两大核心技术。

（1）防御与阻抗：防御是为应对无法处理的冲突而出现的。发展心理学认为防御是一种适应，是对反复出现的人际关系冲突的回应。无论是否将防御当作处理内部或外在人际关系冲动的尝试，它的功能都是帮助我们免受那些感知到的危险以及伴随着的精神痛苦。防御是潜意识层面的，它活跃本身是消除意识，确保焦虑不能突围到意识层面，不让个体体验情景的危险。防御常代表着意义被扭曲的方式，如错误地否认或歪曲事实。防御对精神具有保护作用，或谓之精神皮肤，防御生活中不可避免的精神打击。临床常见的防御机制有以下几种。

1）升华（sublimation）：指将一个被禁止的冲动转化成一种社会可接受的行为，如通过有趣的游戏、运动、业余爱好等方式来表达攻击性情感，这是最积极、最富建设性的防御机制。

2）利他（altruism）：指替代性、建设性地为他人服务，并且本能地使自己感到满足，包括良性的、建设性的反向形成、慈善行为，以及对别人的报答性服务。

3）幽默（humor）：指个体面临困境时，以幽默的方式化解自己的窘境，维持心理平稳。

4）压抑（suppression）：是潜意识性地有目的性遗忘，是记忆的防御性使用，如个体将不能接受或具有威胁性的、痛苦的经验和冲动主动忘掉。

5）否认（denial）：是感知觉的删除，不是记忆，如亲人在灾难中去世，即尽管现实明确存在，患者依然加以否认。

6）退行（regression）：指个体在遭遇挫折时，表现出与其年龄不符的幼稚的行为反应。

7）理化（rationalization）：是将一些不能接受的东西变成可接受的东西。

8）分裂（splitting）：旨在保持两个想法感受的部分都存在，如个体把人或事做非黑即白的分类，认为一些人是完全可恨的，另一些人则是完全可爱的。

9）置换（displacement）：是用一个客体代替另一个的过程，如对某一客体的情感、欲望或态度无法直接表现，转而投放到一个比较安全的对象身上，以减轻自己心理的焦虑。

10）投射（projection）：指个体将自己的某种冲动、愿望、内在特征想象成别人身上的客观事实。

11）投射性认同（projective identification）：将心理状态归于他人，与他们相处的方式就好像表现得与自己投射的一样。例如，个体将自我不能接受的部分分离出来，投射到另外一个客体身上，然后再将这个客体内化，以自己潜在的需要去要求这个被投射的客体。

12）疑病（hypochondria）：指个体将被拒绝感、孤独和攻击性冲动由对别人的责难转变为自身的疑病观念和相应的情绪苦恼。

13）智力化（intellectualization）：是不带情绪地谈论感受，是更高一级的隔离。

14）被动攻击行为（passive-aggressive behavior）：指个体直接或间接地（通过被动性）把应该针对别人的攻击性表达在自己身上。

15）付诸行动（acting out）：指将令人不安的内在冲动直接转换为行动以避免对其进行思考，如不顾场合地口无遮拦。

16）躯体化（somatization）：指个体将长期得不到释放的内在压力、焦虑、情绪障碍，转化为外在的躯体症状或躯体不适表现出来。

在治疗过程中，防御常以阻抗的方式表现出来。防御的功能是指向内在的，而阻抗的运作是指向外部的。防御是潜意识层面的，但阻抗可以是意识层面的，也可以是潜意识层面的。对阻抗的识别处理和分析主要是对潜意识中的愿望、冲突进行分析。当患者对异性特定的感受、想法或心理状态体验和思考时会遇到不同程度的阻抗，而这些阻抗其实就是一些防御策略在被使用，防御潜意识里被压抑了的欲望，患者因超我的作用惧怕面对这些愿望和冲突，防御就活现了。所以，治疗工作的重点在于分析这些防御机制的运作方式，并通过修通患者的阻抗，帮助他们逐步面对并化解潜意识中的冲突和压抑的欲望。

应对阻抗和处理防御有异曲同工之处，而且阻抗在某种程度上是无处不在的。例如患者迟到时很真诚地道歉，并解释说路上出现的突发情况，这种礼貌和解释却在掩盖对这个治疗的不满意或敌意。不过治疗师要有鉴别能力，鉴别患者是单纯对治疗师有异议，还是发生了阻抗，以免误解他们，导致治疗工作的困难和僵局。如何在治疗中处理阻抗，格林森（Greenson，1967）提出了一种渐进的方法：①患者阻抗的事实及做法（如迟到、沉默、不必要的反复解释、奇怪的动作、频繁使用术语、躲避或不安的姿势、情绪突然的变化、不付费、遗忘不应该遗忘的事、无梦、与治疗师的关系发生变化、"付诸行动"、僵化、持续无改变以及移情等）；②被压抑的是什么（如迟到、沉默对应的是什么样的感觉）？③患者这样做的意义是什么（假如不这样做会发生什么）？

阻抗在其他心理治疗工作中也常常遇到，但在精神分析治疗中，阻抗已成为一种技术而存在。治疗师会直接对阻抗进行工作，不回避和（或）以其他方式来克服阻抗。在具体工作中，阻抗不是立即指出患者在阻抗，而是在足够时间收集足够阻抗的证据，然后进行面质，让患者觉察、发现、理解（澄清）他确实使用或实施了阻抗，并了解自己是如何阻抗的、阻抗什么、为什么阻抗等。通过治疗师和患者共同工作，逐渐意识到隐藏在阻抗后面的潜意识里的冲突，最终"修通"，阻抗消失。面质和澄清是解释之前的准备，患者首先要认识到自身阻抗的存在，阻抗必须是"可见的"，然后才能面对。面质和澄清是为诠释做准备，使患者阻抗的东西上升到意识层面，进而使诠释有理有据。在重复和具体化诠释过程中，患者会将瞬间的领悟转化为持久的行为和反应方式的改变，使诠释产生实际效果，患者也就得到了修通。因此，面质和澄清是为诠释做出铺垫，诠释是精神分析的关键步骤，而修通是治疗的最终任务。

（2）移情（transference）与反移情（counter-transference）：心理治疗是关系下的治疗，治疗师和患者将他们的动机和目的带到这个治疗场景或关系中。另外，患者既往的客体关系也会在治疗现实中再现，而移情使治疗师在此时此刻能体验到患者经过投射、修改和内化的早期关系。例如，患者在治疗关系中体验到治疗师变成了一个对其严苛、吹毛求疵的家长。当代精神分析实践主要是通过诠释此时此刻的移情来进行的，因此对移情的形成和理解是治疗师最重要的工具之一。

在治疗中，患者自由联想将潜意识的想法和感受带进意识并非一帆风顺，治疗师需要创造一个环节，允许移情的发生。影响移情发展的因素包括：①心理治疗师的节制；②有一个可以自由联想的环境；③患者探索自己，产生重复过去的需要；④对使用防御的解释；⑤对移情解释。

前面已提及，在治疗开始患者对治疗师的失望感构成了移情的最初征兆，随后对失望感的讨论实际上就是针对移情的工作。在此基础上，在治疗联盟的支撑下，治疗师一定要对患者发动诸多互动保持高度的敏感。尽管很多互动看起来好像是当时当地的就事论事，或者是治疗的自然探索过程，但患者会利用每个可利用的细节重现过去的模式，完成强迫性重复。随着治疗深入，患者会对治疗师形成或表现出各种移情，移情的形式也会随之发展、复杂，有多少个患者就有多少种移情形式，如早期出现的阻抗性移情、情欲性移情、攻击性移情等。移情的修通具有重要治疗意义，使患者能有机会理解生命早期很重要的体验，包含对父母强烈爱恨的俄狄浦斯情结。当移情展现并且得到仔细探索之后，患者将获得一种幸福感和掌控感。

反移情是治疗师对患者的情感反应，是治疗师生活事件的结果。反移情使治疗师对患者联想中的某些特定主体比较敏感，可影响治疗师倾听患者。例如治疗师幼时受到照料者的忽视或虐待，当患者联想到与孩子或父母关系时，治疗师的过往元素则被唤醒，其角色中立性将被削弱，治疗容易出现问题。反移情作为分析工作的工具，是一种阻碍，也是一种帮助，它能够帮助治疗师更好地理解患者，如在治疗过程中，通过患者联想在治疗师身上唤起的情感反应，可以敏锐地反观察到患者的冲突或问题。如来访者用不友好的语气描述对同事的各种不满，随之转到对治疗师的批评，包括斥责治疗长时间依然不能解决自己的问题，怀疑治疗师的能力。此时治疗师可能会产生反感和愤怒的情绪，毕竟治疗的停滞不能简单归为某一个人的原因。之后患者谈到早期和母亲相处的感受：不被爱、被贬低、自卑，患者采用母亲对待她的方式，用攻击推离他人，以此防御她渴望得到赏识和肯定的愿望。治疗师的反移情可让其觉察到受伤和疏远行为，这正是患者长期遭受状况的再现。由上可见，反移情提供了一个契机，能使治疗师感受、认识患者，进而处理既往情感，修通移情。因此治疗中识别、处理反移情很困难，但意义重大。对反移情工作需注意：①时刻注意对患者言语和非言语行为的情绪反应；②注意在自己脑海里出现的看起来无关的联想（如某个场景、一个人或一句话等）；③注意保持中立和节制的态度，特别是当强烈干预欲望出现时（如特别想给患者诠释或解释），这通常意味着投射的力量：你感到被侵犯，你想还击；④注意体验到情感时要反复问自己，这感觉和自己生活中的问题有关系吗？⑤努力与被唤起的感受待在一起，注意是什么让你想这么做，或者是什么让你对自己有这样的感觉（如无能、强大、有吸引力），如果你感觉有压力促使你去说什么，那可能是投射性认同在运作的指征。

移情性诠释是精神分析治疗的特点和重要工作之一。治疗师系统地使用移情，用分析性立场，立足于自身对移情的体验，有助于理解患者的心理状态，从而能更好、更有效地进行心理干预。

（3）梦：曾被弗洛伊德称为通过潜意识的坦途，它也是我们对潜意识工作的工具或技术。在心理治疗中使用梦就是为了澄清防御机制和阻抗，帮助理解、解释和说明移情，帮助患者持续地自我探索，也通过梦将患者潜意识的动力、冲突和记忆实现意识化。

在治疗早期，初始探索会激发患者的防御，治疗师比较关注患者的近期体验，那么对于梦就需要聚焦于其白日的残留这一部分，梦境素材也是患者近期生活的部分。在这个过程中患者学习到梦是可以被检视和理解的，慢慢地就有能力探究到梦境更加深入的部分和含义，如童年的愿望和恐惧。最终，对患者来说，梦也能成为其心理功能的模型，从而在一步步通关揭秘中获得对自己的理解。

【案例 7-1】

有一个17岁的女学生，情绪低落4年。患者父母给其提供了丰富的物质生活，人生计划早早就已制订，只需患者按部就班努力就行。患者自诉家人之间亲密感很弱，很少交流；自己很少有情绪表达。1年前高一时转到离家很远的地方上学后病情加重，自觉生活无意义，有消极想法，在精神专科门诊诊断为“抑郁症”，目前服用抗抑郁药，患者自己要求心理治疗。患者在第4次心理治疗时描述了一个梦境，梦中有两个一模一样的自己，一个是当前生活中的内向、压抑的自己，一个是陌生的开朗、言多、果敢的自己。在梦境中果敢快乐的自己生病了，起初医务人员评估后决定给果敢快乐的自己打针，但是果敢快乐的自己坚决反对，要求将针剂给内向压抑的自己，因内向压抑的自己不敢反抗，最终很委屈、很愤怒、很难过地接受了。后来患者自由联想到自己平常就是这两种精神状态，在家和就诊时表现得情绪低落、乏力，做事总是要下很大的决心和心理建设，给人很无力、低迷、安静的感觉，但在学校大部分时间，同学感觉自己是开朗的，学习积极，主动做事情，只是数学老师曾表达过感觉有时候患者看起来很累，很难支撑学习。在此之前，患者一直没有思考或意识到，不同的群体对自己的评价迥异。

在这个案例中，梦境的材料里面包含了患者人格方面的线索，治疗师创造了一个机会，使患者将梦的显性内容和围绕梦进行的自由联想在治疗室此时此地进行合并再加工。随之而来是患者发现了人格上的不统一，部分觉察到自己在使用防御和移情，并积极探索潜意识恐惧和冲突。另一方面，治疗师也可以通过梦获得对患者的理解。梦可以贯穿整个治疗过程，且梦的作用也不尽相同，如有的作为防御，有的作为移情。虽然梦是我们心理治疗工作的一种有效的手段，但治疗师要警惕，有些患者特别不擅长对梦进行工作，我们没必要气馁，也不必强求。

4. 结束阶段 通常精神分析治疗没有固定期限设定，治疗可能持续几个月、几年不定。随着治疗的深入，治疗关系加深，理解的内容增多，变化在循序渐进中产生。然而，总会在某个时候，患者和治疗师一致认为是到了治疗结束的时间了。对这个节点的判断对于患者来说，有以下几方面的感受：首先，是症状得到了缓解；其次，理解了自身性格特征和个性化的防御机制；再次，能够识别和理解在事件中自身性格特征的移情反应；最后，即便治疗之外也能持续使用自我探索的方式解决问题内在的冲突。对于治疗师来说，到治疗结束时，他们会注意到患者能够深入地理解自己的移情，并能在各种情景中识别移情。

患者和治疗师在结束治疗前有 4 个任务需要完成。①回顾治疗：患者带着成就感回顾治疗，使用自我意识重新考虑他的治疗，包括为什么来、治疗中了解到什么、经历了什么、发展了什么等。②体验失去治疗和治疗师：治疗结束意味着一段关系的结束，患者体验到一种人生必不可少的痛苦——分离。当然，治疗师也同样感受到一种丧失。双方的丧失情绪与获得希望重叠，这个时候治疗师需要仔细关注自己的反移情，避免回避患者的丧失体验而犯错。③重新体验移情并再次掌控：面临治疗即将结束，会激发患者旧症复燃，旧的移情互动模式再次出现，虽然会让人沮丧，但不失为一个再次巩固新的模式，掌握新知识、新技术的机会。④提升自我解决问题方法的能力：治疗结束，患者就开始接手治疗师功能。因此，真正结束前，治疗师需要仔细引导、鼓励患者独立地努力，不要干扰患者，仅解释关于努力的移情阻抗就好。

二、认知行为疗法

（一）认知行为理论

认知行为疗法是以学习理论、认知理论为基础的一大类心理治疗方法的总称，既不是纯粹意义的行为治疗，也不是纯粹的认知疗法，而是整合的认知行为理论指导下的心理治疗。认知行为疗法通过改变个人非适应性的思维和行为模式，以期达到减少情绪和行为的失调、解决心理问题。循证医学证据已经明确了认知行为治疗的疗效，目前该治疗方法已经成为世界上最流行、被使用最多的心理治疗方法。认知行为疗法和精神分析治疗不同，它着眼当前的问题而非过去的环境，注重当前使症状和异常行为得以持续的因素，而不关注原始的起因，有特定目标，治疗疗程短。

认知行为治疗主要由认知疗法和行为治疗两种方法构成。行为治疗理论于1913年由华生提出，20 世纪 50 年代用于临床，首次被命名为“行为治疗”，这被认为是认知行为治疗的第一浪潮。贝克在 20 世纪 60 年代发展出了认知疗法，现在在很多领域，认知疗法和认知行为疗法被认为是同义词。目前认知行为疗法应用很广泛，且治疗的焦点、技术和时间长度都发生了改变，但治疗的假设本身是保持不变的。认知行为治疗基于概念化，或者说治疗基于对每个患者的理解，治疗师努力寻求各种方法改变患者的认知或纠正旧想法、信念系统，以求情绪和行为上的持久改变。

认知行为治疗有其基本的原则：①对每个患者进行个体概念化，对其问题给予不断发展的解释；②需要良好的治疗联盟；③强调积极参与的合作关系；④治疗聚焦于问题，重点是当下，具有目标导向；⑤目标是使患者成为自己的治疗师，能够识别、评估和应对自己的不良想法和信念，预防复发；⑥是一种结构化治疗，且有时间限制；⑦促进患者思维、情绪和行为的改变。

（二）治疗流程概述

认知行为治疗有其标准化的治疗流程，但一些基本的要点需要贯穿于每次治疗会谈中。

1. 发展治疗关系　与患者建立基本的信任与默契是十分必要的，有研究显示，积极治疗联盟与积极的治疗结果显著相关。为了达到这一目标，治疗师需要做以下几方面的工作：①向患者展示良好的咨询技能，如不断地通过合理的共情、词语的选择、语音语调、面部表情和肢体语言表明你的投入和对其理解；②和患者分享你的概念化和治疗计划，及时询问和明确患者对概念化的理解，以及概念化的准确与否；③巩固治疗关系的有效方法是干预有效，患者症状减轻，治疗联盟就会得到巩固。

2. 制订治疗计划和会谈结构　认知行为治疗虽然有标准化的治疗流程，但针对不同的患者制订带有个性化的治疗流程，会使患者有积极的感受，使团队更有活力，患者更明确要做什么，从而获得积极的治疗结果。

3. 识别功能不良认知并对其做出反应 在治疗的所有节点，帮助患者对他们不正确的、无益的想法做出反应，如当患者报告其不良情绪或行为时，一个基本问题就是“你刚刚在想什么？”

4. 强调积极方面 患者大多数倾向于过度关注负性的信息，常自动地、选择性地关注负性经验，对于积极的方面总是漠视或贬低。治疗师需要持续不断关注患者的积极方面来抵抗负性应对。

5. 家庭作业 使患者回家也可以继续复习每次治疗中讨论的内容，另外治疗师安排的家庭作业可帮助患者矫正旧思维和行为，强化正性思维和行为。

（三）认知概念化

认知行为疗法的基本构架是认知概念化。治疗师从第一次见患者就开始构建认知概念化，并且在之后的治疗过程中不断修正它，系统、渐进的构建过程是治疗师不断完善对患者理解的过程。

个案认知概念化基于认知模式假设：人的情感、行为及生理反应是被他们对事件的觉知所影响的。情景本身并不能直接决定感觉和认知，而是人们被情景的觉知所调节。通常患者会用一些快速的评价思维，这些思维被称为自动思维。自动思维不是深思熟虑或理智推论的结果，而是快速、简短的自动涌现，通常很难被觉察到，但通过关注个体的情绪和行为反应可以觉察和识别到自动思维。在实际情景中，觉察和识别到自己的自动思维，标志着一定程度上思维评估的正确性。如果发现自己对情景的理解存在错误，就会作出矫正，情绪随之改善，行为也更有功能性。曾有心理学家将认知行为治疗看作一次旅程，“概念化”视作地图，治疗目标就是要到达的目的地。在地图上到达目的地的路径有很多，如普通公路、高速、水路、翻山路等等。准确地认知概念化就是行程攻略后的路线设计，可帮助你选择和确定高效、便捷、最优化的旅行路线。

个案概念化始于第一次会谈，包括收集患者的信息、对患者进行认知解释，并就其情况作出假设。这个假设随着和患者会谈的深入、信息的丰富，可以修改也可以被否定。通常概念化需要在合适的机会和患者一起检验，如果患者觉得这个概念化“感觉是对的”，那就说明概念化是符合患者情况的，真切地反映了他们的心声。

【案例 7-2】

夏某，女性，27 岁，城镇人，本科毕业，未婚未育。情绪低落、烦躁，容易发脾气，和父母关系差，尤其是父亲。在治疗过程中，患者对过春节非常抵触，很烦躁。将她引入评价，引出她自动思维的例子。治疗师问夏某关于春节的相关情况，那些让她最难忍受，容易引起她烦躁的事件。夏某回答每到春节都是她和妈妈最忙碌的时候，各种活儿需要她们完成，父亲什么都不干，还总是挑三拣四。本来春节是全家和睦幸福的氛围，到最后自己家却总是乱糟糟，互相指责。治疗师继续问:“关于春节，你脑海里经常想些什么？”夏某:“别人家春节都是喜气洋洋、和和美美，只有我家不一样，总觉得身上哪里堵着一口气出不来，有一种气愤在。我觉得问题都出在我身上，好像所有的事情都是我做得不对，我做得不够好。”夏某还提到小时候的一些画面，自己经常在学校或外面徘徊很久，总是不敢回家，害怕看到父母争吵，希望自己学习好，这样父母会变得和睦些。她还提到总觉得身体里的能量棒被淤积在了胸口，觉得自己的家庭很奇怪。之后夏某上了大学，由于和同学的交流使眼界开阔，发现了父母的不和睦、家里种种矛盾都不是自己导致的。大三时父母关系恶化闹离婚分割财产，夏某对父亲的恨达到极致，化身为母亲的卫士，“我必须保护妈妈！”“妈妈没有我就会被父亲压榨死！”“我必须做公职人员，这样才能压制父亲。”同年，在学业受挫下，夏某抑郁、愤怒，保护母亲的自动思维让她和父亲关系剑拔弩张，对母亲也经常恶语相向，离不开母亲又想推开母亲，逃避现实，想考研、考公务员，但动力差，总是停留在准备阶段，不能真正落实，毕业后不能外出工作，也和朋友关系中断。

另外，概念化有助于共情，共情是良好治疗关系和决定性要素。因此训练概念化能力非常有必要，下面提供几个有助于进行概念化的问题：①如何发展出这种障碍？②重大生活事件和经历和他人互动是什么？③对自己、他人、世界的基本信念是什么？④患者的假设、期望、态度是什么？⑤生活中患者有哪些可利用的应对策略？⑥自动思维和行为是如何维持其障碍的？⑦患者如何感知现实生活中正在发生的事情？

（四）基本操作技术

1. 识别自动思维 自动思维是常见的一种体验，大多时间我们是感觉不到的，但是稍加训练就可以进入意识层面。没有精神障碍的人觉察到自动思维时会自动进行现实检验，处于精神失常者则不具有这种批评功能。认知行为治疗就是让患者有意识、有步骤地评估他们的自动思维。

教会患者使用识别自动思维，首先就要让他们明白什么是自动思维，最好使用他们自身的例子来讲解。例如一个15岁的女孩近来不敢上学，第一次会面。治疗师："可以谈谈你到学校的具体感受吗？"患者："好的。到学校就感觉害怕。"治疗师："当时你的脑海里想到什么？"患者："看到同学在学习，我就觉得他们好努力，他们比我学习好，超过我好多，我追不上他们。"治疗师："你看到同学就不由想到他们学习远远超越你，这种自动产生的想法我们称之为自动思维，它似乎是在我们头脑中涌动出来的，并没有被刻意地思考，它来得很快，我们通常觉得是我们的情绪，而不是想法。例如你感觉很恐惧，很多时候我们的想法不是真实的，而是被歪曲了，但是我们却信以为真，例如，同学真的超越你很多吗？"患者："应该是吧？"治疗师："我们要教会你识别你的自动思维，并对它加以评价，看看到底它多大程度上是真实的。例如，你觉得他们比你努力、比你学习好，超越你很多，这些想法是夸大的，并没有你想象的那么大差距，你是可以和他们一样甚至更好，你觉得你的恐惧会发生什么变化？"患者："没那么害怕了。"

学习识别自动思维有些很容易掌握，有些则需要较多的指导和练习。对于如何引出患者的自动思维，治疗师需要掌握一些技巧，例如如何问、在什么时候问，但通常都会提出基本的问题："刚才你心里在想什么？"那么，在什么时机治疗师需要觉察到需要引出自动思维呢？这里需要着重注意的是以下两种情况：①患者给你描述以前多次提到的困境；②会谈中患者情绪突然变得消极。

2. 确认情绪 情绪在认知行为治疗中是首要的，因此当患者表达情绪时治疗师需要注意及时给予认可和理解，避免挑战或辩驳。认知行为治疗的目的并非消除所有的痛苦，因为消极和积极情绪一样有其存在的意义，它们共同构成了患者丰富多彩的生命。在一定程度上，消极情绪和生理上的不适更容易给我们警惕，警惕那些需要解决的问题。在情绪问题上，治疗师和患者需要解决的是区分情绪和自动思维、区分不同的情绪、命名不同的情绪、能够评估情绪的程度。很多患者区分不清情绪和思维，治疗师需要帮助其设法弄清体验。例如你可以将认知材料按情境、自动思维和情绪等分类，并弄清楚它们直接的联系，如果情绪和自动思维之间存在差异，治疗师就需要警惕，说明患者辨别不同情绪的能力不足。另外，情绪种类繁多，患者有时会对特定事件引起的某种情绪定义错误，需要治疗师根据自动思维澄清。确定情绪的强度和种类同样重要，有些患者对情绪体验本身存在着错误信念，如患者坚信自己感受到了情绪低落，那情绪低落就会持续加重，甚至到最低谷。所以，学会评价情绪强度也可以帮助患者检验某些信念，适时缓解情绪强度增加。

3. 评价自动思维 治疗过程中患者提供的认知资料包括很多功能不良的想法，治疗师需要概念化这些自动思维是否重要，是否值得关注，而对自动思维的评价过程，就是患者学会检验他们的想法、产生合适的反应（矫正过程），同时对该反应的信任程度以及情绪强度进行评分。帮助患者评估自己的自动思维可以使用苏格拉底式提问：①支持这个想法的证据是什么？反对这个想法的证据是什么？②是否有其他解释或观点？③最坏会发生什么（如果我还没有想过最坏会发生什么）？如果发生了，我能如何应对？最好的结果会是什么？最现实的结果是什么？④我相信自动思维有什么影响？我改变我的想法有什么影响？⑤如果是我的朋友或者家人处于相同的情境，我会对他说什么？我会做什么？

上述问题可以帮助治疗师和患者检验自动思维是否正确、是否存在其他的解释和观点，从而将问题情境去灾难化，明确自动思维的影响，以及如何与自动思维保持距离和解决问题。治疗师和患者可以使用苏格拉底式提问帮助患者学会评价自动思维，也可以使用其他方法，但都需要反复引导和练习。

4. 应对自动思维 评估自动思维后治疗师和患者明确了自动思维的具体情况，并获得了解决它的方法。应对自动思维是在两次治疗间隔时间内，是患者如何更好评价自动思维以及如何对其作出反应。在治疗间隔期，患者面临的自动思维有两种：①是前面治疗已经识别和评估过的自动思维；②既往未识别的新的自动思维。两种自动思维患者的应对是不相同的。前期治疗已经处理过的自动思维应对是需要确保患者能够用一些方式，如书面、录音等记录下来并健康应对；新的自动思维则需要按照治疗师提供的程序（如上面评价思维中的6个问题）或思维自检表（表7-1）在头脑中或以书面形式记录下来。当然患者也可以使用其他技术处理，如放松技术、正念接纳技术等。对于既往评估过的自动思维，患者应对的方式可以用复习治疗笔记。在治疗中，评估完患者的一个自动思维后通常需要他们进行总结，如请他们总结刚才治疗中谈论的内容、总结他们需要记住的都有哪些内容、设想同样情境发生他们会告诉自己如何应对等。如果患者能给出一个强烈效力的总结时，就可以谈论是否需要书面记录，以便今后出现类似情况时有帮助。如果患者接受每天复习治疗笔记，并在生活中遇到类似场景时都可以看一看，这将会是最好的状态。因为每一次遇到问题、每一次重温笔记，都是一次次练习，就能更好地把这些反应整合、强化到患者的思维中，治疗效果就出现了。

表7-1 思维自检表

情景是什么？男朋友摔门出去了
我在想什么或者脑海中出现了什么？他不爱我了，要离开我了
是什么让我相信我的想法是正确的？他从来没有这么愤怒过
是什么让我觉得我的想法不正确或不完全正确？我们以前也争吵，他也生气发脾气，最后都和好了
换个其他方式来看待这件事？今天发生的事情确实都很不开心，但不开心会过去的
最坏的情况会发生什么？如果发生了我可以做什么？我男朋友会离开我，我会把精力放到工作和提升自己的能力上
最好的情况会发生什么？很快他就会回来，告诉我他依然深爱着我
最可能发生什么？他不会和我说话，生气几天，我先打破僵局给他台阶下
如果我一直在告诉自己我的自动思维会有什么结果？我会很忐忑，很难过
如果我换一个想法会怎样？我会放松一些，没那么难过、害怕
如果这件事发生在我的朋友（某个朋友）小丽身上，我会告诉她什么？不用担心，等等可以先给他打个电话，或发个信息

5. 识别并矫正中间和核心信念 信念分两类：一类是核心信念，如对于自我、他人、世界的僵化的整体观；一类是中间信念，如规则、态度和假设。核心信念是关于自我最核心的观念，也有人称其为图式。中间信念没有自动思维容易矫正，但比起核心信念，它的可塑性还是可以的。自动思维评估使治疗师更容易对患者的信念进行工作，认知概念化会在逻辑上将两者联想到一起。

（1）识别和矫正中间信念：有了对个案的概念化和自动思维的评估，可以通过下述策略来识别中间信念：①识别一个自动思维后的信念。如项目结果公布未达标，治疗师问患者脑海听到消息时的想法：我本应该做好的。我好笨，好无能，什么都做不好。②提供假设（消极假设或完整假设）。治疗师："所以你认为——'我必须加倍努力、熬夜工作'。"患者："嗯。"治疗师："如果你没对项目尽最大努力的话，会怎样？"患者："那我就不能做到最好，就会失败。"治疗师："这听起来有些熟悉。你通常就是这样评价自己的努力的？如果不拿出12分努力就会失败？"患者："是的。我就是这样想的。"③引出规则或态度。治疗师："所以，尽全力努力工作，将工作做得非常好对你来说特别重要，对吗？”患者：“是的。”治疗师：“‘必须做得非常好’这类我们以前也谈过，你对这个说法有什么态度？”患者：“就是觉得什么事情都要做到最好，没想过其他的。”④使用箭头向下技术。箭头向下技术可识别一个关键的自动思维，它很可能来源于一个功能不良的信念。然后假设自动思维是真的，问患者它意味着什么。一直持续假设、询问，直到出现一个或更多的重要信念。通常询问一个想法对患者意味着什么可以引出中间信念，而问患者这个想法意味着他怎么样则通常可以揭示核心信念。治疗师：“昨天你工作到很晚，但你结束工作回视你今天的工作你觉得‘做的这些什么价值都没有’，你随即很伤心。”患者：“嗯。”治疗师：“好。我们先不说你的工作是否真的有无意义，我们先来看看为什么这个想法让你难过。我们需要先进行一个假设，如果你是对的，即你的一天工作真的无意义，这对你来说意味着什么？”患者：“意味着我在工作中存在不足，没有做到最好。”治疗师：“如果你工作上真的有不足，没有真的做到最好，那意味着什么？”患者：“我是个差员工（我是差学生）。”治疗师：“好，如果你是个差员工，或上学时是差学生，那意味着你怎么样？”患者：“我能力不行，我不够好（核心信念）。”⑤在自动思维中寻找共同主题。对于自省能力好的患者，你可以直接问他们是否可以寻找出一个经常出现的主题，或者治疗师直接提出一个假设，让患者在既往现实中寻找实例来证实。⑥直接询问。有些患者自我功能良好，能够轻松明确说出自己的信念。例如：“我来寻求帮助，其实就是软弱的标志。”

识别了一个中间信念，我们是否就要进行矫正，这取决于判断它是主要的还是次要的。一般情况下，我们需要聚焦于最重要的中间信念上。有很多策略对矫正中间和核心信念有用，如用苏格拉底式提问来矫正信念、用行为实验矫正信念、用认知连续体来矫正信念、用理性情感角色扮演矫正信念、用他人作为参照点矫正信念、用相信新信念一样行动来矫正信念、用自我暴露来矫正信念等。

（2）识别和矫正核心信念：负性核心信念被贝克分为3类，即与无助相关、与不可爱相关和与无价值感相关的信念。患者可以具有一种核心信念，也可能具有两种或三种核心信念。通常核心信念被患者认为是正确的，直到你像剥洋葱一样不停询问他们想法含义时，核心信念才被明确表达、被觉察到。通常识别和矫正核心信念，对不同人难易程度也不一样，处于严重痛苦中的患者，他们的信念在治疗中被激活，相对更容易一些。箭头向下技术可以识别核心技术。另外，还可以通过识别自动思维的重点核心主题而直接引出。识别了负性核心信念，接着就需要进行矫正。对中间信念矫正的技术同样适用于矫正核心信念，其次还有其他技术进行矫正。例如：①核心信念工作，见表7-2，监控他们核心信念的运作，并重新建构支持原有信念的证据；②利用两极对比矫正核心信念，与某个极端负面的人相比较；③使用故事、电影和比喻，帮助患者想象出和他有相同负性核心信念的角色，在故事或电影中发展不同的看法；④在个人成长经历中检验核心信念，询问患者最早出现核心信念的经历，回忆该信念是如何产生的，以及如何维系的，以帮助检测核心信念的工作方式，从而达到矫正作用；⑤重建早期记忆，理性技术可以帮助大多数患者矫正其核心信念，但一部分患者需要特定的“情绪的”或经验的技术唤起情绪，重现早期情境及重新解读创伤经历。另外，和中间信念不同，核心信念被识别出来后，还需要发展出新的核心信念，一个更具有积极意义、更基于现实、更具功能性的信念。治疗师：“我们一直讨论‘我能力差，我不好，我不能胜任’这个核心信念，理性上你觉得一个更恰当的或更准确的信念是什么？”患者：“我可以的？我是胜任的？”治疗师：“很好。或者我们可以这样想，发展一个新的信念，你可能更容易接受的信念，‘在很多方面我是胜任的，但是我也只是个人，不是全能’，哪个听起来更好？”患者：“第二个。”之后，治疗师需要进一步强化第二个信念，弱化第一个信念。强化第二信念可以通过两个方法：一是使用患者的积极资源，尤其是和负性核心信念相悖的积极资源；二是可以让患者用新的方式检验自己的经历。

表 7-2 核心信念工作表

支持新的核心信念证据	支持旧的核心信念的证据
我是胜任的，但我不是全能，我是一个普通人而已	对我是不胜任的进行重新建构
最近的计划书规划获得了领导赏识	上周有份文件中间的数据我出错了，但那个数据错的原因一是别人提供的有问题，第二审核时我不懂那个方面的东西，不能及时发现，但这件事后我的知识和技能提高了，我就明白了。最坏的就是这次我是工作出问题，我不胜任，但实际上是别人的问题导致的

（五）家庭作业

家庭作业是认知行为治疗中不可或缺的部分。研究也已经证实，做家庭作业的患者治疗效果要比不做的患者好。因为通过家庭作业，患者改变的机会可从咨询会谈扩展至每一天。家庭作业的完成情况和治疗效果相关。对于如何提高患者完成作业的依从性，治疗师需要注意：任务要适合患者，可提供的作业要合理，可提前告知可能遇到的困难，矫正相关的信念。与家庭作业相关的因素主要有 4 个方面：①布置家庭作业，该任务并没有统一的标准，取决于治疗目标、患者情况等。②提高患者完成家庭作业的可能性，这就需要作业内容因人而异，让患者了解家庭作业的重要性和意义，家庭作业的积极作用有体现。如果在治疗中就可以开始部分作业，则患者和治疗师共同工作的部分会在治疗结束时得以延续，还需要告知过程中遇到的困难，使患者不会因为遇到挫折就放弃作业。③把困难概念化，完成家庭作业遇到困难时，尽可能将问题的原因概念化，如是一个实际问题？还是心理方面的问题？或是被实际问题掩盖的心理问题？抑或与治疗师的认知有关的问题？④回顾完成的家庭作业，需要每次开始会谈前就进行，并且要查看家庭作业完成的具体情况。

（六）治疗结束阶段

当治疗减轻了患者的障碍，并教会他们一些能在今后生活中使用的技能时，就可以在征得患者的同意和配合下，逐步减少治疗次数，实验性地将治疗逐步停止。如治疗结束前几周，和患者讨论从一周一次减少到几周一次。在这个过程中，有些患者可能会出现焦虑、害怕、兴奋等，治疗师需要对这些情绪进行回应，承认患者的这些感受，同时帮助他们应对任何的曲解。鼓励患者浏览并整理既往治疗中的比较，以便将来参考和使用。随着治疗即将结束，需要帮助患者做好病情反复的准备，鼓励他们做一张应对卡片，如果出现病情反复他们将要做些什么，如自我治疗、打电话给某人、额外预约治疗等。总的来说，治疗结束和解决其他问题一样，应把解决问题和回应功能不良及想法结合起来。

三、患者中心疗法

（一）患者中心疗法理论

患者中心疗法理论是基于人本主义理论，假设患者就是自身最好的专家，只要有合适的环境或机会，大多数人都能改变、成熟，自行解决自己的问题。治疗师的任务就是对患者的情绪表达做出反应，加速患者自我解决问题的过程。这一治疗方法是由美国心理学家卡尔·罗杰斯创立的，是一种非指导性的心理治疗方法。

患者中心疗法核心理论是自我理论，包括自我概念、自我实现、体验。自我概念是一个完全主观的概念，是对自身的总体认识和评价，是不断变化的，而且是与自我实现和体验不同的。自我实现就是充分、完善地发挥人潜在能力的过程。罗杰斯认为人是理性的、有责任感、积极进取、自我实现倾向的，是有发觉、修正自我缺陷的能力的，是值得信任、有合作能力的。在自我实现过程中，患者体会情绪的过程就是体验。患者出现情绪问题、精神障碍是因为自我概念与自我实现、体验两个系统发生冲突和矛盾，由于自我实现受到严重挫折、需求得不到满足，而且受挫的情绪也不能得到充分的体会。解决患者的问题最好就是建立一个自由、安全的环境，使患者没有多余的顾虑，认识本来的自己。

患者中心疗法的具体目标是帮助患者更加开放和坦然地面对自己的经验和感受，减少防御机制的使用；让自我变得更加灵活，既能够与当前的经验协调一致，又能够不断吸收和整合新的经验；逐步增强对自我机体的信任，相信自己在各种环境中都能找到最恰当的应对方式；同时，自我更加愿意去体验变化的过程，而不是执着于追求某种固定的理性或满意的状态。

（二）治疗阶段

为达到人格重整、自我重建的目标，患者中心治疗特别强调治疗者的态度。因此，治疗前需向患者强调治疗由他自己决定是否或什么时候开始，治疗过程中任何节点都可以随时离开，之后向其介绍治疗的特点、性质；治疗关系是私下的、保密的，一般每周来诊 1 次。罗杰斯将治疗大概分为 7 个阶段。

1. 第一阶段 僵化且疏远地对待个人感受。在这个阶段患者通常不暴露，即便沟通，内容也比较肤浅、表面化。患者的人际关系比较僵化、敏感，而且不认为自己有问题，没有改变的动机。患者旧的自我概念僵化，内部自我和经验很难沟通。

2. 第二阶段 开始“有所动”。可以开始涉及一些周围的话题，但不认为问题与自己有关，即使有关也不是自己的责任，只是觉得有些不对头。情绪体验差，描述自己情感如同机器一样，没有感受，理智上觉得自己应该有情绪反应，但又不能真切感受到。个人建构僵化，不能识别这是自我的主观观念，反认为是事实，其中体现的矛盾会稍有暴露，但不能意识到。

3. 第三阶段 是在第二阶段基础上的进一步释放和袒露。突出的特点就是把自己作为一个客体来看待，像讨论客观事物一样侃侃而谈自己，没有情绪体验地谈论自己过去的感受和经验，即使偶有感受，对真实体验自己感受也是排斥的，而且感受大部分是负性的、无法接受的。个人建构仍然僵化，但比起第二阶段，这一阶段能明白那是主观观念的东西，不再把它认为是事实。对感受和意识较前认识得清晰了，不再那么混沌，对其中体现的矛盾也有所认识。

4. 第四阶段 对感受的描述较前更生动、强烈，但极少能以此时此地的感受表达，而是描述成过去的感受，或者把现在的感受当成客观事物来谈，给人感觉是似乎想体会当下的感受，但又害怕这样做，不能敞开接纳。理解和解释经验的方式不再那么僵化，开始能够对用于理解经验的个人建构有所认识，对自我和经验之间的矛盾和不一致有所认识，对问题有要负责任之感。对待亲密关系仍觉得危险，但愿意尝试。这一阶段在整个治疗过程中持续时间相对比较长，和第三阶段构成了治疗的主要部分。

5. 第五阶段 到这个阶段，患者可以自由地表达当前感受，此时此地的情感能完整地体验到，但还夹杂着害怕和不信任。对体验有了主动性，尽管不强烈，体验也得到了自己的认同。个人建构出现多样化，且质疑这些个人建构的合理性、正确性，想清楚地区分不同感受以及其代表的意义。这个阶段明显的标志是患者努力尝试清晰、准确地描述自己的感受，对体验的矛盾能够清醒地面对，自我承担责任的意识加强，自我内在沟通越来越顺畅。

6. 第六阶段 感受越来越灵敏，既往僵化不能流动的感受现在可以即刻感受到，没有干扰，自然流动。作为客观对象的自己逐渐消失，经验过程具有真正的过程性，生理上也体验到了一种松弛感。

7. 第七阶段 到达第七阶段，无论关系内外，新的感受都会被即时、鲜活、丰富地体验到，且对这种感受有“属己”的拥有感，呈完全自由的状态。自我被作为客观事物的时候越来越少，患者试着对个人建构进行改造，内在沟通清晰、流畅。选择的新的存在方式有效，经验能不歪曲地进入体验，在此基础上做的决策也较为真实、有效。

总的来看，治疗过程主要是 3 个方面在逐渐变化，一是感受体验，由僵化麻木到灵活、清晰、接纳；二是个人建构（或自我），从盲目到清醒，受其奴役到和平共处；三是对感受体验与个人建构矛盾的认识，从无知变为清晰。

（三）治疗师的态度

罗杰斯强调，治疗态度才是治疗成功的关键，而非治疗中使用什么技术。治疗师要主动创造一个良好的人际关系，提供一个去伪存真的治疗环境，从而促进患者潜能的发挥，使其能够充分利用自己的资源获得成长。罗杰斯认为下述 3 种态度最为重要。

1. 真诚 是指治疗师能够让患者体验到真诚、真挚，在整个治疗过程和治疗关系中，这样的态度是稳定的、一致的。真诚是信任的依托，治疗师越是一个真实的人，越是不具有伪装、粉饰的部分，越透明。患者在治疗关系中就越容易将治疗师看明白，越能感受到治疗师的毫无保留，他内在的东西就容易被觉知、被交流，也就越有机会或可能产生建设性的改变和成长。在治疗中要做到这一点并不容易，治疗双方因为各种制约常下意识地掩盖自己的情绪和体验。例如，治疗师对就诊者感到不耐烦，不需要克制自己情感或转移情感，而是可以告诉患者："我觉得你讲得使我不舒服，我希望不是这样，但我的确感到如此。"当然，真诚、真挚不能误解为可以肆无忌惮地表露厌烦情绪，失礼或信口开河，它是给患者一个活现的示范，使患者如治疗师一样真实、自由表达自己的真实感受。Truax 和 Carkuff 曾提出评定治疗师真诚的等级标准：①互动中防卫性明显，患者能清晰感觉到治疗师说和体验的东西存在明显距离；②反应虽然恰当，但姿态高人一等；③有防卫，但痕迹或证据不明显；④表里一致，无明显防卫证据；⑤真诚一致，自由地流露内心。

2. 无条件积极关注 是指治疗师对患者的全面接受，无条件地从整体上接纳患者，尊重、重视他，不给予任何评价，不因为他的行为好坏来差异对待。无条件积极关注是基于相信每个患者都是一个独特和有价值的人，具有一定的潜能，有能力从自身中挖掘出自我价值。罗杰斯相信，他人的无条件尊重，可导致自我尊重、自我接受。这里需要特别注意的是，无条件尊重是对患者的尊重，而不是无条件地去赞赏就诊者的特殊行为、情感，如反社会行为或适应不良的思维方式。Truax 和 Carkuff 曾提出评定治疗师无条件积极关注的等级标准：①经常主动地给予劝告（或负面评价）；②治疗师对患者反应僵化，缺少积极关注，缺少温情；③对患者有积极关注，但是带有半占有性的关注；④显露出无微不至的非评价的、无条件的温情，对患者的幸福有着深深的关切；⑤无保留地传达着温情。

3. 共情或同感理解 指治疗师能设身处地、将心比心地理解患者，对患者内部世界感知、同感的态度和能力，是治疗中最重要的一环，它与一般的"理解"有着本质的区别。罗杰斯指出同感理解是治疗师进入患者的知觉领域，即刻理解患者的瞬间感受，好像是患者的另外一个自我。治疗师同感到的好像那就是治疗师自己的世界一样，但又带着意识觉察的不同。治疗师锻炼同感理解可以参考：①角色调换，假设自己是患者，用他（她）的眼睛和头脑去知觉、思维和体验；②全身心关注患者，关注其各个方面传递的信息，如语言、动作、情感等；③整理、理解患者提供的信息；④将自己的理解反馈给患者，包括情绪，及时面质患者是否觉得自己被理解到了。

真诚、无条件积极关注和同感理解共同营造了积极的治疗氛围，在这样的治疗关系中，经过一系列治疗过程，最终产生效果。患者中心疗法近年来的发展是"非指导的倾向"有明显减弱的趋势，逐渐增加了指导的思想、态度和技术，这种发展扩大了该治疗方法的应用范围，心理困扰程度不同、治疗目标不同、治疗期望不同的患者也可以获益，提高了其适宜性。

四、松弛疗法

（一）定义

松弛疗法（relaxation therapy）又称放松疗法、放松训练，是一种行为治疗方法，它按一定的练习程序，学习有意识地控制或调节自身的心理、生理活动，以达到降低机体唤醒水平，调整因紧张刺激而紊乱了的功能。当患者精神状态和身体肌肉松弛下来，焦虑、恐惧等异常心理状态也得到缓解。该治疗主要用于癫痫、恐惧症、强迫症和焦虑症等。松弛疗法历史悠久，原理和技巧多种多样，早期的有中国的气功、印度的瑜伽、冥想和祈祷等，现代技术有渐进性肌肉松弛、自主神经调节训练、冥想、呼吸控制、生物反馈等。

（二）核心原理

核心理论包括多种：心身交互作用是放松疗法的理论基础之一，生理（如肌肉）的放松可以促使心理状态变得平和；其次，行为理论为基础的条件反射性的松弛反应，指个体学会在特定的引导下（如呼吸练习、想象场景或口头指令）引发身体的松弛反应，也就是说放松成为一种条件化的反应，当给予特定的刺激时自动发生；另外，放松可以降低大脑的唤醒水平，减少过度活跃的思维活动，使人从“战斗或逃跑”的应激模式中解脱出来，进入更为平和的状态，还促进副交感神经系统（休息与消化系统）的活动，有助于恢复激素水平，减少因应激引起的生理损害。

（三）干预方式

1. 呼吸训练 腹式呼吸是稳定的、缓慢的深吸气和深呼气方法，可帮助身体放松。一般要求连续呼吸20次以上，每分钟呼吸频率在10～15次（视人而异，要事先通过定期的自我训练，在实践中自我体会，确定最佳呼吸频率，并要求训练成熟后再实际应用）。

2. 肌肉放松 渐进性肌肉放松，是使有机体从紧张状态松弛下来的一种练习过程，一是肌肉松弛，二是消除紧张。放松训练的直接目的是使肌肉放松，最终目的是使整个机体活动水平降低，以达到心理上的松弛，从而使机体保持内环境平衡与稳定。

3. 冥想与想象 遇到不良情境产生紧张、恐惧和焦虑情绪时，运用自己充分和逼真的想象力，引导患者通过想象愉快、宁静的场景来转移注意力，用以转换或对抗不良心理状态，减轻心理压力。

五、森田疗法

（一）森田疗法理论

森田疗法是日本森田正马在20世纪20年代创立的，此种疗法受中国传统文化的影响，专门针对神经症倾向，如对疑病性素质或适应不良有明显效果。森田疗法的主要理论融合了镇静药物、催眠疗法、说服辩论法、安静疗法等内容，主要概念有“神经质”、疑病性素质基调、“生动欲望”和“死的恐怖”、思想矛盾、精神交互作用、顺应自然、行动准则、目标准则等。森田疗法有住院式、门诊式，还有通信式、自助式等。选择哪种治疗方式需要根据患者的处境、病情严重程度、患者的意愿及其社会功能状态等综合情况来考虑。例如患者社会功能尚能维持，则可选择门诊式森田疗法；如若患者病情严重不能正常工作、学习，则可选择住院式森田疗法。

（二）治疗过程

1. 住院式森田疗法 治疗分为绝对卧床期、轻作业期、重作业期和生活训练期4个阶段。治疗持续40天，是在家庭式的环境中实施住院治疗。在绝对卧床期，患者除了饮食、大小便外需要绝对卧床，以达到与外界的绝对隔离，确保身心的安静。这样的状态会让患者养成对症状容忍和接受的习惯，并激发、储存活动的欲望。到了轻、重作业期则逐渐减少限制并做日记指导，可以做些日常活动，如做饭、除草、劈柴、挑水等，养成有目的行动的修养习惯，从而适应带着症状生活的现实，反复体验这样生活的成功经验。生活训练期患者可以外出，上班、学习都可以，逐渐适应实际的社会环境，一周需要回病房1～2次，医生和患者面谈并做日记指导，做出院的准备。

（1）评估和导入治疗：治疗前需要对患者进行评估，可以使用专门评估森田神经质的工具——

诊断用森田神经质访谈量表（diagnostic interview of Morita shinkeishitsu，DIM），评分越高，森田神经质的倾向越严重，越适合森田疗法。这个量表不仅可以评估森田神经质的严重程度，还可预测治疗效果。治疗前还需要对患者解释森田疗法的原理和相关知识，提出治疗期间的一些规定或要求，建立良好的医患关系。

（2）绝对卧床期：该期历时 1 周，患者需要独自处于一室，除了饮食、大小便外需要绝对卧于床，和外界无联系，无任何娱乐活动，包括看书和听音乐等。医生会每天查房 1 次，每次 5min，只是鼓励患者坚持下去。目的是使患者在安静环境中身心疲惫得到休息，提高对焦虑等症状的耐受力，体验烦闷心境以及解脱的过程，激发活动的欲望以便向作业期过渡。

（3）轻作业期：该期历时 1 周，可以适量活动，但仍有限制，不允许交谈和外出，不允许过多活动。白天可以户外活动，接触新鲜的空气、阳光、花草等，晚上需要写日记，记录白天观察的内容，睡前可以看内容枯燥的书。目的是进一步激发活动的欲望，消除预期焦虑和对症状的关注。

（4）重作业期：该期历时约 2 周，患者需要做些重体力活，可以阅读内容轻松、愉快的书籍，但不能交流、游戏、无目的散步等，晚上仍需积极写日记。在这个过程中养成对工作的持久耐力，反复体验工作成功的乐趣、增强自信。医生查房时仍不询问症状。目的是通过劳动的积累打破思想矛盾和精神交互作用的恶性循环。

（5）生活训练期：该期历时 1～2 周，这个阶段被允许外出进行一些有目的的活动，在实际的环境中巩固前面获得的成功体验，为回归社会做准备。医师每周和患者谈 1～2 次，修改日记内容，针对患者现在的治疗目标和存在的问题进行探讨，进一步深化体验，鼓励患者。

2. 门诊式森田疗法 通常住院式森田疗法被认为是正统的治疗方法，治疗已经标准化。为适应患者对森田疗法的需求增加，发展出来了门诊式森田疗法。

（1）评估：适合门诊治疗患者的特征，包括内心性格或内省倾向明显、症状显示出明显的“思想矛盾”“精神交互作用”，以及自我评价低和理性自我高，且对落差苦恼者，诊断用森田神经质访谈量表评定得分较高。

（2）治疗：了解患者对治疗的期望、发病诱因，明确其对生活的目标；准备两个日记本，一本就诊时交给治疗师，治疗师进行批改，下次就诊将另外一本和治疗师批改好的交换；告知治疗指示和程序，确定患者同意治疗；治疗每周 1 次，进行 30～40min，历时 3 个月至半年；作业内容为患者的日常生活场面，日常生活、学习、工作的节奏是逐步恢复至接近正常，但症状存在，整个治疗是以目标为准则，通过日常行动的积累逐步打破恶性循环和精神交互作用。

【案例 7-3】

小美，女性，15 岁，初三学生，病程 1 年。小美外表文静，是家里第一个孩子，祖父母和父母都很爱护小美，对其期望很高，从小被人夸赞，小学、初中均成绩优秀，自己也很自信。但初三上学期遇上了烦恼，那段时间好像肚子经常不舒服，总想放屁，有一天忍不住突然在座位上放了一个响屁，后排有同学笑出声，有人捂鼻子。她感觉特别窘迫和难堪，但又觉得放屁是正常生理反应不应该有这样的感觉，之后又特别担心再不小心放屁被同学耻笑，经常感到非常紧张。她越是想克制就似乎越想放屁，不敢吃容易放屁的东西，不敢坐在同学前面，座位主动调至最后一排，为此，感觉很自卑。后来逐渐加重，想到学校就害怕，开始是不去学校，后来连家门也不愿意出了，整天闷在家里，对父母和自己充满责怪、对过去充满懊悔、对将来充满担心和绝望。父母对她的情况感到难以理解，以往这么优秀的孩子，现在怎么会变成这样自暴自弃和自我封闭，父母也感到一筹莫展，整日忧心忡忡。

从小美的案例中可以看出，发病的起因是在学校放屁被其他同学取笑，小美自小性格要强，生活、学习顺利，抗压能力和适应能力欠佳，当问题出现时，首先“思想矛盾”起作用了，即小美认为，紧张和尴尬的表现是失败的表现，应该通过努力加以马上控制；在“思想矛盾”的基础上，形成了精神交互作用，即越想在别人面前控制放屁，镇定自若，越会注意自己的身体和表情是否自然，结果会感到越来越紧张、尴尬，恶性循环越来越深，只有逃避与人接触，才能免受痛苦。但回避时间长了，在与人接触时会感到更紧张和难以适应。

六、生物反馈疗法

（一）定义和理论

1. 定义 是利用现代生理科学仪器（如电子设备），通过展示和反馈人体内生理或病理信息，使患者经过特殊训练后，能够自主进行有意识的“意念”控制和心理训练，从而消除病理过程、恢复身心健康的新型心理治疗方法。主要适应于神经系统疾病（偏头痛等）、焦虑症、恐惧症等精神类疾病。

2. 核心原理 生物反馈理论起源于学习理论，流行的观点认为中枢神经系统通过调节自主肌肉骨骼系统最终影响操作调节反射，它强调心理（情绪）反应和生理（内脏）活动之间的紧密联系，当心理压力、情绪波动等致使不受意识支配的内脏活动发生异常时，疾病就容易发生。生物反馈疗法是将正常属于无意识的生理活动置于意识控制之下，通过信息的闭环反馈机制，训练建立新的行为模式，实现有意识地控制内脏活动和腺体的分泌以适应外部环境或达到预定目标。此外，它还融合了操作条件学习理论，通过正性强化（如成功调节生理指标时的成就感）促进患者学习和维持新的生理调节策略，见图7-1。目前生物反馈作为辅助治疗手段，主要被用于心身疾病的治疗、精神科及心理咨询与治疗、康复医学、其他临床治疗中。

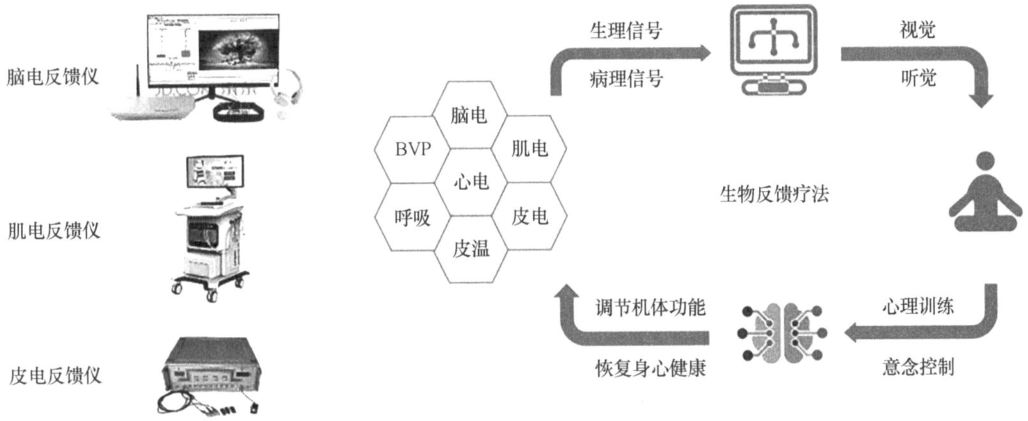

图7-1 生物反馈治疗图

（二）治疗的过程

1. 评估与介绍 治疗开始前，治疗师会对患者进行全面评估，如症状、就医情况和治疗目标等。治疗师需要向患者详细介绍生物反馈疗法的原理、过程、预期效果及可能的局限性，确保患者充分理解并同意接受治疗，如治疗师需要给患者讲解治疗仪上呈现的信号是以什么方式呈现的，呈现的意义是什么（红线代表温度，绿线代表肌肉活动，蓝线代表呼吸）；还需要告知患者信息和生理信号的关系，如当你的头部温度到达35.4℃时，你就会感到很放松，如果你看到屏幕上蓝色线低于阈值线时，你感觉身体肌肉很放松，保持15s，你会感觉更好；最后还要告诉患者信号和症状之间直接的关系，例如，如果你继续保持在蓝线的下降，你的放松感受会更明显，你练习熟练后，可以让自己很快进入蓝线范围，很快放松自己，你的背痛也会好很多，练习成功了，它会缓解你因过度焦虑或紧张引起的背部疼痛。

2. 准备与设置 治疗环境要求安静，室温保持在大约26℃，光线柔和、座椅舒适。患者以放松的姿势坐在有扶手的椅子或45°角的躺椅上，穿着宽松衣物，解除束缚，如解开领扣，可以穿拖鞋以减少身体压力。治疗师在患者身上特定部位贴上电极或传感器，监测心率、血压、肌电活动、皮肤电阻、体温等生理指标或信号。治疗师需要对信号以及信号的呈现形式非常熟悉，这样就可以根据患者的个体情况选择不同的信号反馈形式，帮助患者更好地获得需要的信息，更好地达到治疗目的。

3. 提供反馈与训练 在治疗师指导下进行深呼吸、渐进性肌肉放松、正念冥想等，学习如何调节生理反应，如减缓心跳、降低血压、放松肌肉等。在放松训练时，治疗师可以给些指导或建议，如治疗师可以说："你闭上眼睛，感觉四肢肌肉很放松，想象着天空很蓝，有微风，太阳照得你暖暖的，你躺在草地上，周围很安静，没有人，你可以听到鸟鸣声，还能听到树叶随风哗啦啦的声音，你的胸部暖暖的。"在学习和练习时，仪器会将监测到的生理信号转化为视觉（如屏幕上的图形变化）或听觉（如不同音调）的反馈，使患者能直观感知这些平时不易察觉的身体变化。

4. 监测进展与调整 每次治疗前都会记录基线数据，评估训练前、后的差异，以便观察治疗进展。这种差异需要和患者讨论，如有个焦虑症严重，总觉得不能自控的患者，学习了放松程序后，通过反馈信息，如果他知道自己可以控制自己的生理反应了，就会对放松治疗更有信心，因此对焦虑的出现不再那么害怕，进而根据这些反应学会自我管理。根据患者的反应和进步，治疗师会适时调整训练难度和策略。

5. 家庭作业与日常练习 为了巩固和强化治疗效果，布置家庭作业和日常练习任务是有必要的，以保证在治疗间隙应用学到的放松技巧，形成习惯。

6. 后续回访与评估 定期回访，汇报家庭练习情况，进行进一步的指导和调整，根据治疗进展决定是否需要继续进行生物反馈治疗或者减少治疗频率。

7. 治疗结束与维持 回访和评估后，如果治疗达到了目标，双方就可以准备逐步减少或停止专业指导下的治疗，但仍需鼓励患者独立维持练习，以保持长期治疗效果。

生物反馈疗法是一个主动参与的过程，患者的耐心和持续努力是必要的，也需要他们保持与治疗师的良好沟通与合作。

七、暗示疗法

（一）概述

暗示疗法的历史悠久，在古代医疗实践中已包含暗示元素，例如，古代中国的针灸、按摩治疗，以及西方的放血、电击等治疗方法等。18 世纪末，奥地利医生弗朗兹·安东·麦斯麦（Franz Anton Mesmer）对暗示效应的使用激发了后续对暗示治疗的研究。法国神经病学家让-马丁·沙可（Jean-Martin Charcot）通过展示暗示在歇斯底里症状中的作用，进一步推动了暗示疗法的科学研究。巴甫洛夫的条件反射为理解暗示的机制提供了生理学基础。弗洛伊德、乔治·洛扎诺夫也在暗示疗法的发展中起到了重要作用。暗示疗法从古至今仍在不断地创新和完善，已成为现代心理治疗中不可或缺的一部分。

1. 定义 暗示疗法是指基于心理学原理，通过言语、行为、环境或其他方式向个体提供暗示，以影响其心理状态或行为表现的治疗方法。"暗"就是隐晦的、不被觉察的，"示"表示明确的方向和意图，因此暗示疗法是治疗师通过各种方式对患者施加影响但又不被觉察，患者被动接受指令，以此对心理或行为产生影响。暗示疗法治疗的特点：信息由治疗师到患者单向传递，信息表达是含蓄的，信息传递的途径是多样的，信息接收是无对抗、非评判的。暗示疗法不适用于所有人或所有情况，在临床实践中常用于治疗各种心理障碍、疼痛管理、习惯控制以及辅助其他医疗干预，需要由受过专业训练的治疗师谨慎实施。

2. 分类 暗示疗法的分类：①按治疗师的意图不同分为主观暗示和客观暗示。②按性质不同可分为积极暗示和消极暗示。③按患者清醒程度分为清醒暗示和催眠暗示。④按实施的方式分为直接暗示、间接暗示和反向暗示。间接暗示是一种内隐心理过程的启发，它往往可以绕开患者已经习得的限制，更好地促进无意识或内隐心理过程，患者将内在体验进行解体、重新组合、重新联结和投射，以达到治疗目标。⑤按暗示形式的不同可分为自我暗示和他人暗示。暗示疗法的效果与个体对暗示的接受程度、治疗师的技巧，以及治疗关系的质量有关。

（二）操作技术

临床根据患者的病情评估，实施不同的暗示治疗。以下是几种常见的操作方法。

1. 言语暗示 在良好的治疗联盟下，治疗师通过积极、肯定的语言向患者传达信息，引导其心理和生理状态向着预期的方向变化。例如，治疗师可能会说："现在，你的每一次呼吸都会让你感到更加放松，疼痛正在逐渐远离。"言语暗示的关键在于语气的坚定性和表达的正面性，以增强患者的信任和接受度。

2. 操作暗示 涉及对患者进行某种类似医学性质的操作，如躯体检查或使用仪器模拟治疗过程，虽然这些操作并无直接治疗效果，但通过这些仪式化的动作，再结合治疗师的言语，最终会增强治疗的象征意义，提高患者的治疗信心，从而达到治疗的效果。

3. 药物暗示 利用药物的象征性或实际轻微作用来加强暗示的效果。例如，给予患者无治疗作用或仅有轻微生理效应的药物（如 10% 葡萄糖酸钙静脉注射），同时结合言语暗示，使患者相信药物具有强大疗效，从而促进症状缓解。

4. 情境暗示 创造一个有利于治疗的情境或环境，如柔和的光线、放松的音乐、专业的治疗室布置等，这些都可以作为非言语的暗示，帮助患者进入更容易接受暗示的状态。

5. 自我暗示 教导患者如何自行进行积极的内心对话或想象练习，鼓励他们通过自我指导的话语或图像来调节情绪和行为。

在实施暗示疗法时，治疗师需要注意：①建立信任关系。患者对治疗师的信任是暗示治疗成功的基础，在治疗前，治疗师需与患者建立良好的信任关系。②权威性与自信。治疗师的态度、语气和行为应体现专业性和自信，可促使患者对治疗师专业技术的认可，从而提高对治疗的信心。③个性化治疗。患者的个性、心理状态和问题类型不同，使用的暗示方式会有差异，治疗师需要根据患者具体情况灵活选择最合适的暗示方式。④安全性与伦理。遵循心理治疗的伦理准则在治疗中非常重要，以防在治疗过程中对患者造成伤害。⑤持续评估。治疗过程中应不断评估患者的反应和治疗效果，适时调整策略。

暗示疗法的操作是一个综合过程，需要治疗师具备高度的专业技能、敏锐的观察力以及对患者心理的深刻理解。

八、催眠疗法

"起心动念"一瞬间，人生轨迹便在瞬间岔道进入不同的崭新的探索之路，因此，人生无处不催眠。

（一）定义和分类

催眠疗法的历史可以追溯到几个世纪前，但科学催眠始于 18 世纪末奥地利的麦斯麦医生，他通过磁铁和动物磁气理论进行催眠治疗，尽管其理论后来被质疑并逐渐被科学界抛弃。1841 年英国詹姆斯·布雷德（James Braid）创造了"催眠"和"催眠术"两个术语，对催眠状态首次进行了科学研究。19 世纪末到 20 世纪初，催眠逐渐被用于医疗实践。美国催眠师米尔顿·艾瑞克森（Milton Erickson）创造了"艾瑞克森式催眠疗法"。目前，催眠疗法已用于多个领域，如心理治疗、疼痛管理、戒烟、减肥等。

目前我们认为催眠是指催眠师利用特定的语言、声音、视觉或其他刺激手段，引导个体进入一种介于清醒与睡眠之间的特殊心理状态。催眠可以根据不同的标准进行分类：①按施术者分类，包括自我催眠、他人催眠；②按诱导方式分类，包括言语催眠、操作催眠；③按意识状态分类，包括清醒催眠、深度催眠；④按应用领域分类，包括临床催眠、舞台催眠、教育与体育催眠；⑤按暗示条件分类，包括直接催眠、间接催眠等。每种分类都有其特定的应用场景和适用人群，催眠师会根据受术者的具体情况和治疗目标选择合适的催眠类型和技巧。

（二）催眠现象

催眠现象的表现形式因人而异，随着催眠深度也会有所变化，并没有规律可循。

1. 恍惚状态 是一种注意力高度集中的状态，此时患者通常对催眠师言语或建议高度集中，外界干扰似乎被屏蔽，注意集中在内部。

2. 知觉扭曲 感知发生变化，对时间、对外界客观事物都可能出现异常感知，如患者感觉过去很久了，但实际时间才过去5min，或者听到不存在的声音、感觉自己轻飘飘的等。

3. 超级记忆或失忆 超级记忆是患者恢复遗忘已久、意识状态下绝对想不起来的经历，这些记忆往往是创伤性的。催眠恢复这些记忆使患者有机会在清醒时整合这些记忆，以期最终能获得人格障碍或情感冲突。深度催眠后患者会遗忘催眠中发生的事情，但可以通过治疗师的指示或患者自己主观意志得到恢复。这类失忆对心理治疗很重要，它给了治疗师处理痛苦记忆的空间。

4. 身体麻木、瘫痪、木僵 这一现象清楚地表明了催眠巨大的心身意义，这是一种特殊的肌肉张力状态，患者感觉身体不能动弹、蜡样屈曲或感到皮肤有异常感觉，甚至痛觉丧失，这是通过暗示获得的神经感受分离，在医疗实践中常用于牙科治疗和疼痛治疗。

5. 解离 一种身心分离的感觉，感觉自己与环境或自己的行为脱节，仿佛自己是在观察自己，而不是自己参与其中。

6. 融洽的医患关系 这是治疗师最感兴趣的现象，在这样的关系中，患者将只对治疗师作出反应，除此之外似乎不能听、不能看、不能感觉，不对其他任何事情作出反应，除非治疗师给予指正。

（三）适应证和禁忌证

1. 适应证 催眠治疗在临床上适用于强迫症、焦虑症、抑郁症、心身疾病（特别是慢性疼痛等）、创伤后反应等。

2. 禁忌证 出现严重闪回的创伤后应激障碍、精神分裂症急性期，以及严重的心、脑血管疾病等。

（四）催眠的不同阶段

催眠深度一般分为轻度催眠阶段、中度催眠阶段和深度催眠阶段。但催眠的效果并不是催眠越深就越好，实际上多数情况下轻度催眠就能获得治疗效果。催眠工作可分为“导入/诱导”“在trance（恍惚）状态下工作”“导出/唤醒”3个阶段，但无明显界限，很多时候是重叠的。其中“在trance状态下工作”时间最长，且催眠工作核心部分也是在这个阶段进行。

1. 导入/诱导 导入/诱导目标是建立信任，引导被试进入注意力聚焦的初步恍惚状态。关键技术有渐进放松法、注意力聚焦和暗示性语言模式等。比如：治疗师将手轻放于患者肩上跟随其呼吸节奏，患者逐渐感觉治疗师的手随着自己的呼吸同步浮动，随后患者可在不知不觉中通过治疗师的手感到治疗师的呼吸。同时，治疗师言语描述患者当下的状态，并要求患者心中只能回答“是”。比如治疗师描述：你是女孩（患者内心回答“是”），你是初中生（患者继续在内心回答“是”），你是独生子女等等。当患者跟随治疗师的词语作出的判断都是“是”的时候，治疗师就可以通过导入/诱导词语完成导入步骤了：“你现在可以进入更深的催眠状态了！”。如果遇到特别理智、阻抗特别强的患者，治疗师可使用混乱技术。混乱技术是指运用逻辑思考无法跟随的指令，促使患者思维混乱，之后再加入催眠指令。如“你了解自己不了解自己那个人了解自己还不了解自己，自己不了解自己了解的多少自己，现在你了解了。你可以进入到最深的催眠状态去了！”

混乱技术可以使用理解起来容易含混的内容，但需特别注意的是，最后一句催眠指令必须非常清楚地表达。如："你感觉你的眼皮很沉重，睁不开眼，你感觉你的心现在很平静，感觉到你走进一个门。现在，你可以进入到更深的催眠状态中去了！"

2. 在 trance 状态下工作 这个阶段目标是在意识-无意识解离状态下实施治疗性干预，通常约占单次催眠治疗时间的 70%，大约持续 20～40 分钟。该阶段的特点一是注意力在内外部进行再分配，内部体验占据主导，外部感知减弱；二是容易接受暗示，尤其是对直接暗示和隐喻故事内容，比如："你的身体变得很轻"或"想象你躺在柔软的草坪上"；三是可产生状态依赖性学习，在该状态下植入的体验能够影响其觉醒后的行为，比如戒烟暗示。在 trance 状态下工作，不同的层次状态，工作的内容存在差异。浅层 trance 状态下的催眠工作，个体依然保留部分的现实检验能力，此时对其进行认知重构效果较好，比如可以指导患者进行焦虑情绪管理。深层 trance 下的催眠工作，个体不具备现实检验能力，它适用于躯体化症状，比如神经症性疼痛，但需注意避免引发年龄退行等。Trance 工作状态是催眠核心工作顺利完成的基础，因此 trance 状态的维持和加深在催眠中显得尤为重要。Trance 状态的维持与加深可以使用节奏性语言（比如平缓语速与呼吸节奏配合）、重复触发诱导阶段建立的"锚点"（轻触肩部、特定词汇等）或用模糊语言使无意识自主回应（如"你的无意识会最恰当的处理这个问题"等）。

3. 导出 / 唤醒 导出/唤醒的目标是安全地结束恍惚状态，巩固治疗效果。操作时可以简单地说："在数 1、2、3 之后，你就可以睁开眼睛了。"如果遇到困难，治疗师可以描述"你可以按你的速度，调整呼吸，动一动身体（手指），然后睁开眼睛。"或者开始倒数数（导入时是顺数）。导出后暂不要进行大幅度的身体活动，可以和患者讨论刚才催眠中的感受。导出/唤醒阶段要避免突然唤醒，否则易增加引起定向障碍的风险。

九、支持性心理治疗

（一）概述和定义

在 20 世纪初，支持性心理治疗作为一种治疗方法应运而生，其目标不是改变患者的人格，而是旨在帮助患者学会应对症状发作，预防更为严重心理疾病出现。早期的狭义定义是基于心理动力学理论，采用建议、劝告和鼓励等方式对心理严重受损的患者进行治疗。目前，从广义上讲，支持性心理治疗是一种广泛适用性的二元治疗，一方面它直接改善症状，同时维持、重建或提高患者的自信、自我功能和适应技术。在非正式心理治疗情况下，支持性心理治疗是指关心、关注具体的帮助、鼓励以及乐观，更确切地说是一种支持性的关系或交往，而非严格意义上的心理治疗。

支持性心理治疗是治疗行为，是治疗师运用特殊手段或技术、行为以达到一定的治疗目标。与精神分析、认知行为等治疗不同，支持性心理治疗不要求患者进行内省以最终获得改善，它主要针对的是意识层面的问题和冲突工作，不涉及潜意识层面的冲突和人格外区。患者与治疗师的关系是有共同目标的成人关系，一方提供服务，与其他专业性的关系类似。治疗关系被视为支持性心理治疗中治疗有效的要素，但对于治疗关系，支持性心理治疗通常不讨论，除非治疗关系出现了问题，威胁到治疗的破坏时。在治疗关系中，治疗师应该扮演"好父母"的角色，包括安慰、鼓励、养育、包容、限制、面质自我破坏等，使患者由此获得成长，提高自尊。此外，支持性心理治疗一般也不探讨移情，但鼓励患者发展积极感受。

（二）干预技术

在支持性心理治疗过程中，治疗师使用各种策略帮助患者避免各种功能障碍。纯粹的支持性技术有表扬、保证、鼓励等，可以提高患者的自尊，另外还有建议和教育、预期性指导、合理化和重构、对问题命名等技术，能解决患者的情绪问题、提高其心理功能等。

（三）治疗总体框架

1. 适应证和禁忌证 既往研究提到，支持性心理治疗的适应证基本上就是分析性心理治疗的禁忌证。适应证大概分为两类：①危机，包括急性疾病导致的防御崩溃；②慢性疾病，伴有适应不良和心理功能损害。

（1）危机：患者适应和功能良好，只在急性、严重的应激时才出现问题，处于危机时比较适合接受支持性心理治疗。举例：一位心理功能良好的乳腺癌患者行乳房切除术后，因身体变化、对死亡恐惧产生了强烈的焦虑、抑郁反应，同时自尊严重受挫，生活、工作态度非常消极。此案例治疗师可以一开始给予心理支持，共情互动，直至患者能哀悼丧失，试着应对困境，调整期望，重启日常化生活。危机还包括躯体疾病、物质滥用障碍、突然丧亲等，其中对于许多躯体疾病的治疗，支持性心理治疗是非常受推崇的治疗方法。

（2）慢性疾病：相对于处于危机中的个体，慢性精神障碍的患者更容易接受该治疗，而且更能维持长时间的治疗，尽管这类疾病患者康复的可能性很小，但支持性治疗可以减轻痛苦、维持自尊、提高适应技能和自我功能等。

2. 治疗设置 座位安排要舒适、友好及专业化，室内光线明亮但不刺眼，座椅舒服，椅子间隔适中，不远不近，方便治疗师观察患者的细微表情。另外治疗师还可以提供一些面巾纸、小食品等小款待，以体现人性化和尊重。

3. 治疗过程 治疗师和患者共同商定治疗时间和强度，治疗频率相对灵活，可根据临床需要而有所变动，例如当出现危机时。不过，设定一个特定、重复的时间有助于减轻焦虑，这也是支持性心理治疗的目的。

（1）开始阶段：需要特别重视治疗联盟的建立，因其与正性治疗结局相关。最初几次治疗的焦点是理解患者的不适和症状，评估患者自我功能的总体水平、客体关系及其适应能力和缺陷。确定防御机制的缺陷、适应技能以及自我功能是需要直接进行支持性干预的。随后逐渐深入了解患者，需要确立治疗目标和治疗的轻重急缓和时机问题。例如，一位面临博士毕业的患者刚确诊白血病，想与治疗师讨论是否缓期毕业。治疗师认为患者必须有血液病专科医生的专业评估和患者对该躯体疾病的心理功能影响程度评估才能够恰当地安排其近期的生活。

（2）中间阶段：治疗联盟是治疗的基础，必须不断监测，以保持最佳的治疗联盟。良好的治疗关系能让患者获得理解和支持的体验，这种新的体验能够改变患者以往的情绪体验。支持性心理治疗对这种积极体验一般不关注，但如果这种移情是病理性的，则是需要干预的。治疗中期，随着患者新生活事件或适应功能的提高，会产生新的中期治疗目标。支持性心理治疗以患者为主导，治疗师可采用教育干预手段，如将专业知识传授给患者，让患者了解其疾病以及对功能的影响，从而增强患者改变行为的动机。

（3）结束治疗：正式的结束过程并非支持性心理治疗的一部分，患者可以随时停止治疗。正式治疗结束时，治疗师一般会进行总结，并制订今后的治疗计划，以便使患者能在治疗结束后继续成长和进行治疗性工作。支持性治疗不会让患者去放开发展与治疗师的关系，这种关系往往是建立在现实生活关系的基础上而非治疗性移情关系。就如学校和学生的关系一样，入学前老师们已经在学校工作，治疗就如学校的系统课程，每门课程都有开始、中间和结束，当学习结束时会有该门课程的总结评估。当学生感到课程很有价值时，他们可能会回来继续学习更多的知识。而支持性心理治疗患者也会被告知只要有需要他们就可以自由地回来再次接受治疗。

十、正念治疗

（一）定义和概述

“正念”来自古印度巴利语 Sati，在古代佛教经典中有清晰的描述，是教人减轻痛苦的“八正道”之一。它展现了个体对内在和外在世界的清晰认识，包括任何时刻、任何地点的思想、感觉、情绪、行为或环境，揭示正在发生的事情，而不是概念和情感的分类。

20世纪60～70年代，乔·卡巴金博士（Dr. Jon Kabat-Zinn）受佛教禅修影响将正念冥想转化为临床干预方法，创立了八周正念减压治疗（mindfulness-based stress reduction，MBSR），用于治疗慢性疼痛或其他成人患者群体和一般人群。卡巴金认为，通过提高专注力，正念冥想可以帮助患者管理与疾病相关的痛苦，让他们能够接纳他们的经历，从而减轻疼痛、焦虑和抑郁。

当前，正念的定义与佛教中的正念已有不同，被最广泛引用的现代描述性定义是卡巴金提出的正念是“刻意的、此时此刻的、非评判的专注觉知”“服务于自我理解、智慧和慈悲”。正念练习的7个核心态度是非评价、耐心、初心、信任、非用力追求、接纳和放下。

（二）正念干预类型

卡巴金的MBSR包括每周2～2.5小时小组课程，由训练有素的老师授课；每日有45分钟的家庭练习，跟随音频指导语完成，并包含为期一天的正念止语。MBSR通过学习使用身体扫描、正念伸展等正念练习，最终帮助学员将正念的练习和态度应用于日常生活体验（包括应对压力）。MBSR最初用于治疗慢性疼痛患者，但已应用于许多其他患者和社区人群。

近几十年来，以正念为基础的干预（mindfulness-based intervention）发展出了基本项目结构相同、干预对象不同的方法，如用于预防抑郁复发的正念认知疗法（MBCT）和改善物质成瘾的正念防复发疗法（MBRP）等。治疗特点是以正念为起效的核心因子，整个疗法围绕教导正念进行。

另外，还有多种心理干预方法将正念练习作为治疗计划中的一个组成部分，对正念干预部分要求相对不那么严格，如接纳与承诺疗法（ACT）、辩证行为疗法（DBT），称为正念相关的干预（mindfulness-related intervention）。

（三）正念干预效果

MBSR最早主要是治疗对传统医学治疗反应不佳的慢性疼痛患者。有研究表明，正念干预会影响与压力相关的躯体表现，从慢性疼痛到免疫系统功能再到特定的疾病。另外，正念可以改善慢性疼痛患者的疼痛症状和对镇痛药物的依赖，可能调节与慢性压力相关的免疫结果，可以减少促炎标志物，包括C反应蛋白的循环血液标志物、白细胞介素6和减轻压力–诱发炎症性皮肤耀斑反应。因此，临床上可以运用正念干预治疗肿瘤患者，以促进疼痛的缓解和免疫力的提高。

十一、数字化干预

（一）定义和概述

近几年来，中国乃至全球的医疗健康产业渐趋于数字化，数字疗法也迎来了新突破。数字医疗领域已从游走于医疗外围，以“连接”功能为主，转变为真正地走入医疗核心圈。2021年是中国数字疗法的元年，基于循证医学随机对照试验（RCT）和真实世界数据（RWE），开启了对疾病进行可远程、便携、个性化的干预模式。

数字疗法（digital therapeutics，DTx）指由软件程序驱动，以循证医学为基础的数字技术干预方案，用以预防、管理或治疗疾病。数字疗法通过信息（如App上的文字、图片、视频）、物理因子（如声音、光线、电流、磁场及其组合）、药物等作用于患者，以期优化护理和最终健康结果。从上述可看出，数字疗法可以单独使用，也可以与药物、医疗器械或其他疗法配合使用，根据患者的具体情况决定。

数字疗法软件驱动中的软件是一系列按照特定顺序组织的数据和指令，没有物理形态，如智能手机端、PC端的系统软件、应用软件等。软件技术或数字技术基于循证医学，而非经验医学，且治疗效果是有证据支持的，包括系统性综述和荟萃分析、随机对照试验、队列研究结果等。数字疗法服务于患者，可用于干预患者的健康状态、疾病的自然发展过程，以此来实现预防、治疗或者管理某种疾病的功能。

（二）数字疗法理论和实践

预防、诊断、治疗和康复是医疗的4个核心环节。诊断环节是医疗人工智能的范畴，核心是发现问题，但不解决问题，不属于数字疗法。另外3个环节都可以有数字疗法（核心是解决问题），分别为数字疫苗、数字药、数字医嘱。数字疫苗利用数字技术，用软件的形式干预健康人群，实现预防疾病的目的；数字药是用软件对疾病进行干预和治疗；数字医嘱是持续对院外患者进行干预管理，提高依从性。

针对不同的适应证，数字疗法有不同的医学原理。有研究机构根据学科分类，将数字疗法分为心理学、神经科学、康复医学和药理学四大类，共有14种医学原理，如认知行为疗法（CBT）、生物反馈疗法、运动和营养疗法等。目前研发的用于临床的数字疗法产品按照适应证可以分为呼吸系统疾病、精神类疾病、内分泌系统类疾病等十二大类，覆盖30多种适应证。

在心理治疗领域，目前有针对药物滥用、认知障碍等问题，以及实现处方数字治疗、认知训练等功能的多家数字产品。作为精神卫生健康领域的首个数字成果，AI心理治疗机器人“北小六”是由中国科学院陆林院士领导下的北京大学六院临床团队自主研发的心理治疗机器人，在内容设计上融合了“中庸”“和谐”“内敛”的中国文化价值观和人格心理特征。“北小六”由AI咨询、心理评估、干预方案、科普宣教四大模块组成，包括四大标准化治疗方案和八大专项技能训练，共有60多种心理评估量表，涉及人际关系、情绪、认知、行为、社会功能五大维度。针对健康或亚健康人群，“北小六”可以教授放松练习、正念冥想和自我调节策略，帮助人们更好地管理压力和情绪。针对存在心理问题的人群，“北小六”能以循证化的心理治疗为基础，进行4～8周的标准化训练，帮助人们调节不良情绪，改善睡眠。针对患有精神疾病的人群，“北小六”可以早期识别并预警，进行疾病相关知识的宣传教育，提供医疗信息帮助转诊。“北小六”能提供个性化治疗，治疗过程中还可根据治疗达成的效果适时调整治疗方案。

第三节　肿瘤相关精神药物治疗

在整个肿瘤的治疗过程中，除了提供心理干预，必要时还需要使用精神类药物治疗。在使用药物治疗时需要注意，肿瘤患者存在躯体原发病灶，在使用抗精神病药时除了需要关注药物的疗效，更要特别注意药物的副作用，以及药物是否加重原发疾病的损害，如改善脑部肿瘤患者的抑郁情绪应该使用降低癫痫阈值的药物，避免诱发癫痫的风险等。

一、抗抑郁药物

抗抑郁药物是通过提高中枢神经系统的神经递质传递功能来改善抑郁症状的，对正常的情绪无明显作用。抗抑郁药物的发展历程可以追溯到20世纪中期，大体可以分为第一代和第二代药物。第一代从20世纪50年代初到80年代初，抗抑郁药物主要包括单胺氧化酶抑制药（monoamine oxidase inhibitor，MAOI）、三环类抗抑郁药（tricyclic and tetracyclic antidepressant，TCA）和四环类药物。80年代后抗抑郁药物取得了重大突破，第二代和其他新型抗抑郁药物迅速成为临床治疗抑郁症的一线药物，包括选择性5-羟色胺再摄取抑制药（selective serotonin reuptake inhibitor，SSRI）、5-羟色胺调节药（serotonin modulator）、5-羟色胺去甲肾上腺素再摄取抑制剂（serotonin-noradrenalin reuptake inhibitor，SNRI）、去甲肾上腺素能与特异性5-羟色胺能抗抑郁药（noradrenergic and specific serotonergic antidepressant，NaSSA）、褪黑激素能抗抑郁药（melatonergic antidepressants）等。新型抗抑郁药物的治疗效果并不比第一代药物更好，但其在耐受性和安全性上有明显改善。

不同抗抑郁药的药理学机制有所差异，而治疗效果总体接近，但会导致特定不良反应，如在性功能障碍、镇静、体重增加、诱发癫痫、粒细胞减少等方面的确存在差异，尤其是针对肿瘤患者来说，原发疾病已较痛苦，应尽可能避免药物副作用带来的痛苦。肿瘤患者抗抑郁药物的选择如下。

1. 选择性5-羟色胺再摄取抑制药（SSRI） 是第二代抗抑郁药物，主要是选择性地抑制突触前膜上5-羟色胺（5-HT）转运体，阻滞5-HT回收，它对去甲肾上腺素影响小，几乎不影响多巴胺的回收，所以又叫单受体抗抑郁药。目前临床常用的SSRI有6种：氟西汀、舍曲林、帕罗西汀、氟伏沙明、西酞普兰和艾司西酞普兰。

在药物不良反应方面，SSRI类抗抑郁药可以增加5-HT水平，以致破坏骨形成，有流行病学研究提示服用SSRI可增加骨折的危险性；SSRI类抗抑郁药物可以抑制血液中5-HT和血小板结合，导致该结合物减少，随之$5\text{-}HT_{2A}$受体被激动减少，从而降低血小板凝聚，增加出血的风险；SSRI可能直接抑制抗利尿激素的分泌，导致多尿、多饮和低钠血症。禁止SSRI与单胺氧化酶抑制药（MAOI）联用。

（1）氟西汀：口服后几乎全部吸收，食物不影响吸收，但有延缓吸收的作用。其半衰期长，为10d，不易引起撤药反应。氟西汀有胶囊或分散片制剂，规格有10mg或20mg。起始治疗剂量一般为20mg/d，最大量为60mg/d。对于肿瘤患者或躯体情况不好的患者可以从5mg/d起，根据患者个体情况，适当减少使用剂量。

不良反应：注意观察失眠、头痛、焦虑、体重等方面的变化。

（2）舍曲林：在儿童、老年人等特殊群体中使用的安全性比较高。舍曲林多为片剂，起始治疗剂量一般为25～50mg/d，常用剂量为50～100mg/d，最大剂量为200mg/d。对于肿瘤患者或躯体情况不好的患者可以从12.5～25mg/d起始，维持治疗剂量为50～100mg/d，个别患者最大量为100～200mg/d。与餐同服可以提高、加快其平均血浆峰浓度，其半衰期为24h。不良反应：主要体现在性功能障碍、拟多巴胺能效应。虽然半衰期短，但因其基本不抑制自身代谢，因此也不易引起戒断症状。

（3）帕罗西汀：有普通片剂和缓释剂。帕罗西汀起始剂量一般为20mg/d，每次加10mg，间隔时间不少于1周。对于肿瘤患者或躯体情况不好的患者可以从10mg/d起始，维持治疗剂量为20～40mg/d。帕罗西汀口服效果好，食物不影响吸收，在早期与食物同服可以减少恶心的发生率，其半衰期为24h。帕罗西汀经由2D6和3A4酶代谢，同时又高度抑制2D6和3A4酶，所以帕罗西汀为非线性药物，增加治疗剂量时，其血药浓度增加和半衰期的延长都比预期的高或长。

不良反应：注意观察帕罗西汀的撤药反应和戒断症状。

（4）氟伏沙明：片剂，成人服用氟伏沙明时起始剂量为50mg/d，每周增加50mg/d，常用剂量为100～200mg/d。对于肿瘤患者或躯体情况不好的患者可以从25mg/d起始，维持治疗剂量可减半。服用剂量超过100mg/d者，可分两次服用。肝功能有损害的患者药物清除可能变缓，剂量也要相应地减少。氟伏沙明半衰期为15h。

不良反应：注意观察服药时胃肠道反应和睡眠增多，但对睡眠欠佳的患者却是受益的。

（5）西酞普兰、艾司西酞普兰：适用于各种焦虑、抑郁患者。西酞普兰具有很强的5-HT再摄取作用，对内啡肽（endorphin）和多巴胺（dopamine，DA）的再摄取抑制作用很弱，对单胺氧化酶活性无影响，所以临床使用安全性相对较高。艾司西酞普兰是西酞普兰的一种具有临床疗效而又不具有毒性的立体异构体。西酞普兰有规格为20mg的片剂，艾司西酞普兰有规格为5mg、10mg的片剂。西酞普兰的半衰期为35h，起始剂量为20mg/d，治疗剂量为20～40mg/d，最大量为60mg/d。对于肿瘤患者或躯体情况不好的患者可以从10mg/d起始，维持治疗剂量可减半。艾司西酞普兰的半衰期为30h，戒断反应少见，但对老年人，尤其是超过65岁的老年人，艾司西酞普兰的清除半衰期延长，所以老年人的起始剂量可减至5mg/d，对于肿瘤患者或躯体情况不好的患者也可从5mg/d起始，维持治疗剂量可减半。

2. 5-羟色胺去甲肾上腺素再摄取抑制剂（SNRI） 又被称为双通道阻滞药，可同时阻断5-HT和去甲肾上腺素（norepinephrine，NE）再摄取蛋白，目前主要包括文拉法辛、度洛西汀等，这两种药物的拟5-HT能和拟NE能的比值分别是30∶1与9.4∶1。

（1）文拉法辛：尤其适用于伴有躯体疼痛性的抑郁。文拉法辛有片剂、胶囊、缓释片，起始剂量可以从75mg/d开始，每隔4d增加治疗剂量，最大剂量为225mg/d。文拉法辛口服效果好，与食物同服不会影响吸收程度，但会降低其吸收速率。文拉法辛治疗初始可能会致焦虑和失眠，因此对焦虑明显的患者，可适当降低起始治疗剂量。对于肿瘤患者或躯体情况不好的患者可以从25mg/d起始，维持治疗剂量可根据病情适当减量。文拉法辛缓释胶囊的半衰期为15h，普通片剂的半衰期为5h。

不良反应：注意观察胃肠道反应。

（2）度洛西汀：对伴有躯体疼痛性的抑郁有较好的疗效，尤其是在改善纤维性疼痛上。度洛西汀有肠溶胶囊，起始剂量为40mg/d（早上、中午每次20mg），或每早60mg。对于肿瘤患者或躯体情况不好的患者可以适当减少维持治疗剂量。

不良反应：注意观察撤药反应。

3. 其他新型抗抑郁药物 米氮平是去甲肾上腺素能与特异性5-羟色胺能抗抑郁药（NaSSA），片剂，起始剂量为15mg/d，治疗剂量为15～45mg/d。对于肿瘤患者或躯体情况不好的患者可以从7.5mg/d或3.75mg/d晚上服用起始，维持治疗剂量可减半。米氮平的半衰期为30h，日服1次即可。

不良反应：需要监测睡眠、血糖、体重等。

二、抗焦虑药物

抗焦虑药物是用于减轻焦虑、紧张、恐惧，同时具有镇静、催眠、抗惊厥作用的药物。目前第二代的苯二氮䓬类（benzodiazepine，BDZ）和第三代的阿扎哌隆类（azaperone）常被运用于临床。BDZ长期使用可能产生依赖性，突然停用也可能引起戒断症状。阿扎哌隆类药物是5-HT受体部分激动药，所以其选择性比较高，抗焦虑作用明确。另外其他具有抗焦虑作用的药物有抗抑郁药物、抗精神病药、抗癫痫药物、抗组胺药物、β受体阻滞药和γ-氨基丁酸（GABA）调节药。本章主要介绍苯二氮䓬类和阿扎哌隆类药物。

（一）苯二氮䓬类（BDZ）

BDZ有相似的药理学特点，适用于治疗急性焦虑。BDZ药物的抗焦虑作用和镇静作用很难分开，因此在使用此类药物的时候，需要统筹考虑。BDZ常用药有地西泮、劳拉西泮、奥沙西泮、阿普唑仑等，具体选择可根据焦虑的性质、药动学特征、患者的反应及不良反应而定。

地西泮的半衰期长，持续高度焦虑可考虑使用。发作性焦虑可考虑使用劳拉西泮和奥沙西泮，预期发作前夕服用。在镇静催眠上，入睡困难可选用半衰期短的奥沙西泮、亲脂性的艾司唑仑等。抗癫痫可选用氯硝西泮、地西泮等。

阿普唑仑有片剂，规格为0.4mg。

氯硝西泮有片剂，规格为2mg。

艾司唑仑有片剂和针剂，规格分别为1mg、1ml。

劳拉西泮有片剂，规格为1mg、0.5mg。

地西泮有片剂和针剂，规格分别为2.5mg、10ml。

奥沙西泮有片剂，规格为15mg。慎用于严重肺部疾病者。

不良反应：需监测患者对BDZ的成瘾和滥用，观察患者认知功能的改变；肌肉协调性变差，尤其是老年人要注意防跌倒。

（二）阿扎哌隆类

阿扎哌隆类是一种弱的抗多巴胺能药，目前临床上常用的是丁螺环酮和坦度螺酮。

1. 丁螺环酮 镇静作用小，运动障碍轻，对记忆力的损害也弱，基本不出现依赖和滥用的情况。丁螺环酮有片剂和胶囊剂，规格为5mg。口服吸收快，起始为一次5mg，一日2～3次。第2周可加至10mg，每日2～3次。

不良反应：偶有患者服用初期出现烦躁、坐立不安。

2. 坦度螺酮 有片剂，规格为10mg。口服，不受进食影响，每日3次。最大剂量不能超过60mg/d。对于肿瘤患者或躯体情况不好的患者可适当减少治疗剂量。

不良反应：可能引起轻度眩晕或嗜睡。

三、镇静催眠药物

镇静药可以降低中枢神经系统的兴奋性，降低运动活性；催眠药可以帮助人产生睡意，维持生理性睡眠。催眠药第一代为巴比妥类药物、水合氯醛和格鲁米特，第二代为苯二氮䓬类，第三代见下述。

（一）唑吡坦

唑吡坦适用于入睡困难的短期治疗，持续服用时间建议不超过4周。唑吡坦有片剂，规格有5mg、10mg。睡前口服，治疗剂量为每晚5～10mg，必要时可增至每晚15～20mg。对于肿瘤患者或躯体情况不好的患者初始可服用成人量的1/2，每晚5mg，必要时增加至成人量。唑吡坦的半衰期为2.5h，对睡眠维持障碍也有效。

不良反应：注意睡前是否出现幻觉和感知综合障碍，监测是否有药物成瘾。

（二）佐匹克隆和右佐匹克隆

佐匹克隆可激动GABA受体，右佐匹克隆为佐匹克隆的右旋单一异构体。佐匹克隆有片剂，规格为7.5mg。右佐匹克隆有片剂，规格为1mg、3mg。口服后迅速吸收，1～2h血药浓度达到峰值，半衰期为3.5～6h。佐匹克隆和右佐匹克隆对快速眼动睡眠影响小。

不良反应：需监测肝、肾功能，以及观察晨起口苦等。

（三）扎来普隆

扎来普隆可缩短入睡潜伏期，增加总睡眠时间，不影响驾驶，不出现反跳性失眠。扎来普隆有片剂，规格为5mg。入睡前口服，用药时间控制在7～10d。

不良反应：引起头痛、眩晕和嗜睡等症状。

四、其他（抗精神病药物）

肿瘤患者可出现精神病性症状，如幻觉、妄想、言语紊乱、行为异常等，必要时需给予抗精神病药治疗。鉴于肿瘤患者精神症状多继发于躯体疾病，本章主要介绍几种临床上常用的抗精神病药物：奥氮平、利培酮、喹硫平、氨磺必利、阿立哌唑。

（一）奥氮平

奥氮平有片剂、口膜等剂型，规格为5mg、10mg。口服，起始剂量为5mg/d，治疗剂量为5～20mg，2周内增加至治疗剂量。对于肿瘤患者或躯体情况不好的患者初始可服用成人剂量的1/2，每晚2.5mg，必要时增加至成人量。半衰期为30h，但日治疗剂量超过10mg时最好分2次服用，这样可使药物浓度相对升高。

不良反应：需监测血糖、血脂等；监测体重；观察饮食、睡眠情况等。

（二）利培酮

利培酮有片剂、口服液、口崩片、长效针剂等，起始剂量为1mg/d，治疗剂量为2～4mg。对于肿瘤患者或躯体情况不好的患者成人初始可每晚服用0.25mg，按需逐渐加至1～2mg，每日2次。

不良反应：需监测催乳素、体重，以及观察睡眠和锥体外系反应等。

（三）喹硫平

喹硫平有片剂、缓释片剂型，口服，起始剂量为50mg/d，治疗剂量为400～800mg。对于肿瘤患者或躯体情况不好的患者初始可每晚服用25mg，每次增加25～50mg。

不良反应：观察患者的睡眠情况。

（四）氨磺必利

氨磺必利有片剂，规格为50mg、200mg。口服，起始剂量为50～100mg/d，治疗剂量为400～800mg，分两次服用。对于肿瘤患者或躯体情况不好的患者初始25～50mg/d服用，小于400mg/d时可以顿服。

不良反应：需监测血糖、血脂、催乳素、心电图，以及观察饮食、体重、睡眠等。

（五）阿立哌唑

阿立哌唑有片剂、口崩片等剂型，顿服，起始剂量为5mg/d，治疗剂量为15～30mg，早上、中午服用，不宜晚上服用。半衰期为75h，因此需要10d才能充分阻断多巴胺D_2受体。慎用于有癫痫病史和降低癫痫发作阈值的疾病，如阿尔茨海默病等。

不良反应：观察锥体外系反应、静坐不能等情况。

（黄薛冰　申丽娟）

第8章　肿瘤患者周围人群的心理

肿瘤患者周围人群，是指与患者紧密相连、在其抗癌旅程中发挥关键作用的群体。此群体广泛涵盖了直接参与患者治疗与护理的医务人员、与患者有着深厚情感纽带的家属成员，以及为患者提供不可或缺情感支撑与陪伴的亲友网络。肿瘤作为一种严峻的健康挑战，不仅深刻影响着患者自身的身心状态，其漫长的病程与复杂的治疗亦对周边人群的心理产生广泛而深远的影响，触发了一系列复杂的心理反应链。这些影响涉及情感状态波动的微妙变化、家庭与社会关系的动态调整，乃至个人健康观念的根本性转变。本章将深入剖析肿瘤对医务人员和家属这两大核心群体的心理影响机制。对于长期处于肿瘤治疗前沿的医务人员而言，频繁面对肿瘤患者的病痛与生死考验，可能会导致其经历同情心疲劳、职业倦怠感加剧，乃至对生命本质进行深刻的哲学性反思等复杂心理挑战。对于家属，他们不仅需间接承受患者病痛的精神重负，还往往面临着经济压力、照料负担、对未来不确定性的恐惧，以及因患者病情波动而引发的剧烈情绪波动与心理压力。本章旨在通过严谨的分析框架，细致探讨这些心理影响的根源、具体表现形式及有效的应对策略，为医务人员与家属提供科学的指导，使他们在全力支持患者抗癌的同时，亦能有效维护自身的心理健康。

第一节　肿瘤患者对医务人员的心理影响

肿瘤科医务人员在肿瘤患者的全病程照顾中可提供专业、连续的照顾和支持，在肿瘤的预防、治疗和康复中起到了重要的作用。他们是医疗队伍中一个特殊的群体，在为肿瘤患者提供医疗服务的同时，也为肿瘤患者及其家人在整个治疗过程中经历的一系列心理应激提供服务。面对肿瘤患者及其家属的震惊、悲伤、愤怒、恐惧情绪，医务人员不断地给予支持和帮助；同时，在照顾恶性肿瘤患者的过程中，肿瘤科临床医务人员常体验到心理社会方面的影响，如无力感、焦虑抑郁、职业倦怠等，尤其是照顾临终患者的医护人员。

一、医务人员的心理反应

（一）无力感

每位医务工作者都怀揣着治愈所有疾病的崇高理想，然而恶性肿瘤的治疗至今仍是全球医学界面临的重大挑战。尽管科学研究与医疗技术不断进步，但遗憾的是，目前多数恶性肿瘤并未被攻克，尚缺乏有效的根治手段，使得患者难以完全摆脱病魔的纠缠。即便患者经历了多轮化疗、放疗等治疗过程，有时能够暂时控制肿瘤细胞的肆虐，但复发的风险依然存在，部分患者甚至病情持续恶化，最终步入晚期阶段。在此期间，肿瘤患者往往需承受疼痛、不适等多重身心折磨，而当现有药物无法有效缓解患者痛苦时，医护人员的内心无疑会充满无助与无能为力的挫败感，这种感觉在年轻或经验尚浅的医护人员中尤为强烈。每个医护人员都尽己所能地为患者提供医疗服务，但是结局并不总能按照期望发生，面对肿瘤患者在治疗过程中离世，或是在多年后病情复发，医护人员常会感到深深的无力与挫败，甚至开始质疑自己工作的价值与意义。

（二）焦虑

肿瘤科医护人员在治疗肿瘤患者的过程中，常会遇到肿瘤患者病情的变化，如严重的不良反应、消瘦、营养不良、生命体征的突变。肿瘤患者生理上发生各种变化时，心理也会发生巨大的变化，这些变化不仅影响着患者家属，也影响着医护人员。肿瘤科医护人员每天需面对患者家属的各种情绪反应，如对疾病预后不确定性的担忧、害怕及对医生提供治疗的期待，以及对药物不良反应的紧张、困扰，还有长期照料引起的虚弱、乏力、精力缺乏等，这些无可避免地都会波及医护人员，进而也出现焦虑情绪。

（三）害怕风险，回避责任

随着肿瘤医学的发展，肿瘤的治疗方法也越来越多，但是无论哪种方法都是有利有弊。肿瘤医务人员会根据自己的专业知识，根据肿瘤患者的病情特点，将自己认为可能对患者最有利的治疗方法提供给患者及其家属，这些建议可能对患者及其家属的选择有决定性的影响。但是，有些肿瘤医生可能因为害怕承担风险而将决定权完全交给患者及其家属，对于缺乏专业知识的患者及其家属而言，在遭受重大应激下作出明确选择是很困难的。肿瘤科医生此时回避给出建议不仅不利于肿瘤患者的治疗，也可能影响医患关系。

（四）冷漠和麻木

冷漠和麻木是个体在面对持续负性刺激时的一种自我保护机制，是心理防御体系的重要组成部分。在反复遭受不良情绪与压力冲击后，个体趋向于逐渐降低对刺激的反应程度，以减少对心理及生理的潜在损伤。这种暂时的“刺激忽略”策略，在某种程度上确实有助于个体维持心理平衡，保持功能的正常运转。然而，必须指出的是，这种策略并不能消除刺激本身，而是仅改变了个体对刺激的反应模式。在肿瘤医疗环境中，医务人员频繁面对肿瘤患者病情变化和死亡的现实，初期往往会表现出强烈的难过与共情，但随着这类刺激的不断累积，医务人员可能逐渐将“死亡与病痛”视为常态，从而降低了对这些刺激的情感反应与敏感度。这一过程虽在一定程度上保护了医务人员免受过度情感消耗的困扰，但同时也可能导致他们对患者、同事乃至家人的理解与共情能力减弱，表现出一定程度的麻木与冷漠。当理解与共情机制受阻时，人际关系便可能遭遇挑战，尤其是在需要高度情感投入与沟通的医患关系中。冷漠与麻木的状态不仅可能影响医务人员的职业表现，还可能削弱患者及其家属对医疗团队的信任感，进而对医患关系的和谐与治疗效果造成不利影响。

（五）职业倦怠

职业倦怠是指在工作中长期承受慢性人际压力而产生的一种心理症状，主要有 3 个维度：情感耗竭、人格解体和低自我成就感。肿瘤科的工作难度高、要求高，以及面临人际冲突、价值观冲突等，肿瘤科医务人员发生职业倦怠的风险很高，可能导致患者对医疗服务不满意，甚至发生医疗事故。

（六）睡眠障碍

在医疗工作的繁重压力下，尤其是在肿瘤治疗领域，医务人员常面临着时间紧迫、任务繁重的挑战，加之心理应激的持续存在，使得他们的大脑往往处于高度兴奋与警觉的状态，难以得到充分的休息与放松。经历了一整天的紧张工作后，即便是身体已经感到疲惫不堪，医务人员的大脑却仍在“自动工作”，不断回放患者的病情细节、治疗方案的选择与调整等。这些不自主涌现的想法，如同无休止的内心对话，严重干扰了他们的睡眠。因此，医务人员常表现出入睡困难，即便勉强入睡，也往往睡眠浅、梦多，难以获得深度与恢复性的睡眠。长此以往，这种睡眠障碍不仅会影响医务人员的身体健康，降低其工作效率与专注力，还可能进一步加剧他们的心理负担，形成恶性循环。

（七）精神活性物质滥用

肿瘤科医务人员因其职业特性和长期处于高负荷工作状态，成为精神活性物质不健康使用的高风险群体，特别是烟草和酒精的滥用。波兰针对护理人员的研究数据显示，综合医院中约有 27.12% 的护士存在吸烟行为，且这一比例在下班后尤为显著。法国的研究也揭示了类似趋势，2003 年医护人员的吸烟率为 24%，而到了 2011 年，这一比率竟上升至 29%，已逼近当年普通人群的吸烟率（30%）。更令人担忧的是，尼泊尔针对年轻医生与医学生的调查显示，精神活性物质的使用频率颇高，其中“曾经使用”“去年使用过”以及“上月使用过”的比例分别为 63.5%、56.5% 和 42.5%，而酒精则是最常被滥用的物质。这些数据揭示了医护人员中精神活性物质滥用的严峻现状。

二、不同群体医务人员心理状况的差异

（一）性别差异

研究表明，肿瘤科医护人员的心理应激存在显著的性别差异，女性医护人员的心理应激显著高于男性，这一差异可能源于多方面因素的综合作用。随着时代的发展，女性的社会地位和社会分工都发生了一些变化，女性面临着和男性同样的竞争环境，在家庭和工作两方面肩负着重要责任，在有限的时间、精力下，更可能经历工作与家庭的冲突，带来更大的心理压力，同时可能由于女性在面临压力时感受性更强，因此女性在情感体验和压力感知的体验上都较男性强烈。

（二）年龄差异

不同年龄阶段的肿瘤科医护人员在心理应激上存在一定的差异。具体来说，20～30 岁年龄段的医护人员由于参加工作时间不长，往往面临着较大的工作、学习压力，他们在处理患者治疗和护理时缺乏丰富的临床经验，需要不断学习和更新知识技能，以应对职业发展的挑战；同时，这一年龄段的医护人员对事业成功的渴望比较强烈，工作期望值高，但工资及福利待遇较低，投入与回报不成正比；此外，他们在处理人际关系方面也缺乏经验，30 岁以下的医务人员大多处于恋爱、婚姻关系的巩固期，生活和经济需求不断增长，这些因素共同导致他们难以平衡工作与生活，面临较高的心理压力。社会期望、职业和生活的压力使该阶段的医护人员面临着相对高的心理压力。相比之下，40 岁以上医护人员处于事业发展的平稳期，他们是医院的骨干力量，专业技能已较成熟，所掌握的知识和技能已完全能应对工作的需要，因此，他们感受到来自工作的压力较小，心理应激水平也相对较低。

（三）职称差异

研究表明，职称的升高与临床经验的积累成正比，随着患者认可度的提升，医护人员对工作的满意度在升高，心理压力在递减。初级职称的医护人员一般工作时间短，工作、学习压力大，需要不断积累临床经验，更新自己的医学专业知识和科研能力，在肿瘤科，他们经常需要独立承担医疗任务，而密切接触剧烈疼痛、濒死和死亡的患者对他们来说心理刺激极大，加之患者对其认可度不高，多方面因素导致初级职称医护人员的心理压力最大。中级职称医护人员则面临着更大的责任压力，作为科里的专业技术骨干，他们承担着较重的工作与教学任务，负责患者的诊断、治疗和手术，以及肿瘤化疗和放疗方案的制订，每一个治疗方案，每一个手术操作都关乎患者的生命安全和康复，任何疏忽与意外都可能产生严重后果，这使得他们的责任压力尤为突出。相比之下，高级职称医护人员在患者的诊断和治疗过程中主要起指导作用，因此心理压力相对较小。

（四）工作模式差异

有研究显示，每月夜班次数 6 次及以上者的心理问题最为突出，与夜班次数 5 次以下者存在差异。日夜不分的“轮班制”、随时加班打乱了医务人员的生活规律，造成生物钟紊乱而影响身心健康。近年来，医患关系紧张，造成不少流血事件的舆论导向常将责任归咎于医务人员，这极大地引起了医务人员的不安全感和焦虑，加上医务工作本身强度高、压力大、节奏紧张，许多医务人员并不能获得正常的休假，身心俱疲。

三、肿瘤科医护人员常见的心理康复技术和策略

医务人员心理健康问题日益突显。工作负荷大、医患关系紧张、人际关系复杂、晋升困难、工作缺乏理解和支持，都增加了医务人员发生焦虑、抑郁的风险。为了维护身心健康，肿瘤科医护人员需要掌握并应用良好的社会支持和积极的应对等有效心理康复技术和策略。以下是一些常见的心理康复技术和策略。

（一）自我调节

自我调节是医务人员保持身心健康的一个重要的途径。首先，医务人员必须重视自我调节，积极采取适合自己的放松技巧，如阅读、运动、倾诉或者聆听音乐，正确面对心理压力，保持良好的心理状态；其次，也需摆正家庭与工作的关系，家庭是放松的场所，对职业倦怠起着重要的缓冲作用，然而，某些医务人员却时常造成家庭与工作关系的错位，经常把大量的工作带回家，与家庭成员之间缺乏必要的沟通，易导致家庭成员的不满，影响家庭关系；最后，工作时，需寻求对患者过度投入与疏离间的平衡点，可采取分离性的关怀态度，即医务人员真诚关心患者的健康及问题，但仍要保持心理上的距离，避免情绪过度投入。

（二）认知调节

1. 校正自我认知 医务人员对本身的性格特点、能力特点、兴趣所在以及工作匹配程度的掌握很重要。在现实生活中，并非每个人都会按照自己的兴趣和性格特长选择职业，如果现在的工作性质与自己的兴趣不完全一致，也可以通过一些业余生活的内容予以充实和补偿。

2. 建立合理的职业期望 对医生群体而言，要清楚自己职业的风险性和救死扶伤结果的有限性，对良好的愿望和可能出现的不良结果的反差要有足够的思想准备。

3. 纠正归因偏见 对自己的失败倾向于外归因的人，更容易产生职业倦怠。因此，应对具有这类特征的人进行归因训练及认知方式的调整，学会更加客观地看待周围的人或事。

4. 多用积极的思维方式 有些人习惯用消极的思考方式思考问题，同样一个事件，总是看到消极的一面，必定无法摆脱消极情绪的困扰，会感到失落、孤独、郁闷，甚至绝望，很容易出现职业倦怠。积极看待问题，产生的情绪也将会是积极的，就会感到轻松、愉快，对未来充满信心。

（三）加强医患沟通，培养良好的人际交往能力

医患之间的沟通艺术是处理好医患关系的一个重要手段，也是减轻医务人员在处理医患关系中的关键。事实上，许多医疗纠纷是因为医务人员缺乏与患者或家属交流、沟通而引起的。医务人员应加强沟通技巧的学习，沟通技巧是医务人员与患者交流所必需的一种重要能力。医务人员要加强人文知识特别是心理学知识的学习，提高自身的人文素养和人际交往的能力，并将所学知识尽快灵活应用于工作之中。与患者及同行之间进行良好的沟通，不仅可以减少人际冲突带来的压力，还可以为自己建立广泛的社会支持网络。同时，要提高医务人员的“通情能力”，站在患者的角度看问题，体验患者的情绪反应，即通常所说的“换位思考法”。当医护人员能运用“换位思考法”从患者的角度去分析、思考时，就容易理解患者和家属，这样也容易帮助医护人员改变自己原有的行为和观念，采取一些更容易让患者接受的方式、方法实施治疗，从而减少医患矛盾。

（四）获取外界社会支持

第一，医务人员应从自身入手，重视心理健康问题，尽量使自己能够劳逸结合，有适当的休息时间。如果出现问题，立即求助，不要得过且过。开设相应培训，指导医务人员提高心理防护

能力，合理宣泄消极情绪，增强情绪调节能力。第二，科室是医务人员工作的直接部门，应当正视心理健康问题，给予医务人员足够的心理支持，使医务人员产生归属感，增加凝聚力，尽可能提供宽松、和谐的工作氛围，让医务人员感受到温暖。在恰当的时机可以组织各种适宜的活动，让医务人员身心能够得到放松。对于心理健康问题尽量做到早预防、早发现，充分利用医院的优势。同时，在一些例如职称晋升、科研基金申请等涉及个人切身利益的事件发生时，更要特别关注医务人员的心理变化。另外，如果科室中有存在心理障碍或精神疾病的医务人员，应对他们宽容，不歧视，尽量促使他们能够按照医嘱服药，接受专业的帮助或治疗。第三，对医院组织管理层来说，应当保证合理的人员编制，确保医务人员在连续工作后能进行合理放松、休息。做好后勤保障工作，让医务人员能够感受到医院的支持，提升医务人员的工作满意度。

（五）心理疏导及药物治疗

若通过以上方法，医务人员仍无法应对工作中所产生的心理压力，则可以寻求专业人员的帮助，通过专业的心理治疗方法，如认知行为疗法、格式塔治疗、团体心理干预等，舒缓工作中的心理压力。此外，当心理状况严重地影响了医务人员的生活和工作时，可在专业人员的指导下进行药物治疗，重获心理健康。

第二节　肿瘤患者对家属的心理影响

肿瘤不仅会影响患者，也会影响家庭成员和照护人员。通常情况下，肿瘤患者的配偶和成年子女提供了大部分的照护。在肿瘤诊疗全过程中，家属承担着各种工作和责任，包括日常生活（如烹饪、清洁）、工具功能（如财务管理）、医疗责任（如治疗相关的各项事务）等，还需给患者提供情感和经济支持。他们与患者的关系从家庭成员的关系转变为主动照护者的关系，这种转变连同带来照护者的现有责任，往往带来更多的心理困扰并影响生活质量。此外，肿瘤患者的照护很复杂并且需要专业技能，而家庭照护者却很少或根本没有相应的准备，缺乏足够的知识、资源或技能，从而给照护者带来一系列问题和困扰。因此，肿瘤患者家属往往会表现出无助、无奈、恐惧、抑郁、焦虑等心理不适，若得不到及时疏导，会导致严重的心理问题，甚至影响肿瘤患者的情绪及治疗效果。

一、家庭对肿瘤的适应过程

（一）肿瘤对家庭带来的变化

在过去的20年中，人们逐渐意识到肿瘤作为一个威胁生命的疾病，除了给患者本人带来严重的心理压力外，对肿瘤患者的家庭来说，也是严重的负性生活事件。肿瘤从情感、认知和行为上都会影响到整个家庭，常会改变家庭的日常生活、现在和将来的计划、感受，以及家庭内部成员对自己和其他家人的看法。家庭，作为个体应对外界挑战的重要支持系统，在肿瘤这一重大危机面前，其应对能力直接关系到患者能否获得充分的情感与实质支持。家庭不仅提供了肿瘤患者应对疾病的适应环境，同时，家庭本身往往深受这种疾病的影响。无论是在肿瘤治疗阶段，还是在长期的适应疾病过程中，家庭兼具关心和照顾患者的双重责任。家庭成员需要参与到与患者的情感互动中，影响他们的疾病经历，同时还要管理自己的内心感受。作为整体的家庭以及家庭中每个成员的角色和需求会在疾病过程的不同阶段发生变化，不确定感、模糊不清以及对疾病失去控制等的感觉会在漫长的疾病过程中存在。在疾病的进展期或者晚期，因为照顾需求的增加以及死亡不可逆转带来的威胁，家庭将经历不同程度的痛苦。

患者是一个家庭单元的组成部分，而家庭深受社会和文化环境的影响，因此，家庭应对肿瘤的方式在很大程度上取决于其所处社会文化对严重疾病以及肿瘤这种特定疾病的看法。当面对一个家庭时，医务人员需要知道它作为一个单元是如何具体运作的，还要了解那些影响它应对特定疾病的广泛社会和文化因素。例如，在中国大陆，很多家庭会因为各种原因向患者或家庭中的某位成员，通常是老年人和小孩，保留部分或全部的关于疾病的信息，家庭成员之间关于疾病或死亡的讨论也很少见。

总之，当一名家庭成员被诊断为肿瘤时，整个家庭都会随之改变。在传统家庭观念的影响下，中国家庭对肿瘤所带来的这些变化体会更深，因此在关注肿瘤患者心理痛苦的同时，也要时刻留意其照顾者和家庭成员的心理状况。只有当整个家庭很好地应对疾病时，患者才能获得良好的支持以及治疗和康复的环境。

（二）家庭对肿瘤的适应

家庭对肿瘤诊断的适应是一个由多个关键循环组成的连续的过程。在这个过程中，肿瘤的确诊作为核心应激源，给家庭内部带来了一系列的需求，且在适应新常态的初期，整个家庭往往经历着失衡或者危机的考验。尤其当家庭成员罹患慢性疾病，特别是肿瘤这类复杂且长期进展的疾病时，家庭面临的危机将呈现为常态化的挑战，进一步加剧其脆弱性。家庭功能的全面审视，是家庭有效应对的关键所在，如凝聚力、弹性、解决问题的模式、情感表达以及行为控制。家庭应该重新考虑所涉及的这些方面，从而让自身能够适应特殊的需要。

然而，肿瘤是危机，也可能是转机，可以带来很多机会。它或许使得家庭关系增强，或许使得患者与其他家人间产生社会孤立感。患者会觉得自己与别人不同，并且会跟其他健康的家庭成员保持距离，当患者实际得到的支持没有达到他们对"支持"的期望时，上述这种与"其他人"的关系可能会成为不和谐、失望和冲突的来源。一个具备灵活性和凝聚力的家庭能够保持它作为家庭团队的结构和动力，根据疾病的情况，在必要的时候改变家庭成员的角色和家庭关系强度。因此，肿瘤需要家庭调整互动方式。相互关系可能是肿瘤给家庭生活带来威胁的关键决定因素。肿瘤治疗产生的相关问题需要参与其中的家庭成员相互讨论，从而进入所要扮演的角色。在适应的过程中，家庭的适应性和凝聚力是最为核心的部分。适应性可以被定义为任何一个家庭在面临重大应激事件时重组和重建自身的能力。适应过程常需要家庭转变方式，制订新的规则、程序和优先事项。慢性疾病和治疗方案的存在会威胁到家庭的灵活性，有时家庭会不堪承受太多的需求而刻板地拘泥于各种规则。模棱两可、死板、保守秘密以及退缩等因素会让家庭关系紧张，不利于家庭适应患者的疾病诊断和预后等情况。适应性良好的家庭可通过发展并保持家庭能力、家庭资源和应对行为来使得家庭功能均衡地发挥作用。这样，它才能满足肿瘤带给它的不断变化的需求。适应性还包括有效的沟通能力，当慢性疾病来临时，这一点变得更加重要，因为此时有更多的决定要做，有更多的问题要解决。家庭系统内部成员之间提供的信息往往相互矛盾，如何良性地沟通成为关键。尽管许多家庭都能够承受肿瘤的挑战，但是还有大约 30% 的家庭不能够适应这个变化，结果可能是对临床治疗起到负面作用。

另一方面，凝聚力是家庭成员之间的情感纽带。家庭关系极其紧密会引起家庭成员对家庭的过度认同；相互关联极低则会造成家庭关系松解，表现为难以对他人承担应尽的责任和义务，这样的家庭在支持医务人员及协助患者作出决定方面表现不佳。这两个极端属于刻板的行为模式，而较为平均的凝聚力和关联程度才具备功能性和适应性。在对患者及其家庭的关怀中，一些早期的信号常可以提示哪些家庭可能是适应良好的，可为治疗提供宝贵的支持，这些指标包括能够积极寻找相关的信息、为患者提供情感支持和日常活动的支持、与医生有效互动并对治疗抱有积极的态度、注重患者的需要而不是家庭的需要等。早期识别这些指标并与家庭综合评估相结合，能使肿瘤社会心理学家易于识别那些由不利的家庭类型而产生的各种不良行为。专业性的干预，如提供信息支持、情感支持等，有助于帮助患者与其家庭建立有效的联盟，为临床治疗小组与家庭成员在诊断和最初治疗阶段的相互关系奠定良好的基础。

二、肿瘤患者家属的心理反应及特征

肿瘤患者家属、亲友往往是最了解肿瘤患者心身需求的人，是肿瘤患者最重要的看护者、保护者和社会支持者，他们能够给予患者精神上的支持，对患者病情发展起到了重要作用。同时，他们又因患者的疾病而面临巨大的压力，极容易出现心理问题。在肿瘤患者的不同疾病阶段，其家属可表现出不同的心理反应及特征。

（一）不同时期肿瘤患者家属的心理反应

1. 初诊阶段的心理反应 肿瘤患者家属在患者就诊时常经历一系列的心理反应。第一，医院陌生的环境和复杂的就诊程序使患者家属感到紧张而不知所措；第二，随着各项检查的逐渐完善、肿瘤诊断的逐渐明确，患者家属焦虑、恐惧心理逐渐增加，同时也存在震惊、怀疑和否认心理，不知所措；第三，有些家属还要对患者隐瞒病情，其心理压力更大。由于患者家属及亲属的年龄、性别、性格、经历、所受教育程度等不同，其心理状态大致可归纳为焦虑型、怀疑型、稳定型三种类型，各类型的反应各不相同。

（1）焦虑型：表现为不同程度的不安、紧张、焦急、忧虑、担心和恐惧，甚至表现为消极、易怒，此种情绪很容易感染患者。研究发现，女性家属较男性家属的焦虑发生率高。这是由于我国女性和男性虽然承担着同样的社会责任，但传统的观念对女性又有着特殊的要求，一旦家中有人患病，她们自愿或不得不承担照顾患者的重任。繁重的工作和生活，使她们在心理、生理上处于超负荷运转状态，又由于生理上的差异，女性较男性更易对痛苦进行预想，由自身预想而产生的痛苦可能会和事情真正发生后的痛苦一样强烈；另外，女性比男性在情感方面更为细腻，情绪波动更明显，在受到与男性一样的刺激时，女性更易不安、恐惧、紧张，进而产生焦虑、抑郁。

（2）怀疑型：家属不能面对现实，怀疑肿瘤诊断的准确性，抱有侥幸心理。为了不影响患者情绪，故而将自己的心理反应封闭起来，反复向医护人员了解患者的各种检查结果，幻想出现诊断错误。

（3）稳定型：家属能够面对现实、承认现实，能够稳定自己的情绪，积极配合医护人员治疗，择机告知患者病情，与患者一起面对现实。此型患者家属所受到的心理影响相对较小。

2. 确诊阶段的心理变化 恶性肿瘤的确诊对家属是极大的打击，患者的焦虑及低落情绪也可对家属的身心健康造成不良影响，家属最常出现抑郁、焦虑、躯体症状和睡眠障碍。确诊初期焦虑分值较高，其主要原因在于家属对疾病认识的欠缺，即大多数家属在患者被确诊为肿瘤时，常觉得亲人已经被判了死刑，产生一种即将和亲人永别的感觉，从而表现出一种焦虑、恐惧的心理。

在肿瘤确诊后，家属对于是否告知患者真实病情的抉择确实是一个复杂而敏感的问题。知情权是患者的一项基本权利，但由于恶性肿瘤病情特殊，是让患者“知情”好，还是“不知情”好，有时难以抉择。在临床实践中，部分肿瘤患者家属出于对患者心理承受能力的担忧，认为知情后可能会给患者带来沉重的思想负担，进而影响其治疗态度和效果，从而要求医务人员采取对患者保密的方式，这种考虑体现了家属对患者深深的关爱和保护。然而，这种保密做法也带来了家属自身的心理负担，家属可能会面临内心的挣扎和矛盾，一方面想要保护患者免受痛苦，另一方面又担心自己的决定是否正确，是否剥夺了患者的知情权和选择权。此外，随着病情的进展，家属还可能需要不断编造谎言来维持这个秘密，这无疑增加了他们的心理压力和负担。

3. 治疗阶段的心理反应 治疗期间患者家属存在的心理问题可表现为对疾病预后的担心、对治疗不良反应的担心、对医疗费用负担过重的担心等，尤其是患者在治疗过程中出现严重不良反应时，产生负性情绪，甚至抱怨家属，使家属和患者对治疗的选择产生怀疑。另外，看到亲人受病痛折磨，家属内心深感无力，他们常产生自责和内疚感。对患者的情况缺乏了解或来自各方面的一些错误信息也促使家属产生焦虑。

4. 临终阶段的心理反应 肿瘤患者虽然经过综合治疗但仍有复发的可能。肿瘤的复发从某种意义上说即意味着疾病的晚期，意味着患者将要面临死亡的威胁。此时患者的躯体不适症状越来越多，各种主诉也越来越重，而患者家属所经受的苦难、精神和心理异常相应地也要大大超过其他疾病临终者的亲属。此期间患者精神和心理异常无处发泄，只能对家属百般挑剔，使家属无端受责怪，深感委屈，造成许多难以言表但又时刻存在的忧愁和苦恼。对此时的患者家属，医务人员应耐心聆听他们的诉说，体谅他们的心情，可专门提供一个让他们发泄的场所，任凭他们大声哭闹，释放内心的不满情绪从而调整心态，继续做好陪护这个角色。当患者肿瘤扩散或复发时，患者家属的焦虑状态有所回升，原因在于患者经历了一系列艰难的治疗后，病情仍不断恶化，到了无法挽救的境地，当家属面临失去亲人的威胁时，会感到无助、难过、恐惧而使焦虑增强，会产生极大的痛苦、不舍和对死亡的恐惧不安。

（二）肿瘤患者家属的心理特征

1. 痛苦 当朝夕相处、相依为命的亲人突然患上肿瘤，人们心里总认为是被宣判了“死刑”，想到以往美满、幸福、和谐的家庭即将毁于肿瘤，家属往往极度悲痛；尤其是当亲人在治疗过程中承受着剧烈的痛苦折磨，以及化疗、放疗后的种种反应而导致病情每况愈下时，守护在其身边的亲属更是悲痛不安，可又不能在患者面前流露出悲哀的情绪，还要强打精神安慰患者，其内心充满了痛苦。

2. 委屈 肿瘤患者由于长期受疾病和治疗不良反应的折磨，心理状态在一定程度上会发生畸形变化，有时会对照护的亲属百般挑剔，发泄压抑和焦虑情绪。而家属虽然无端受责，深感委屈，却只得为了患者的病情稳定而委曲求全，忍气吞声。

3. 忧虑和烦恼 患者被确诊为肿瘤后，其家属一方面要长期请假照护患者，调理患者的饮食，对患者进行精神上的支持和安慰，到处寻医问药，同时还要照管子女的生活起居和学习、照护家中年迈的老人。因此家属心里充满了压力、感到极其忧虑和烦恼，要常以坚强、乐观的状态出现在患者面前，而自己内心的压力和忧愁却没有时间和机会释放；有些家属由于照顾患者而暂停工作，收入受到影响，而患者的收入也因住院治疗而减少，导致家庭经济状况陷入困境，进一步加重了家属的苦恼。有些家属甚至因此影响自身事业的发展，从而造成一系列难以摆脱的忧虑和烦恼。以上现象均严重危及了家属的身体健康和心理健康。

4. 矛盾 对某些肿瘤患者，家属希望医院采取“医疗保护”措施，不对患者告知真实诊断，在这种情况下，家属承受了巨大的压力，他们一方面要对患者隐瞒病情真相，另一方面又希望有人和他们一同面对这一压力，尤其在自己决定治疗方案时。对晚期肿瘤患者的病情，家属尽管非常清楚无治愈希望，但仍到处打听新的治疗方案，不惜经济上的代价，盼望出现“绝处逢生的奇迹”。对于一些临终的患者，家属希望能够通过积极的医疗手段延长患者的生命，同时又不希望增加患者的痛苦，在放弃治疗与坚持治疗的情境下无法作出决策。这一系列的矛盾心理，常常困扰着家属。

5. 害怕与恐惧 患者家属常有两种心情：一方面，常同肿瘤患者接触的亲属们，害怕肿瘤会传染或遗传，同时也害怕自己无法应对患者因疾病和治疗所引起的症状和不适，因此，他们心怀恐惧与担忧；另一方面，患者亲属常因想到患者患绝症而意识到自己可能会失去亲人，对死亡具有恐惧心理。

上述肿瘤患者家属的种种不良心理特征，必将影响他们的身体健康、工作、生活和学习。当负性社会心理因素长期作用于人体，可导致中枢神经系统、内分泌系统、免疫系统功能的失调，这种状态反过来又会极大地影响患者本人的信心和心境。因此，做好肿瘤患者家属的心理护理也是非常必要的。

（三）造成患者家属心理异常的因素

1. 年龄 照顾患者的家属多数是中年人，而中年人所受到的事业、经济、家庭等各方面的冲击比较集中，易发生心理冲突。

2. 病情　肿瘤患者的心理情况与患者的病情有着密切的关系。家属是肿瘤患者的最亲近者，也是患者主要的支持和照顾者，起到了至关重要的作用。一般来说，肿瘤患者病情越严重，家属的心理压力越大。一方面，由于病情重，预后差，家属对患者的病情更加担忧，心理压力更大；另一方面，由于需要反复治疗以及治疗所引起的副作用，家属的治疗负担增加，对家属的挑战更大，所以引起的心理压力更大。尤其在照顾终末期肿瘤患者时，家属要承受即将失去亲人的悲伤，还需承担起照顾终末期患者的责任，面临身体和心理的双重压力，易产生悲伤、无助甚至抑郁等情绪。

3. 医疗费用　肿瘤的治疗是一个长期的过程，其医疗费用十分昂贵。随着我国医疗卫生改革的启动，患者家属对经济的关注日益突显。家属更倾向于将有限的费用投入到能有效治疗肿瘤、提高患者生活质量或延长生命等方面。医疗费用作为家庭的重大计划外开支使家属承受着很大的经济压力，容易产生心理压力。

4. 负荷工作　多数肿瘤患者需要亲友陪护，肿瘤晚期患者更需要家人 24 小时照顾，多数家属长期处于超负荷工作状态，身体健康状况逐渐下降，容易造成情绪波动及不良心理的发生。

5. 家中其他成员、亲友的相互关系　当家庭中某一个成员得了疾病，无论是患者本人还是家中其他成员、成员间的彼此关系或相处方式、整个家庭系统及其功能均可直接或间接地受到影响。也就是说，整个家庭原来的生活方式均被打乱，全部的精力均放在肿瘤患者身上，家中所有的运作都是在为此人生存或维持其家庭功能而努力。面对肿瘤患者，他们需要重新安排平日在家中的工作及职责，改变原来互动的方式。这种压力情境容易造成心理内环境的失衡。

6. 医院的设备、管理、医疗及护理水平　由于肿瘤患者的性别、年龄、社会背景、文化层次、经济状况、所患肿瘤恶性程度以及求生欲望的不同等，肿瘤患者及其家属对医院的设备、管理，医疗及护理水平的要求也有所不同，一旦实际情况未能达到预期水平，肿瘤患者及家属易产生情绪波动及不良心理。

三、肿瘤家庭成员的心理社会需求

（一）配偶的心理社会需求

配偶作为肿瘤患者最亲近的照顾者，在患者治疗和康复过程中扮演着至关重要的角色。然而，这一角色往往伴随着巨大的身心负担。配偶需要承担患者的日常起居、服药、身体照顾、情感支持、日常活动和家务处理。从过去的情况来看，配偶在照顾患者方面作用最为显著，随着照顾要求的提高，配偶经历的大量心理、精神和社会问题可能比他们的伴侣还多，所以不仅要考虑配偶的身心状况，也要考虑他们在健康受损情况下照顾患者的能力。当配偶非常痛苦时，肿瘤患者在适应疾病的过程中出现的问题也较多。因此，需要更加重视配偶的心理社会需求。

1. 信息　配偶通常需要得到相关信息，在疾病的不同阶段，配偶所需要的信息会有所不同。配偶寻找的信息内容宽泛，他们会采用很多方法来获取信息，包括网络。在搜寻信息方面，配偶要比患者更为积极，他们通常会通过主动搜索来获取信息，对医生给予的信息加以补充。

在国内没有法律规定将患者信息对家属保密，患者配偶往往能够获得更多的医疗信息，甚至可能会隐瞒患者本人。在繁忙的临床工作中，医生和护士并不能对每位患者及家属给予详细的解释，因此无论患者本人还是参与照顾过程的照顾者，都存在专业信息方面的需求，配偶也不例外。随着社会肿瘤康复体系的不断完善，获得专业信息的渠道也在不断增加，如医疗专业人员的健康讲座和科普资料，以及专业网站上提供的规范、可靠的信息等。

2. 支持　配偶照顾者也需要支持。目前现状是尽管配偶情感上的创伤与患者相近，甚至更为严重，但是配偶所能感受到的来自朋友和专家的支持却较少。在疾病的所有分期中，配偶获得的支持都比患者要少，这些需求往往被社会忽视。这一现象并不意外，因为从很多年前就开始强调配偶希望获得支持，但至今并未常规确定配偶照顾者的需求，并为他们提供支持。大量的研究证据显示获得情感和物质支持的配偶获益较多。获得支持较多的配偶生活质量较高，情感创伤较轻，创伤后成长越理想。考虑到给予支持所带来的积极效应，医疗专业所面临的挑战就是在复杂的医疗保健背景下，找到系统的方法为配偶和患者同时提供支持。

3. 沟通 与患病的伴侣进行沟通是配偶照顾者的另一个需求。与肿瘤患者沟通疾病及治疗会受以下几个方面的影响：双方的沟通风格可能不同、对信息公开的偏好不同，或者双方观点错误，认为谈论肿瘤会阻碍患者对疾病的适应；一些夫妻采取封闭的保护性方式，隐藏彼此对疾病以及治疗的感受；还有一些夫妻沟通方式带有批评性或者过于激烈，阻碍了双方对疾病开放式的交流。尽管谈论疾病有很多困难，但是有效的沟通对肿瘤患者和他们的配偶都会带来很多好处。开放式的交流越多，夫妻关系的满意度越高，亲密度越高，情感上的创伤越少，此外，开放式的交流还会帮助夫妻双方共渡肿瘤难关，增强双方彼此支撑的能力。为了促进双方的有效沟通，可以通过由医疗专家在同一时间向双方提供信息以及当医疗专家在场的时候给他们提供机会来讨论遇到的困难。在患者和配偶讨论彼此感受的时候，专家可以作为榜样或者模范来演示如何进行开放、诚恳、尊重、支持的沟通。此外，可以让配偶参与患者的干预性治疗，告诉他们批评的负面效应，以减少患者和配偶之间的消极互动。鼓励配偶利用支持小组、肿瘤治疗医疗系统提供的电话或者与那些同样在应对肿瘤的朋友进行沟通，来促进更加开放的沟通。

（二）肿瘤患者未成年子女的心理社会需求

很多家庭往往不知道该如何帮助患肿瘤父母的孩子。尽管患病父母也想用自己的方式帮助孩子们，但是他们在疾病及治疗的过程中常常会很痛苦，常因为躯体症状或者情感被耗尽而感到无能为力。他们也会尝试与孩子交流疾病，其形式和内容不过是一堂生物课，而不是真正能够跟孩子进行情感互动。为了减少父母患肿瘤给孩子带来的负面影响，未成年孩子在父母患病过程中的心理社会需求也非常值得我们关注。

1. 症状导致的心理反应 儿童通常对他们在父母身上所观察到的症状很好奇，也很关心，包括脱发、疲劳和恶心。症状的出现或者加剧可能会鼓励本来不情愿谈论病情的父母来谈论癌症的诊断，促进父母与孩子解释身体上的改变，讨论父母可能会使用的掩盖脱发产品的种类和使用的情形（假发、围巾等）。对孩子来说，疲劳造成的负面影响可能会加剧。年纪较小的孩子可能会觉得父母只是不想跟他们玩，而青少年则会对“总是躺着，甚至不想去忙碌起来”的父母失去耐心。激素药物或者抑郁引起的情绪上的改变和易激惹也会引起孩子的心理变化，孩子们可能会认为他们是造成父母脾气暴躁的原因，从而感到愧疚、退缩，或者为使父母高兴起来而承担了过多的责任。

2. 孩子不愿讲话 学龄儿童或者年龄较大的孩子往往表示他们不想知道病情的变化，他们不愿意提问或者分享感情，父母经常会担心他们能否对疾病作出适当的调整。尽管父母知道孩子是不想听到不好的消息，但是对这些孩子来说，获得简要的治疗计划和父母身体状态改变的信息十分重要，有助于帮助孩子寻找到其他熟悉的家庭成员，并与其讨论母亲或者父亲的病情，以帮助自己从悲伤的情绪中走出来。

3. 孩子的焦虑 父母可能会担心与孩子们交谈，因为他们会“问无数我可能从未考虑过的问题”。如果父母根据孩子的发育期和成长经历提前想到孩子可能会问哪些类型的问题，他们就能想好怎样在作出真诚回答时还能安慰孩子。不管病情处于哪个阶段，父母都特别害怕孩子们问：“你会离我而去吗？”如果想要谈话进行顺利，则需要充分准备。

四、针对肿瘤家属常见的心理康复技术和策略

（一）支持–教育性干预

由于肿瘤家属对于支持和治疗信息的需求，因此大多数干预措施是支持–教育或心理–教育性

干预。通过干预，肿瘤患者家属情绪痛苦更少、生活质量改善，家属自我效能感提高以及应对能力提升，同时还改善了家属的身体健康状况，减少了对疾病的负面评价或降低了不确定性，提高了家属对社区资源的了解。

（二）照护技能/症状管理干预

当家属对于提供照护有信心时会受益，在照料过程中可侧重提高家属的技能水平。当提供给患者和家属症状管理干预时，患者的症状得到改善，家属能够花更少的时间帮助患者管理症状，家属对于照护的负面反应更少。提高家属技能的干预增加了家属的照护知识，提高了自我效能，减少了家属的抑郁症状。以解决问题和沟通技能为目标的干预措施可以减轻与患者照护相关的负担和与照护相关的角色变化，同时提高家属的总体生活质量。

（三）应对技能干预

积极应对策略可改善生活质量，应对技能已被纳入干预研究中，主要集中在如何提高患者和家属的应对技能上。“应对肿瘤计划”是澳大利亚的研究人员开发的，旨在帮助乳腺癌患者及其家属共同应对肿瘤并相互支持。在随机对照试验中，他们比较了针对配偶的干预、针对患者个人的干预以及对照组 3 组的结局，发现针对配偶的干预比患者组和对照组产生了更多的积极结果，配偶间相互支持与沟通增加，亲密度增加，更少出现回避性应对。在另一项终末期患者的研究中，家属被提供标准化临终照护、临终照护加支持性访视或临终照护加应对技能干预，与其他两组相比，接受应对技能干预家属的负担更少，生活质量更高。此外，心理社会干预为患者和家属应对肿瘤和生活质量均带来益处。基于夫妻应对肿瘤的干预可以带来积极结果，包括患者及其伴侣的生活质量、社会心理困扰、性功能和婚姻满意度。

（四）聚焦于关系的干预

由于肿瘤会给配偶关系带来压力，关系问题也值得关注。Kuijer 开发了一种干预措施，以帮助配偶应对肿瘤时减少关系中的不平等。干预的重点是配偶之间的相互支持方式，维持他们关系中的“给予和接受”，改善他们对彼此的期望。参与干预的配偶报告他们的关系更平等，婚姻满意度更高。一些研究者认为，为了改善关系可能有必要让双方都参与干预。例如 Manne 等为患有前列腺癌的男性妻子提供了一种干预措施，以减轻妻子的痛苦，增加他们的个人成长，并促进婚姻关系沟通。配偶的关系质量可影响到他们对于特定癌种，如结直肠癌的适应，针对配偶关系的心理社会干预有助于患者和家属在适应结直肠癌的挑战中获益。

（五）肿瘤的家庭治疗

肿瘤是一个威胁生命的疾病，会给患者及其所在的家庭带来一系列复杂的冲击，因此肿瘤不仅是患者本人的危机，也是整个家庭的危机。对肿瘤所引起的心理问题也要以家庭为背景，必要时可以将整个家庭作为治疗单位，为每一个家庭成员提供支持，从而有效解决患者及家属存在的问题。相比其他的心理治疗流派，家庭治疗的发展历史很短，但其在心理治疗领域的作用却非常重要。家庭治疗出现之前，心理治疗的对象通常为个体，治疗师从来访者身上探索、发现并试图解决问题。在家庭治疗中，治疗的对象并不是某一个个体，而是以家庭为单位，旨在改进这一家庭单位的整体功能，通过改变家庭成员之间的交互作用带来个体的变化。家庭是一个有其特殊规律的系统，在这一系统中，家庭成员之间相互影响、相互适应，达到一个动态的平衡。若某一成员出现了问题，说明整个家庭系统存在问题，家庭对其成员适应不良的行为具有塑造作用。当家庭内部的动力发生改变时，这些问题也会随之变化。

目前，家庭治疗的方法已广泛应用于治疗各种心理障碍，儿童、青少年和成人的心理障碍都可以使用家庭治疗，而且家庭治疗的效果也已得到了证实，尤其在物质滥用、儿童行为问题、婚姻或人际关系问题等方面效果更好。针对肿瘤患者进行家庭治疗的研究尚处在起步阶段，但家庭治疗对来访者情绪困扰、问题行为和应对能力的改善效果已经得到了大量文献的支持。较西方而言，中国家庭的联系程度更为紧密，中国人对于“肿瘤是一个家庭问题”的感受也更为深刻。随着临床心理干预的开展，家庭治疗必然会得到越来越多的重视。

（六）寻求其他支持

肿瘤患者不同于其他疾病患者，需要经过一个较长的治疗过程，在这个过程中，还需要社会的关怀。社会支持可以降低肿瘤患者家属的负性心理反应。鼓励患者家属多与亲朋好友联系，维护社会关系网，对患者家属保持良好心理及身体健康状态有着十分重要的作用。同时，肿瘤患者家属也可从其他途径获取一些与肿瘤以及心理康复技巧相关的资源，以帮助其应对。

1. 在线资源　目前有许多针对肿瘤家属和护理人员的在线支持论坛和网站，如美国肿瘤协会（American Cancer Society）提供的信息资源、肿瘤护理相关网站等。

2. 心理健康应用程序　可以下载一些专门为紧张、焦虑或抑郁状态设计的心理健康应用程序，如 Headspace、Calm 等，来帮助管理情绪和压力。

3. 书籍和出版物　阅读关于肿瘤照料、心理应对策略的书籍会非常有帮助，如《抗癌生活》（*Anticancer*：*A New Way of Life*）或《肿瘤的心理治疗》（*Psycho-Oncology*）、《肿瘤患者与家属心理健康 100 问》等。

4. 心理咨询　获得专业的心理咨询服务，如临床心理医生或咨询师，他们可以提供专业指导来帮助应对与照护患者相关的情绪和心理压力。

5. 放松和冥想程序　学习放松技巧，如深呼吸、正念冥想、渐进性肌肉放松或瑜伽等，这些技术有助于减轻压力。

6. 照护者培训课程　参加由医院、社区中心或非营利组织举办的照护者培训课程，学习照护技巧和应对策略。

7. 自我关怀活动　定期进行充电和自我关怀，诸如旅游、运动、爱好活动等，保持个人的身心健康。

8. 专业组织和热线电话　联系专业组织或使用心理危机热线电话，如国际抗癌联盟（Union for International Cancer Control，UICC）或本国的肿瘤支持热线，以获得专业的帮助和指导。

（谢建飞　成琴琴　郑树基）

第9章　卫生政策中的肿瘤心理学

肿瘤心理学在相关卫生政策制定和实施中扮演着至关重要的角色，它不仅聚焦于肿瘤患者在诊断、治疗及康复过程中可能遭遇的焦虑、抑郁等心理健康问题，更为政策制定者提供了宝贵的理论与实证研究成果，以指导政策的制定、评估与优化。在肿瘤心理学视角下，政策制定者可更深入地理解患者需求。例如，肿瘤心理学研究有助于揭示患者在治疗过程中可能遇到的心理适应难题，如恐惧、无助感、焦虑等。基于这些研究成果，政策制定者可以在政策中纳入针对性的心理支持措施，这些措施可能涵盖家庭支持、社区资源的整合和患者互助小组的建立等，以共同构建一个全面的支持系统，确保患者能够获得必要的信息、情感慰藉和物质援助。此外，肿瘤心理学还为政策实施效果的评估提供了有力工具。通过定期收集患者反馈、进行心理健康评估和生活质量调查等方式，政策制定者可以从患者的实际需求出发，及时调整和优化政策。这种以患者为中心的政策制定方式，有助于确保政策更加贴近患者的实际需求，从而提高政策的有效性和满意度。将肿瘤心理学融入卫生政策意味着在政策制定过程中需要综合考虑患者的整体福祉，包括身体、心理、社会及精神层面。同时，政策制定者还需要充分考虑个体差异性，如不同年龄、性别、文化背景和疾病阶段的患者心理在需求与偏好上的差异。这种全面性和个性化的考虑，有助于确保政策能够真正惠及每一位肿瘤患者。最后，政策制定还需要跨学科的合作与支持。政策制定者应与肿瘤学家、心理学家、社会工作者、护理人员及其他相关专业人员紧密合作，共同为肿瘤患者提供全面、协调的综合性政策支持。

第一节　卫生政策制定中的肿瘤心理学

在制定卫生政策过程中，肿瘤心理学发挥着不可或缺的作用，它不仅局限于关注肿瘤患者的心理状态和情感需求，更强调了政策制定者在决策过程中必须深入考虑的心理和社会因素。将肿瘤心理学的理论融入政策制定，可以确保政策科学合理且充满人文关怀，从而更好地服务于广大肿瘤患者。

一、肿瘤心理学视角下的卫生政策评估与优化

（一）肿瘤心理学视角下的卫生政策评估

在肿瘤心理学框架下，为了更加准确地制定政策，可以采用量化评估工具，以获取目标人群的心理状态、生活质量、治疗依从性、心理社会支持系统等数据。如心理状态可通过焦虑量表、抑郁量表、生活事件量表等进行评估，以帮助了解患者的情绪状态、心理压力；生活质量可通过生活质量问卷、癌症患者工作生活质量量表进行评估，以反映患者生活满意度、健康状态、社会关系等方面的情况；治疗依从性可通过调查问卷或医疗记录评估，了解患者在治疗过程中是否遵循医嘱、其治疗满意度及影响依从性的因素；心理社会支持系统可通过社会支持量表等进行测评，以了解患者社会关系方面的情况。

卫生政策评估指标应包括以下几个方面。

（1）政策的范围和目的，即总体目标、具体健康问题和对目标人群的描述是否准确。

（2）是否有利益相关者参与政策的制定，以及政策是否能代表其预期群体的特征与需求。

（3）形成过程是否严谨，即证据整理、批判性评估及制定建议过程是否严谨。

（4）表述是否清晰，即政策的语言、结构和格式是否清晰。

（5）策略是否具有可行性。

（6）政策制定者是否具有独立性，即过程透明、不受不当影响。

以上指标有助于卫生政策质量评价，并预测其对肿瘤患者心理健康的实际影响。

（二）卫生政策制定过程中的肿瘤心理学考量

卫生政策制定者在制定政策时，需充分考虑肿瘤患者的心理需求，包括信息透明、心理支持、尊严维护等需求。例如，在制定肿瘤筛查政策时，应考虑如何通过有效的信息传递减轻患者的担忧和恐惧；制定肿瘤治疗政策时，应考虑如何为患者提供心理支持，帮助患者有效应对治疗过程中可能出现的心理问题，包括如何提供或获取心理咨询、心理治疗等服务，以及如何帮助建立患者互助小组等，以增强患者社会支持；在制定肿瘤康复政策时，应关注肿瘤患者的家庭和社会支持系统，以促进心理健康全面提升。通过系列措施，提高政策实施效果。

（三）卫生政策实施效果的心理社会评估与优化

卫生政策实施前、后对肿瘤患者心理状态的影响分析，可为进一步优化政策提供依据。评估过程可采用多种方法，如质性访谈、问卷调查、观察法等。评估过程中，政策制定者应关注肿瘤患者的心理需求是否通过政策实施得到满足、政策是否对患者的心理健康产生积极影响，以及政策实施过程中是否存在不足。通过这些分析，政策制定者可以及时调整政策，以更好地满足肿瘤患者的心理健康需求。此外，政策制定者还应关注政策在实施过程中是否存在资源分配不均、专业人才短缺等问题，并及时进行调整。例如，发现患者在治疗过程中缺乏心理支持，制定者可考虑增加心理支持服务相关内容。

二、保障患者权益的政策措施

（一）肿瘤患者心理健康权利的政策保障

保障肿瘤患者的心理健康权利不仅对个体的福祉至关重要，也有助于减轻家庭和社会的负担，促进社会的和谐、健康发展，因此，制定和实施相关政策是确保肿瘤患者心理权益得到保障的重要举措。卫生政策应明确肿瘤患者心理健康权利的法律地位，包括隐私权、知情权、自主权等，确保患者在治疗过程中得到尊重和保护。此外，还应对患者心理健康的保护措施进行具体规定，建立肿瘤相关心理咨询服务规范、设立投诉渠道等。例如，在制定肿瘤治疗政策时，医疗机构应尊重患者的自主权，明确患者有权了解自己的病情、治疗方案及可能的副作用，以便患者能自主地作出治疗决策；政策还应规定医疗机构在保护患者隐私方面的责任，在治疗过程中保护患者个人信息，避免泄露给无关人员，确保患者在治疗过程中免受不必要的心理压力。

通过明确肿瘤患者心理健康权利的法律地位和具体保护措施，可以确保患者在治疗过程中得到尊重和保护，增强患者的心理健康和自主权，提高患者的治疗效果和生活质量，同时也有助于提高医疗服务的质量和效率。

（二）卫生政策对肿瘤患者心理支持的具体措施

许多国家已通过立法来确保肿瘤患者在心理健康方面享有平等的权益，这些法律、法规在为肿瘤患者提供心理支持与关怀、减轻心理负担、提高生活质量和康复效果等方面具有显著作用。

美国出台了《精神健康与药物滥用服务法案》(Mental Health Parity and Addiction Equity Act，MHPAEA)，该法案旨在保障心理健康和药物滥用治疗的平等权益。根据该法案，保险公司在提供心理健康服务方面必须与提供身体健康服务一样，提供相同的保险范围和报销标准，以确保肿瘤患者能够获得平等的心理支持。

英国出台了《心理健康法案》(Mental Health Act)，该法案确立了肿瘤患者的心理健康权益，旨在为肿瘤患者心理健康提供保护和支持。该法案规定了对精神疾病患者的评估、治疗和监管程序，包括肿瘤患者在心理健康方面的特殊需求。

欧洲颁布了《患者权益指令》(Directive on Patients Rights in Cross-Border Healthcare),该指令旨在确保欧洲联盟成员国之间的患者在跨境医疗方面享有平等的权益,其中包括了心理健康服务,以确保肿瘤患者在接受国外治疗时能够获得适当的心理支持和关怀。

澳大利亚设立了《患者权益法》(Charter of Healthcare Rights),该法律旨在保护患者在医疗过程中的权益,包括心理健康方面的权益。法律规定了对患者隐私和尊严的保护,以及对患者获取必要心理支持和治疗的权利。

中国出台了《肿瘤诊疗质量提升行动计划》,该计划旨在推动肿瘤诊疗质量和诊疗规范化水平进一步提升,包括关注患者心理社会需求。计划要求医疗机构和医务人员转变医学模式,关心患者心理变化,关注其心理社会需求,提供心理支持。鼓励有条件的医疗机构开展医务社工和志愿者服务,为有需求的患者争取社会资源并提供帮助。

这些法律法规旨在确保肿瘤患者在心理健康方面得到平等的对待和保护,要求医疗卫生机构和保险公司提供全面的心理支持服务,包括心理评估、心理咨询、心理治疗和康复计划,以及建立和完善心理社会支持系统。同时,这些法律也强调了肿瘤患者的隐私权和知情权,确保他们有权决定接受何种心理干预措施,并保护他们的个人信息不受侵犯。通过施行以上政策,可以更好地满足肿瘤患者的心理健康需求,减轻患者心理负担,提高其治疗效果和生活质量,还应确保为措施的施行提供必要的资源与支持,应鼓励医疗机构和专业人员提供高质量的心理健康服务,并建立有效的评估和反馈机制,以持续改进服务质量。

(三)心理服务中的保密性与隐私性

保密性与隐私性是心理服务中极为重要的核心价值,一旦心理治疗内容被随意公开,患者寻求心理医生帮助的意愿将大大减小。

【案例 9-1】

1994 年,美国成年男子 Jaffee 被警察 Redmond 在执行任务过程中开枪射杀。Jaffee 的遗产继承人认为 Redmond 具有一定的杀人倾向,并且剥夺了 Jaffee 的生命权,因此提请法院审查 Redmond 与其心理医生 Karen 间多达 50 余次的心理治疗过程记录。1995 年,联邦第 7 巡回法庭受理了 Jaffee 案。但心理医生拒绝提供该笔记,其认为患者权益受到《联邦证据规则》第 501 条保护。最终,联邦第 7 巡回法庭认定,持证心理医生与患者之间的心理治疗内容,属于刑事诉讼中需要被保护的内容,这标志着心理医生的免证权在美国得到了法律上的认可。

1. 心理医生的免证权 免证权在证据法上也被称为拒绝作证权或保密特权,是指在案件事实查证过程中具有证人资格的公民在法定的条件下享有的拒绝充当证人或拒绝回答某类问题的诉讼权利。其中,"医生–患者特权"是免证特权的一种。截至 1995 年,美国就心理医生是否拥有免证权这一问题并未达成一致观点。但自 Jaffee 案起,美国 50 个州和哥伦比亚特区相继建立了心理医生的免证权。与此同时,心理医生的免证权也具有边界,国家、社会的公共安全和他人的生命健康权应当优先于患者的隐私权。当心理医生明确知晓患者对他人构成严重的暴力威胁时,心理医生有义务行使合理的、谨慎的、可预见的方式保护他人免遭侵害,即心理医生对于第三人的保护义务。

2. 保护心理健康信息不被泄露 卫生政策需明确肿瘤患者心理健康信息的保密性,确保心理服务提供者与患者建立信任关系。

美国出台了《健康保险流通与责任法案》(Health Insurance Portability and Accountability Act,HIPAA),该法案要求健康保险(包括心理健康医疗)提供者必须保证不泄露患者的医疗记录和健康信息,确保患者个人信息不被未经授权地访问、使用或披露。美国联邦卫生与公共服务部(United States Department of Health and Human Services,HHS)制定了保护这些隐私要求的条例——《隐私规则》,这是美国首个就健康和心理健康信息隐私提供全面的联邦保护条例。该《隐私规则》适用于相关实体单位的医疗工作人员，包括所有门诊、住院部中以任何形式（包括电子形式）传送健康档案的心理健康服务提供者。

加拿大《个人信息保护和电子文件保护》法案（Personal Information Protection and Electronic Documents Act，PIPEDA）是加拿大政府于2000年制定的个人信息保护法律，2019年完成最新一次修订。根据PIPEDA法案，医疗机构和心理健康专业人员有责任保护患者的个人信息免受未经授权的访问、使用或披露，他们需要获得患者的知情同意，并明确告知患者关于信息收集、使用和披露的目的。此外，PIPEDA还规定了患者可以访问、更正和控制其个人信息的权利。

《中华人民共和国个人信息保护法》是针对所有个人信息保护的全面法律，其中包括心理健康信息，它规定了个人信息的收集、使用、处理和保护的规则，对违反个人信息保护的行为设定了法律责任。《中华人民共和国精神卫生法》中对心理健康信息的保护也有明确规定，有关单位和个人必须对精神障碍患者的个人信息，包括姓名、肖像、住址、工作单位、病历资料及其他可能推断其身份的信息予以保密，依法履行职责需公开的情况除外。此外，心理咨询人员在提供服务时也必须尊重接受咨询人员的隐私，并为其保守秘密。

这些政策文件强调了心理服务中保护患者隐私性与保密性的重要意义，并规定了医疗机构和专业人员在数据保护和保密性方面的义务与责任，它们确保了患者的心理健康数据在收集、存储和共享过程中应得到适当的保护，防止未经授权的访问和滥用。这些政策文件为构建安全、可信赖的医疗信息管理和传输体系提供了指导和规范。

三、利益相关者参与政策制定的途径与机制

政策制定应充分听取肿瘤患者的意见和建议，建立患者参与政策制定与改进的途径和机制，如设立患者代表、开展患者满意度调查等，以确保政策的合理性和可行性。此外，还应鼓励患者参与政策实施过程的监督与评价，以提高政策实施的透明度和公正性。例如，在制定肿瘤治疗政策时，可邀请肿瘤患者代表参与政策讨论，了解患者的实际需求和心理感受，从而制定出更加符合患者利益的政策；同时，患者代表还可以作为政策实施过程的监督者，包括建立患者监督小组、定期对政策实施情况进行监督和评估、收集意见与建议，确保政策得到有效执行，并及时反馈政策实施中的问题和不足，患者满意度调查还可以提高政策的透明度和公正性，让患者参与到政策实施的过程中，增强患者的参与感和归属感。

第二节　卫生政策对肿瘤心理学实践的支持框架

卫生政策在肿瘤心理学实践中的支持框架是确保肿瘤患者得到有效心理干预和服务的重要基础。这一框架涉及政策层面的支持与资源配置，以及肿瘤心理学服务的标准化与规范化。在政策层面的支持与资源配置中，明确政策目标、投入适当的经费、制定专业标准与准则、促进合作与协作，以及监测与评估服务效果，都是构建、完善支持框架的重要因素。此外，政策的支持和引导还有助于提升肿瘤心理服务的可及性和可负担性，使更多肿瘤患者能够受益于心理干预和服务。

一、卫生政策层面的支持与资源配置

（一）政策倡导

各国政府在国家卫生政策中应明确将肿瘤心理服务作为优先发展的领域，明确肿瘤心理政策优先级，确保相关政策和立法支持这一目标。

澳大利亚的卫生政策中将肿瘤心理服务作为优先发展的领域，其中，2022年发布的为期10年的国家癌症计划（The ten-year Australian Cancer Plan）明确提出，提供全面的癌症照护，包括心理健康支持的目标。政府在癌症照护领域增加了资金投入，用于培训肿瘤心理学专业人员、建立

心理支持团队和推广心理支持服务。此外，政府还与非营利组织合作，开展肿瘤心理学服务的宣传和教育活动，提高公众对肿瘤心理支持的认识。

加拿大政府致力于加强肿瘤心理支持服务。加拿大癌症战略（Canadian Strategy for Cancer Control）将心理支持列为关键领域之一，以提高肿瘤患者的综合照护质量。政府通过投资，建立了肿瘤心理学服务的网络和资源中心，以提供专业的心理咨询和支持。此外，政府还推动跨学科合作，组建了由医生、心理治疗师、社会工作者等专业人员组成的团队，共同提供综合性的肿瘤心理学服务。

美国政府在扩大心理健康服务的获取方面也取得了重要进展，通过美国救援计划和《两党安全社区法案》投资了数十亿美元解决国家现存的心理健康问题。美国外科医师学会癌症委员会（American College of Surgeons，Commission on Cancer）建议在所有临床环境中对癌症患者进行心理痛苦筛查。但仅有 1/3 或更少的癌症患者与医生谈论了他们的心理社会需求和担忧，而接受心理治疗的人则更少。

在英国，国家卫生政策将肿瘤心理学服务作为优先发展的领域，2015 年发布的《实现世界一流的癌症治疗成果：英国 2015—2020 年战略》（Achieving World-Class Cancer Outcomes：a Strategy for England 2015—2020）强调了提供全面的癌症照护，包括心理健康支持的重要性。政府通过资金投入，支持肿瘤心理学服务的发展，包括培训和招聘肿瘤心理学专业人员、建立心理支持中心和提供在线心理咨询平台。此外，政府还制定了相关政策和准则，确保患者在全国范围内都能获得一致和高质量的心理支持。

在中国，政府自 2021 年起开展"肿瘤诊疗质量提升行动"。将关注患者心理社会需求与早期筛查、全程管理等，作为丰富肿瘤诊疗服务内涵、加强人文关怀的重要组成部分，以支持肿瘤心理学全面发展。

在国家卫生政策中明确将肿瘤心理学服务作为优先发展领域，这包括增加资金投入、建立专业的心理支持团队和资源中心、推动跨学科合作、制定相关政策和准则等。通过这些措施，可以确保肿瘤心理学服务得到充分的发展和实施，提高患者的心理健康和生活质量。

（二）立法保障

通过立法确保肿瘤患者有权获得必要的心理支持和服务，包括心理评估、咨询、治疗和康复服务。

美国的《国家癌症法案》（National Cancer Act）于 1971 年由时任总统理查德·尼克松签署成法，标志着美国政府对抗癌症的正式开始。该法案旨在扩大癌症研究的范围和资金，建立并加强国家癌症研究所（National Cancer Institute，NCI）的角色，以及促进癌症的预防、检测、诊断和治疗。虽然《国家癌症法案》主要聚焦于癌症的生物医学研究和治疗技术的进步，但它对肿瘤心理学领域也产生了间接影响，主要表现为以下几方面。

1. 关注癌症幸存者　随着癌症治疗技术的进步和生存率的提高，癌症幸存者的生活质量和心理健康问题受到了更多关注，这包括对抗癌过程中的焦虑、抑郁、身份变化和社会支持需求的研究和干预。

2. 多学科照护模式　《国家癌症法案》的实施促进了癌症照护模式向多学科团队方向发展，这种团队通常包括医生、护士、社会工作者和心理健康专业人员。这种模式强调了心理社会支持在癌症照护中的重要性。

3. 研究资金和项目　虽然《国家癌症法案》直接聚焦于癌症的生物医学研究，但它也为相关的心理社会研究提供了资金和平台。例如，国家癌症研究所资助的研究项目中就包括了探索癌症对患者及其家庭心理影响的项目。

4. 公共政策和意识提升　《国家癌症法案》的实施提高了公众对癌症问题的关注，包括对癌症患者心理健康需求的认识，这有助于推动更多的政策和资源投入到肿瘤心理学服务的发展中。

除了立法，美国的一些医疗计划还为肿瘤心理学服务提供资金保障。根据美国联邦医疗保险（Medicare）和联邦医疗补助（Medicaid）的规定，肿瘤心理学咨询和治疗可以获得相应的医疗报销和补助。美国国立卫生研究院（National Institutes of Health，NIH）和国家癌症研究所（National Cancer Institute，NCI）资助了多项肿瘤相关的研究和项目，这些项目涉及肿瘤患者的心理健康，包括：①癌症幸存者照护，关注癌症幸存者在治疗后的长期健康和生活质量，包括心理健康和社会支持；②肿瘤研究，资助肿瘤的基础研究和临床研究，包括探索肿瘤对患者心理和情感健康的影响。此外，美国的一些医疗保险计划对肿瘤心理支持的覆盖范围也在逐渐扩大。例如，根据《2010 年平价医疗法案》（2010 Affordable Care Act），保险计划必须覆盖心理健康服务，包括与肿瘤相关的心理支持。

由澳大利亚政府资助的医疗服务计划——《癌症治疗保险方案》（Medicare Benefits Schedule）列出了一系列由政府提供补贴的医疗服务项目和相应的补贴金额，包括了广泛的医疗服务，其中涵盖了肿瘤心理学咨询服务，确保患者可以获得医保资助的心理咨询，而肿瘤心理学专业人员提供的服务（如心理治疗、咨询等）可以获得政府的补贴，这大大减轻了肿瘤患者的经济负担。此外，澳大利亚各州和地区还制定了相关法律法规，明确肿瘤心理学服务的要求和标准，以保障患者在癌症治疗过程中得到必要的心理支持。①新南威尔士州：该州的《癌症控制法》（Cancer Control Act）将心理健康支持作为癌症治疗的重要组成部分，并要求医疗机构提供心理咨询和治疗服务。此外，该州的癌症治疗中心也制定了具体的准则，确保肿瘤心理学服务的质量和可及性。②维多利亚州：该州的《癌症治疗法》（Cancer Treatment Act）规定了癌症患者的权利和服务内容，包括心理健康支持。该法律要求医疗机构提供心理治疗和咨询服务，以满足患者的心理健康需求，并通过相关的政策和指南确保服务的质量。③昆士兰州：该州的《癌症服务法》（Cancer Services Act）明确规定了癌症治疗中心应提供综合性照护服务，包括心理健康支持。该州还制定了相关的政策和准则，确保肿瘤心理学服务在癌症治疗中得到充分的关注和支持。

英国国家健康与护理卓越研究院（National Institute for Health and Care Excellence，NICE）发布的肿瘤服务指南《改善成人癌症患者的支持治疗和安宁疗护》（*Improving Supportive and Palliative Care for Adults with Cancer*），旨在为癌症患者提供心理健康支持的最佳实践证据，该指南强调了肿瘤心理学服务的重要性，并提供了相关的指导和建议。此外，英国的国民医疗服务体系（United Kingdom National Health Service）主要提供肿瘤心理学服务，并制定了相关的准则，以确保服务的质量和可及性。

（三）对肿瘤心理学项目的资金投入

对肿瘤心理学项目的资金投入是确保肿瘤心理学实践得以有效开展的关键条件。为提升肿瘤患者的心理健康水平，需通过多种途径增加对肿瘤心理学项目的财政支持，不仅体现在直接的资金投入，还应包括对项目实施的环境支持和政策激励，如税收优惠等。具体而言，可通过以下几方面加大对肿瘤心理学项目的支持。

1. 预算分配　应将肿瘤心理学项目纳入年度预算，确保项目有稳定的资金来源。预算应根据肿瘤患者的实际需求和心理干预服务的效果，逐年增加。

2. 专项资金　设立专门的肿瘤心理学项目基金，用于支持科研项目、人才培养、服务设施建设等。这些资金可以用于开展创新性研究、培养专业人才、购买先进的心理干预设备等。

3. 税收优惠　为参与肿瘤心理学项目的机构和个人减免税收，降低项目的运营成本，提高项目的可持续性。

4. 政府购买服务　政府可与肿瘤心理学服务机构签订合同，通过购买服务的方式支持项目开展，这有助于根据项目效果和服务质量，灵活地调整资金投入。

通过上述措施，可确保肿瘤心理学项目有足够的资金支持，从而提升肿瘤患者的心理服务体验与生活质量。同时，还应加强对肿瘤心理学项目的监管，确保资金使用效益，为患者提供优质、高效的心理健康服务。

（四）肿瘤心理学专业人才的培养与引进

应支持肿瘤心理学专业人才的培养，包括在医学、护理学等专业的高等教育中设置相关专业课程，使他们能够更好地理解肿瘤患者的心理需求，提供更加专业和有效的心理干预与服务；提供奖学金和财政支持，鼓励学生和专业人士从事肿瘤心理学相关的研究和工作，为该领域培养更多专业人才。此外，政策还应鼓励研究机构和企业为肿瘤心理学项目提供资金支持，以促进相关研究的发展；建立专业培训项目，为现有从业人员提供肿瘤心理学相关知识和技能的培训，以提升从业人员的专业水平，使其更好地服务于肿瘤患者；鼓励从业人员参加国内外学术交流和研讨会，以了解肿瘤心理学领域的最新研究成果和实践经验；同时，也应吸引海外专业人才，借鉴国际先进的肿瘤心理学理论和实践经验，提升国内肿瘤心理学的研究水平和临床实践能力；此外，还应鼓励跨学科人才培养，如肿瘤心理学与护理学等领域的融合，以满足肿瘤患者多元化的心理需求，跨学科人才的培养可促进肿瘤心理学与其他学科的交流合作，推动肿瘤心理学的发展。

美国癌症幸存者心理照护的服务提供者教育（Provider Education for Mental Health Care of Cancer Survivors）培训项目旨在为医疗卫生提供者提供支持、提高癌症患者心理健康知识并促进标准化的心理痛苦筛查。该培训项目内容是美国疾病预防控制中心（Centers for Disease Control and Prevention，CDC）和美国慢性病理事协会（National Association of Chronic Disease Directors，NACDD）开发的基于网络的免费互动培训。心理健康服务提供者可以使用基于循证的对话技巧与虚拟的癌症幸存者进行角色扮演对话，通过不同方法讨论心理痛苦筛查发现的心理健康问题，制订照护计划，并在有需要时做出适当的转介。此外，通过该培训项目，心理照护服务提供者将收到个性化的反馈，以提高其在临床实践中与癌症幸存者心理咨询对话的信心和服务技能。癌症幸存者心理健康照护者培训期间，照护者需要完成心理痛苦筛查、癌症幸存者自我报告的压力源、癌症幸存者担忧和转诊相关的学习任务，通过规范化培训可提升医务人员的心理照护服务技能，保障心理服务质量，使癌症患者的健康结局明显好转。

中国抗癌协会肿瘤心理学专业委员会 2024 年启动“心人才计划”——肿瘤心理服务人才培养项目，旨在通过构建专业的肿瘤心理服务人才培养体系，提升学员为肿瘤患者及其家庭提供心理社会服务的专业能力。

（五）对肿瘤心理学研究项目的支持

应鼓励和支持肿瘤心理学领域的研究，包括基础研究、临床研究、流行病学研究等，以促进肿瘤心理学的发展和创新。具体来说，政府可通过以下几个方面对肿瘤心理学领域的研究进行支持。

1. 资金资助　通过设立肿瘤心理学研究专项基金，为相关科研项目提供资金支持，资金可用于支付研究人员的工资、购买实验设备、开展实地调查等。此外，还可以通过竞争性资金资助的方式，鼓励研究人员提出创新性的研究课题。

2. 科研设备采购　为肿瘤心理学研究机构提供科研设备采购的资金支持，以购买先进的实验设备、计算机系统等，有助于提高研究效率和质量，推动肿瘤心理学的发展。

3. 国际交流与合作　鼓励肿瘤心理学研究人员参加国际学术会议、研讨会，与国际同行进行交流合作，以了解最新的肿瘤心理学理论和实践经验，推动国内肿瘤心理学的发展。

4. 政策激励　为肿瘤心理学研究人员提供职称晋升、学术奖励等政策激励，以提高研究人员的研究积极性和创新意识。

二、肿瘤心理学服务的标准化与规范化

国际心理肿瘤学会（International Psycho-Oncology Society，IPOS）的成立对肿瘤心理服务的

标准化与规范化起到了重要推动作用，促进了肿瘤心理学作为一个专业领域的发展。自 1984 年成立以来，IPOS 对肿瘤心理服务的影响主要体现在以下几方面。

1. 制定指南和标准 IPOS 制定了一系列关于肿瘤心理照护的指南和标准，这些指南为医疗专业人员提供了评估和治疗肿瘤患者心理社会需求的框架。

2. 教育和培训 IPOS 通过会议、研讨会、在线课程和出版物等方式，提供教育和培训资源，提升医疗专业人员在肿瘤心理照护方面的知识和技能。

3. 研究和创新 IPOS 鼓励和支持在心理社会肿瘤学领域的研究，推动新的治疗方法和干预措施的发展。

4. 国际合作与交流 IPOS 促进国际的合作和知识交流，通过组织国际会议和建立合作网络，使不同国家和地区的专业人员能够分享经验和最佳实践。

5. 倡导和政策制定 IPOS 在全球范围内倡导肿瘤心理照护的重要性，影响政策制定者，以确保心理社会支持成为肿瘤照护的一个重要组成部分。

此外，IPOS 强调以下核心原则：早期干预（心理社会问题应该在肿瘤治疗的早期阶段就被识别和处理）、多学科团队（心理照护由多学科团队提供，包括医生、护士、心理学家、社会工作者等）、患者和家庭为中心（照护应该以患者和家庭为中心，考虑他们的个性化需求和偏好）、文化敏感性（心理照护应考虑到不同文化背景下患者的特定需求和价值观）。IPOS 的目标是改善肿瘤患者的心理社会健康，提高对心理社会肿瘤学的认识和重视，并推动心理社会支持在肿瘤照护中的普及和标准化。该组织还致力于推动全球范围内的政策和资源改善，以提高肿瘤患者的心理社会福祉。

为确保肿瘤患者获得一致、高质量、规范化的心理健康服务，20 世纪 70 年代起，英国、瑞典、比利时、加拿大和澳大利亚等陆续开设了肿瘤心理学的专门研究机构。这些研究机构通过“制定准则和标准、提供培训和认证机会，以及促进跨学科合作”，推进肿瘤心理照护的规范性。

英国在 1996 年成立了英国肿瘤心理学协会（British Psychosocial Oncology Society，BPOS）。BPOS 的成立促进了英国本土肿瘤心理服务的规范化和专业化发展。此外，BPOS 制定了《肿瘤心理学服务准则》，其中包括评估、干预、培训和质量保证等方面的指导，这些准则确保了在提供心理支持方面的一致性和质量，并可促进与其他专业机构的合作，以提高心理服务质量。

瑞典肿瘤心理学协会（Swedish Association of Psychosocial Oncology，SAPO）成立于 1994 年，致力于将肿瘤心理学纳入肿瘤照护的标准实践中。SAPO 制定了肿瘤心理学服务的指导方针，即《肿瘤心理照护指南》来规范肿瘤心理学服务，指南涵盖了心理评估、干预方法和团队合作等方面的内容，推动了跨学科合作，包括与医生、护士和社会工作者的合作，从而为肿瘤患者提供全面的心理社会支持。

比利时的肿瘤心理学服务标准化由成立于 1997 年的比利时肿瘤心理学协会（Belgian Society of Psychosocial Oncology，BSPO）推动。BSPO 致力于提高肿瘤心理学服务的质量和可及性。BSPO 推动了肿瘤心理学在医疗团队中的地位，并制定了专业培训和实践准则，以确保提供高质量的心理支持。

加拿大肿瘤心理学协会（Canadian Association of Psychosocial Oncology，CAPO）成立于 1985 年，旨在推动肿瘤心理学服务的发展和规范化。CAPO 制定了肿瘤心理学实践准则和职业标准——《肿瘤心理学服务的质量标准》，旨在确保患者能够接受高质量的心理支持，包括专业资质、培训和实践准则等方面的要求。该协会还提供培训、教育和研究支持，组织全国性的培训课程和工作坊，以提高专业人员的技能和知识水平，并通过认证程序确认他们的专业资质。此外，CAPO 与其他专业机构合作，通过宣传和政策倡导来提高公众对肿瘤心理学的认识和重视。

澳大利亚肿瘤心理学协会（Australian Psychological Society，APS）成立了特殊兴趣组织——肿瘤与危重症心理学小组（Australian Psychological Society's Psycho-Oncology and Critical Illness Special Interest Group），以推动肿瘤心理学研究和实践的发展。APS 制定了肿瘤心理学服务的指

南和道德准则，并提供专业培训和认证机会，确保专业人员具备必要的知识和技能，以提供高质量的心理支持。与此同时，APS 还支持肿瘤心理学研究，并与政府和其他相关组织合作，推动政策和资源的改善。

中国抗癌协会肿瘤心理学专业委员会（Chines Psychosocial Oncology Society，CPOS）成立于 2007 年，是中国抗癌协会下的全国性心理社会肿瘤学术组织。其宗旨包括团结全国范围内的心理社会肿瘤学工作人员，促进国内心理社会肿瘤学的发展；组织各项相关健康教育、科学研究和学术交流活动；传播和普及抗癌知识，为年轻工作人员提供专业培训，促进年轻力量的成长；推动面向癌症患者和家属的人文关怀，以提高他们的生活质量。CPOS 制定了《中国肿瘤心理临床实践指南》，从而为保证中国高效、高质“全人”照护提供依据。

第三节　肿瘤心理学服务质量提升

肿瘤心理学服务的质量直接关系到肿瘤患者的心理健康和生活质量。卫生政策的支持和引导对于提升服务质量至关重要，政策支持不仅可促进服务标准化和规范化，还可推动服务机构的内部管理和质量控制，确保服务的质量和效率。

一、卫生政策推动下的多学科团队合作模式

在肿瘤心理学服务中，多学科团队合作模式被认为是提供综合性照护和全面支持的关键因素。肿瘤患者面临严峻的心理挑战，包括焦虑、抑郁、自我身份认同的改变等，这些问题需要不同专业领域的专家共同合作，以制订综合心理支持和治疗方案，满足患者的多重需求。多学科团队的合作可以实现综合照护，涵盖心理、情绪、社会、家庭等多个层面，通过不同专业领域专家的共同协作，可以整合各自的专业知识和技能，提供全面、个性化的心理支持和治疗，这种综合性照护可更好地满足患者的需要，促进其心理健康和整体康复。

（一）肿瘤心理服务的多学科团队合作模式概述

1. 肿瘤心理服务中的多学科团队定义　多学科团队是一种协同合作的工作模式，通过整合不同专业领域的专业知识和技能，以提供全面、综合和个性化的照护、治疗或支持，它强调团队合作、信息共享和综合性评估，以满足复杂问题的需求，并提供最佳的照护和服务。在肿瘤心理学中，多学科团队的成员通常来自医学、心理学、社会工作、康复治疗、药学等，成员之间角色和职责互补，并在各自领域内提供专业知识和技能。多学科团队合作的目的是全面地评估肿瘤患者现存的、潜在的心理问题，以及制订治疗计划、协调服务，并提供综合性、个性化的心理照护和支持。

2. 肿瘤心理服务中的多学科团队成员组成　主要由肿瘤心理学家/心理治疗师、医生/肿瘤专科医生、社会工作者、物理治疗师/康复师、药剂师、精神健康导航员组成。国内外肿瘤心理学服务的多学科团队成员因每家医院实际情况而异，但肿瘤心理学服务均以患者需求为导向。在我国，除医务人员参与外，部分医院还组织成立了各种小组，如温馨沟通减压组或病友沙龙，如“康乐之家”，定期开展不同主题的心理关护活动，满足患者、照护者多方面的需要。在国外，医务社会工作的整体发展促进了肿瘤心理的专科化进程。美国麻省总医院于 1905 年成立了世界上第一个社会工作部。到 1913 年，美国已有 200 家医院有社会工作者。20 世纪 40 年代，美国医院协会将医务社会工作服务纳入医院评审标准中，作为评估医院心理服务的重要考核标准之一。20 世纪 70 年代，美国建立较早的一些医院发展成为癌症中心，如麻省总医院、斯隆·凯特琳纪念医院、约翰·霍普金斯医院和大通福克斯医院，每个癌症中心从建立伊始就设有社会工作部，主要为患者提供心理社会服务。综合来看，肿瘤心理服务中多学科团队包括以下专业人员。

（1）肿瘤心理学家/心理治疗师：肿瘤心理学家或心理治疗师是多学科团队的核心成员。他们专注于评估患者的心理状态、提供心理咨询和心理治疗，并帮助患者应对与肿瘤诊断和治疗相关

的心理困扰和情绪问题。他们可以帮助患者管理焦虑、抑郁、恐惧、适应障碍、自我身份认同调整等心理问题，提供情绪支持和心理康复。

（2）医生/肿瘤专科医生：医生或肿瘤专科医生在多学科团队中提供医学方面的专业知识和指导。他们负责评估患者的身体状况，制订治疗计划，并与其他团队成员共同协调和监测患者的治疗进展。他们可以提供关于肿瘤的医学信息、治疗选项和可能的副作用等方面的建议，并与其他专业人员合作，为患者提供综合性的治疗支持。

（3）社会工作者：在肿瘤心理服务中扮演着至关重要的角色。他们专注于解决患者在社会和家庭方面的问题，提供社会资源和支持，帮助患者应对与肿瘤诊断和治疗相关的社会心理困境、家庭关系问题等。他们可以协助患者获取社会福利、经济援助、居住安排和家庭支持等方面的帮助，从而促进患者的社会适应和心理康复。

（4）物理治疗师/康复师：在肿瘤心理服务中主要关注患者的运动功能和康复需求。他们评估患者的运动能力和功能状态，并提供物理治疗、康复训练和功能恢复支持。他们可以帮助患者管理疼痛、疲劳、运动障碍和身体功能受损等问题，提升患者的生活质量和身体功能。

（5）药剂师：在肿瘤心理服务中可提供药物治疗方面的专业知识和指导。他们负责评估患者的药物治疗需求，确保患者得到适当的药物治疗，并监测药物的安全和有效性。

（6）精神健康导航员：是帮助患者和家属寻找合适的精神照护专业人员、设施和服务的个人。精神健康导航员通常是训练有素的治疗师和医生，通过与患者和家属密切合作，提供有关最佳医疗选择的信息，并将其转介给专门满足患者需求的医疗卫生专业人员和组织。精神健康导航员和其他心理健康专业人员之间的区别在于提供信息并指导患者获得最佳帮助，而不是提供治疗。

（二）肿瘤心理服务多学科团队合作的运行实施

推动多学科团队合作主要涉及国家级学会的举措，本节将以澳大利亚和美国为例介绍国家政策如何推动多学科团队的运行。

1. 澳大利亚 澳大利亚肿瘤心理学合作研究小组发布了针对肿瘤心理的指南——《成年癌症患者焦虑和抑郁筛查、评估和管理的临床路径》（Clinical Pathway for the Screening Assessment and Management of Anxiety and Depression in Adult Cancer Patients）。在该指南中，建议全科医生高度参与肿瘤患者的心理咨询、照护的全程管理。此外，该指南着力推动多学科团队的实施，包括临床医生（外科医生、肿瘤内科医生、放射肿瘤科医生、血液科医生、姑息治疗医生、其他医学专家）、护士（癌症护理协调员、护理专家、临床护士专家和教育工作者、普通癌症护士、姑息治疗护士）、心理学家、社会工作者、精神科医生和全科医生等专业人员的合作。该指南还提供了关于团队成员的角色和职责、沟通和协作的指导，以及心理评估和干预的最佳实践。指南的实施有助于促使多学科团队协作更加高效和有组织，提供更全面的心理支持和照护。

2. 美国 肿瘤社会工作者协会（Association of Oncology Social Work，AOSW）、美国心理学会（American Psychological Association，APA）一直致力于推动多学科团队在肿瘤心理服务中的实施，提升对肿瘤患者及其家庭的心理社会服务。

（1）制定实践指南和政策：AOSW 和 APA 制定了一系列与肿瘤心理支持相关的指南和政策文件，如《肿瘤学社会工作实践标准》（Practice in Oncology Social Work）、《职业心理学认可标准》（Principles for the Recognition of Subspecialties in Professional Psychology）等，以促进多学科团队的参与和协作。这些指南提供了关于肿瘤心理服务的最佳实践指导和建议，包括团队成员的角色和职责、合作方式、沟通和协商等。

（2）提供资源和培训：APA 可提供丰富的资源和培训，以支持心理学家在肿瘤心理领域的实践。AOSW 通过开发在线培训课程、举办学术研讨会、创办《社会心理肿瘤学杂志》（*Journal of Psychosocial Oncology*）、研发肿瘤康复者工具箱，帮助心理学家获得专业知识和技能，以更好地与其他专业人员合作，旨在提高其在多学科团队中的角色认知和协作能力，促进肿瘤心理学服务的全面实施。

（3）政策倡导和合作：APA 积极参与倡导工作，推动政策和立法的制定，以促进多学科团队在肿瘤心理服务中的实施。他们通过与决策者、政府机构和其他相关组织合作，提供专业知识和建议，从而争取支持和资源，促进肿瘤心理服务的发展和推广。

此外，美国癌症协会（American Cancer Society，ACS）指出肿瘤患者选择肿瘤咨询者（如精神科医生、心理学家、肿瘤学社会工作者、精神科护士、执业咨询师和教牧咨询师）前，应考虑自己的心理咨询需求，因为不同的专业人员具备不同的知识。

（三）政策推动的策略和挑战

在推动多学科团队合作模式时，政策制定者面临着一系列挑战，这些挑战包括资源分配、团队沟通和协作等方面的问题。为了克服这些挑战，政策制定者可以采取多种策略，如通过立法、提供资金支持、建立专业培训和认证系统等措施。

1. 跨学科合作的政策支持与激励机制　首先应鼓励和推动肿瘤心理学与其他学科的合作，通过设立专项资金、提供研究支持、建立合作平台等方式，促进跨学科团队的建立和运作。这种合作模式有助于整合各学科的专业知识和技术，为肿瘤患者提供更全面、系统的心理支持。具体来说，应鼓励医疗机构、科研机构和社会组织间的合作，建立跨学科团队，这些团队可以由肿瘤心理学家、临床医生、护理人员、社会工作者等组成，共同研究和探讨肿瘤患者的心理需求和心理干预方法。通过合作，各学科专业知识和技术相互补充，形成更加全面、系统的心理支持体系。其次，应设立专项资金用于支持跨学科肿瘤心理学研究。这些资金可用于购买实验设备、支付研究人员工资、开展实地调查等。通过资金支持，鼓励研究人员开展创新性研究，推动肿瘤心理学领域发展。再次，应提供研究支持，包括但不限于实验场所、技术指导、数据分析服务，这可帮助研究人员解决研究过程中遇到的问题，提高研究效率和质量；同时，还应鼓励研究人员参加国内外学术交流和研讨会，了解肿瘤心理学领域的最新研究成果和实践经验。最后，应建立合作平台，促进跨学科团队之间的交流与合作。包括建立线上和线下的交流平台，如学术论坛、研讨会等。通过这些平台，研究人员可以分享研究成果、讨论问题、寻求合作机会，推动肿瘤心理学领域的发展。

2. 多学科团队工作流程的优化　应指导服务机构优化多学科团队的工作流程，确保团队成员间沟通顺畅、信息共享、工作协同，从而提高服务效率和效果。具体来说，首先，服务机构应建立和优化多学科团队的工作流程，包括制定工作流程的指导原则和标准，以确保团队成员在提供服务时遵循统一的操作步骤和质量标准。工作流程应涵盖团队成员的职责分工、沟通机制、信息共享平台、协作方式等层面，以确保服务过程的完整性和连贯性。其次，服务机构应制定多学科团队工作流程指导手册。手册应详细描述工作流程，易于理解和操作，为工作人员提供明确的操作指南，确保工作流程的标准化和规范化。再次，服务机构应开展内部培训。通过培训，团队成员可熟悉工作流程，提高服务操作的专业性和效率；同时，还应支持服务机构建立工作流程的监督和评估机制，定期检查工作流程的执行情况，及时发现并解决存在的问题。最后，服务机构应定期更新工作流程指导手册，纳入新的研究成果和实践经验，以保持工作流程的先进性和实用性。

二、政策保障下的服务衔接与转介

（一）肿瘤心理学服务与医疗服务的有效衔接

卫生政策应确保肿瘤心理学服务与医疗服务间的有效衔接，包括诊断、治疗、康复等各阶段，以便为患者提供具有连贯性的心理支持。具体来说，首先，服务机构应建立肿瘤心理学服务与医疗服务之间的协调机制，这包括制定协调机制的指导原则和标准，以确保服务机构在提供服务时遵循统一的操作步骤和质量标准。其次，服务机构应建立肿瘤心理学与其他医疗服务间的信息共享平台。该平台可用于实现患者信息的实时共享，确保肿瘤心理学家能及时了解患者的病情、治疗方案和康复情况，以便为患者提供针对性的心理支持。再次，服务机构应开展内部培训，确保肿瘤心理学家和医疗服务人员了解和掌握协调机制。通过培训，工作人员可熟悉协调机制的环节，提高服务操作的专业性和效率；同时，还应支持服务机构建立协调机制的监督和评估机制，定期检查协调机制的执行情况，及时发现并解决存在的问题。最后，服务机构应定期更新协调机制指导手册。卫生政策应鼓励服务机构及时更新手册，纳入新的研究成果和实践经验，以保持协调机制的先进性和实用性。

（二）卫生政策对服务转介体系的建立与完善

卫生政策应支持建立和完善服务转介体系，确保患者在不同服务机构之间顺利转介，获得连续性照护。具体来说，首先，服务机构应建立和完善服务转介体系，包括制定转介机制，以确保提供服务时遵循统一的操作步骤和质量标准。转介体系应涵盖转介流程、信息共享平台、沟通机制、协作方式等维度，以确保服务过程的完整性和连贯性。其次，服务机构应建立肿瘤心理学服务与医疗服务之间的信息共享平台。该平台可用于实现患者信息实时共享，确保肿瘤心理学家能及时了解患者的病情、治疗方案和康复情况，以便为患者提供针对性的心理支持。再次，服务机构应开展内部培训，确保肿瘤心理学家和医疗服务人员了解和掌握转介机制；同时，还应支持服务机构建立转介机制的监督和评估机制，定期检查转介机制执行情况。最后，服务机构应定期更新转介机制指导手册，以保持转介机制的先进性和实用性。

（三）不同国家地区的服务衔接与转介

不同国家在保障肿瘤心理服务衔接和转介方面存在一定的差异。

1. 加拿大 加拿大的肿瘤心理支持服务由多个机构和组织共同合作提供。例如，加拿大癌症协会与各省份的癌症治疗中心合作，建立了衔接和转介机制，他们共同制定了协议，规定了转介的标准和流程，确保患者能够顺利获得心理支持。

2. 英国 英国的国家卫生服务体系通过推动整合性照护和跨机构合作来保障肿瘤心理服务的衔接。他们设立了专门的癌症心理支持团队，与肿瘤治疗中心、心理健康机构和社区组织合作，为患者提供连续的心理照顾。此外，英国还制定了一系列指导方针，明确了转介的标准和程序，以确保患者能够及时获得适当的心理支持。

3. 澳大利亚 澳大利亚的癌症理事会通过推动跨机构合作和信息共享来促进肿瘤心理服务的衔接。他们与各州和领地的癌症治疗中心合作，制定了统一的转介标准和流程。此外，澳大利亚还提供了在线和电话咨询服务，为患者提供灵活和便捷的心理支持。

4. 中国 中国组建了城市医疗集团、县域医疗共同体、跨区域专科联盟及面向边远贫困地区的远程医疗协作网。这些医联体实现了医联体网格化布局管理，医联体内的双向转诊在提高医疗服务质量和效率方面取得了显著成效。

多个国家的政策均强调了肿瘤心理支持的重要性，并鼓励各级服务提供者之间的合作和协调，确保肿瘤患者得到连续的心理照顾。虽然具体的政策内容因国家、地区和医疗体系而有所不同，但在肿瘤心理服务衔接和转介流程方面具有共同之处，肿瘤心理服务衔接和转介的一般流程如下。

（1）评估和筛查：在肿瘤治疗过程中，医疗专业人员通常会进行心理评估和筛查，以了解患者的心理状况和需求。这可以通过使用标准化的心理评估工具或面谈来完成。评估的结果可以帮助确定是否需要进一步的心理支持，并决定是否进行转介。

（2）转介过程：一旦评估确定患者需要肿瘤心理支持，医疗专业人员会将患者转介给相应的心理服务提供者。转介过程通常包括向患者提供相关信息，介绍心理服务的内容和好处，并协助安排预约。

（3）服务衔接：是确保患者在不同服务提供者之间得到连续、协调心理支持的关键环节，这包括信息共享、沟通和协作。不同服务提供者之间应进行定期的沟通，共享患者的心理评估结果、治疗计划和进展情况，以便提供有针对性的心理支持。

（4）综合治疗计划：在服务衔接过程中，不同服务提供者应协调制订综合治疗计划，以确保患者的心理需求得到全面照顾。治疗计划可以包括个体心理咨询、心理教育、支持小组活动或家庭治疗等多种形式的心理支持。

（5）监测和评价：心理支持过程应进行定期监测和评价，以评价治疗效果和患者的心理健康状况。根据评估结果，可能需要进行进一步的转介或调整治疗计划，以满足患者的变化需求。

在肿瘤心理服务衔接和转介过程中，关键是确保信息的连续性、沟通的顺畅性和服务的协调性，这有助于提供更全面和个体化的心理支持，帮助患者积极应对肿瘤治疗过程中的心理挑战。

三、肿瘤心理学服务网络的构建与优化

美国、英国、加拿大、澳大利亚已经建立了具有广泛覆盖范围的肿瘤心理学服务网络，旨在提供全面的心理支持服务，这些网络通常由多个机构和专业人员组成，包括医院、诊所、非营利组织和社区资源，这些机构和专业人员之间建立了紧密的合作关系，以确保肿瘤患者能够获得连续和全面的心理支持。

（一）网络中的关键参与主体

在肿瘤心理学服务网络中，关键的参与主体包括以下几个方面。

1. 医疗机构　医院和诊所是提供肿瘤心理学服务的重要机构，它们提供医学治疗的同时，也应提供心理支持服务，这需要医疗机构建立与心理学专业人员的合作关系，以确保患者能够及时获得心理支持。

2. 心理学专业人员　肿瘤心理学专业人员在服务网络中起着关键作用，他们具备相关专业知识和技能，能够提供情绪支持、心理评估和心理治疗等服务，他们与医疗机构紧密合作，为患者提供个体化的心理支持。

3. 社区资源　包括非营利组织、支持团体和志愿者组织等，它们可提供肿瘤心理学服务的补充，包括心理咨询、康复活动和社交支持等，它们与医疗机构和专业人员的合作，能够为患者提供更广泛的支持网络。

（二）各国肿瘤心理学服务网络

美国是全球肿瘤心理学服务网络建设的领先国家之一。在美国，许多大型医疗中心和癌症中心（如安德森癌症中心）均设有专门的肿瘤心理学部门或心理社会服务部门，这些机构致力于为肿瘤患者和他们的家人提供全面的心理支持服务。此外，美国还有多个非营利组织和支持团体，致力于提供肿瘤心理学服务，如美国肿瘤学会和癌症支持社区（Cancer Support Community）。

英国也非常重视肿瘤心理学服务网络的建设。NHS 在各个地区设有专门的心理支持团队，旨在为肿瘤患者提供心理评估、咨询和治疗等服务。此外，英国还有一些慈善机构和非营利组织，如 Macmillan 癌症支持（Macmillan Cancer Support），专注于提供肿瘤心理学支持服务。

加拿大一直致力于构建覆盖范围广泛的肿瘤心理学服务网络。加拿大的大型医疗中心和癌症中心通常设有专门的心理支持团队，他们能为肿瘤患者和家人提供心理服务。此外，加拿大癌症协会（Canadian Cancer Society）和其他慈善机构也提供肿瘤心理学支持，旨在满足患者的心理需求。

澳大利亚的肿瘤心理学服务网络也相当发达。澳大利亚的大型癌症中心和医疗机构通常设有专门的心理健康团队，可提供肿瘤心理学服务。此外，Beyond Blue 等非营利组织和癌症患者支持团体也提供肿瘤心理学支持服务，以帮助患者应对情绪和心理困扰。

中国的肿瘤心理学服务网络建设较其他国家相对较晚，但自 2007 年中国抗癌协会肿瘤心理学

专业委员会（CPOS）成立后，CPOS开始积极推进中国心理社会肿瘤学的发展，在健康教育、科学研究和学术交流活动、传播和普及抗癌知识等领域取得了丰厚成绩。中国癌症基金会肿瘤心理学协作组于2020年成立，成立后与CPOS等联合发布了《中国肿瘤心理临床实践指南（2020）》（2024年该指南再次更新），该协作组的成立旨在建立有效的多学科协作模式，以推动心理社会肿瘤学在中国的持续发展。

上述国家在肿瘤心理学服务网络的构建和优化方面都积累了丰富的经验和实践成果，但不同国家的肿瘤心理学服务网络可能存在一些差异，因为它们受到各自国家医疗体系、政策和文化背景的影响。

（三）网络优化的措施

1. 地区性肿瘤心理学服务网络的规划与建设 政策应支持地区性肿瘤心理学服务网络的规划和建设，确保服务资源在不同地区之间的均衡分配，以提高服务的可及性。具体来说，首先，应鼓励和支持各地区根据自身实际情况，规划和建设地区性肿瘤心理学服务网络，包括制定服务网络的规划原则和标准，确保服务网络的构建和运营遵循统一的操作步骤和质量标准。其次，服务网络应涵盖不同地区的服务机构、专业人员、服务内容等维度，以确保服务过程的完整性和连贯性。再次，应支持服务机构建立地区性肿瘤心理学服务网络信息共享平台，平台可用于实现患者信息实时共享，以确保各地区服务机构能及时了解患者的病情、治疗方案和康复情况，为患者提供针对性心理支持；同时，应鼓励服务机构开展内部培训，确保各地区服务机构的工作人员了解和掌握服务网络的规划和运营，并建立服务网络的监督和评估机制，定期检查服务网络的执行情况。最后，服务机构应定期更新服务网络规划指导手册，以保持服务网络规划与时俱进。

2. 跨区域服务网络的协作机制 为提升医疗服务的整体效能和可及性，卫生政策应当积极推动建设跨区域服务网络的协作机制，不仅涉及建立明确的协作、协议，确保各参与方的责任和权益得到妥善分配与保护，还包括实现医疗资源共享，如医疗设备、专业人才、病历信息等，通过资源共享，可更高效地应对区域性医疗需求，尤其在肿瘤心理学等特殊领域。应确保肿瘤心理学服务网络能够获得足够的资源支持，包括资金、人力和培训机会，这有助于提高服务的可及性和质量，确保专业人员具备必要的技能和知识。

此外，通过开展联合项目，不同区域的医疗机构可共同进行医学研究、临床试验和教育培训，从而促进医学知识的累积和创新。同时，利用现代信息技术，如远程医疗和大数据分析，可以进一步增强医疗服务网络的协同效应，提高医疗服务的质量和效率。一些国外地区借助技术支持和创新来构建和优化肿瘤心理学服务网络。例如，远程心理咨询和在线支持平台的发展，使得患者能够通过互联网获得心理支持，克服了地理和时间上的限制。这样的跨区域服务网络不仅能够促进医疗资源的均衡分配，还能提升医疗服务的覆盖面和响应速度，从而为患者提供更加便捷和高质量的医疗服务。

第四节　卫生政策的实施与展望

卫生政策的实施是确保肿瘤心理学服务质量和效率的关键环节。本节将探讨卫生政策实施中的潜在障碍与解决策略，提出对卫生政策制定者和肿瘤心理学实践者的建议，同时强调国际合作与经验交流的重要性。

一、实施潜在障碍与解决策略

肿瘤心理服务相关的卫生政策在落地实施过程中，可能面临着一系列潜在障碍。这些障碍多源于资金、法律、文化、技术等方面，心理健康供给侧不发达，需求侧付费意愿低，导致目前心理健康行业渗透率较低，从而对政策的有效实施产生影响。识别和理解这些障碍有助于确保肿瘤心理相关政策真正满足患者的需求。

1. 专业人员短缺　心理健康服务供需失衡已成为精神卫生工作面临的一大难题，主要是心理健康专业人员数量、质量不足，这在一定程度上影响了卫生政策的实施。即使是发达国家的卫生系统，也缺乏提供所需心理健康服务的能力。在美国，超过 1.5 亿人生活在心理健康专业人员不足的地区，精神科医生缺口多达 31 100 名。英国大规模推动心理治疗师培训上岗，以此来弥补心理健康专业人员的缺口。2008 年英国启动了心理治疗发展路径项目（Improving Access to Psychological Therapies，IAPT），计划启动的 7 年里约有 6000 名新的心理治疗师经训练在英国的各专业治疗服务中心开始工作，每一个地区都会设立 1 个或多个新的 IAPT 服务中心，以扩大心理治疗的覆盖范围。

2. 地域障碍　澳大利亚 2020 年统计数据显示，与偏远地区相比，大城市每 10 万人拥有更多的心理健康专业人员（精神科医生：14.8 名患者对应 2.6～6.5 名；心理健康护士：97.0 名患者对应 31.5～83.8 名；心理咨询师：95.9 名患者对应 23.5～59.9 名），澳大利亚农村卫生专业人员的劳动力分布不均加剧了卫生服务的不平等。远程心理服务可在全国范围内缓解这一问题，远程心理服务是利用远程通信技术提供心理服务的新兴心理服务方式，美国心理学会于 2013 年制定了远程心理服务应用指南，心理服务机构和个人使用双向互动电视或视频会议开展心理援助服务。目前，已经建立了以来访者为中心的远程心理服务应用模型，破除了地理壁垒，实现远程在线心理咨询。

3. 文化障碍　公众对心理疾病的偏见和误解，可能会影响政策的接受度和实施效果。心理疾病污名化指的是由于具有某种被当作缺点的与众不同的特征或个人特质，使他人对当事人有负面看法。对具有心理问题的人持有负面态度和想法是一种普遍现象，社会公众对焦虑症、抑郁症等常见精神障碍和心理行为问题的认知率低，社会偏见和歧视广泛存在，污名是横亘在心理疾病患者与卫生体系之间的壁垒，削弱了心理健康服务的供给效果。污名跨国家、跨文化存在，而且污名引起的后果甚至比心理疾病本身更严重，因此，消除污名一直是各国政府、各级机构的重要任务。例如，美国心理学会 2015 年的工作重点之一就是继续与污名作斗争，同年 5 月被定为美国国家心理健康觉知月（National Mental Health Awareness Month）；加拿大心理健康学会将 2015 年 5 月 4～10 日定为第 64 个年度心理健康周，主题为“大声说出来”（GET LOUD）；美国精神疾病联盟（National Alliance on Mental Illness，NAMI）等一些本地和全国性组织提供了本地化项目和互联网资源，通过这些方法对心理疾病患者、家人和普通民众进行教育，从而减少污名化；一些州和联邦机构及项目，如专注于职业康复的机构和美国退伍军人事务部，也为心理疾病患者提供支持和帮助。

4. 资金障碍　资金不足是实施卫生政策时最常见的障碍之一，缺乏足够资金会限制服务扩展、人才培养和新技术的应用。解决策略包括增加政府投入、吸引社会资本、优化资金分配等。政府可以通过提高税收、发行债券、设立专项基金等方式增加投入；同时，可通过公私合作伙伴关系吸引社会资本参与。

5. 法律与政策障碍　现有法律政策与新政策之间的冲突可能会阻碍其实施。例如，隐私保护法律可能会限制医疗信息的共享，而这对实现服务衔接和转介至关重要。解决策略包括对现有法律、制度进行完善及修订，以及制定新的配套政策，如数据保护和信息共享指南，以支持新政策的实施。

6. 技术障碍　技术落后、信息不畅等问题也会对政策实施产生影响。在肿瘤心理学领域，信息技术的应用尤为重要，如电子健康记录系统、远程咨询服务等。解决策略包括技术更新、信息化建设等。政府可以提供资金和政策支持，鼓励医疗机构采用新技术；同时建立国家健康信息平台，促进医疗信息的共享和流通。

7. 数据共享意愿　卫生政策倡导多元主体参与推进健康医疗数据共享，而心理学研究人员数据共享意愿受到诸多障碍，最常见的因素是时间不足和缺乏资金。此外，数据共享的恐惧也是心理学数据共享的障碍因素，研究人员的访谈表示：“其他研究人员从我的辛勤工作中获利是不公平的；他们应该收集自己的数据”“我担心其他研究人员会对我的数据进行分析并认为我的结论无效”。强制性数据共享政策是提高专业人员数据共享意愿最有效的途径，即资助者、期刊或机构强制要求，包括部分期刊拒绝发表数据尚未上传到可免费访问的在线存储库的任何文章；资助者拒绝支持不共享研究数据的研究；机构拒绝雇用不共享研究数据的研究人员。除了强制性数据共享外，积极的强制措施，如资助者增加课题研究的财政激励也是促进数据共享的有效措施。

8. 解决策略的综合应用 不同解决策略之间需协同应用，以实现最佳效果。在实施过程中，需建立有效的监测和评估机制，以及时发现和解决实施中的问题，并通过定期收集和分析数据，评估政策实施效果，如服务质量、患者满意度等。根据评估结果，调整和优化实施策略。利益相关者的参与对政策的成功实施至关重要，需要建立利益相关者参与的机制，如咨询委员会、工作小组等，以此更好地理解需求和期望，获得支持与合作。

二、持续改进与创新（对卫生政策制定者和肿瘤心理学实践者的建议）

（一）建立持续的质量改进机制

卫生政策的实施是一个持续的过程。政策制定者需建立持续的质量改进机制，以确保政策能适应不断变化的社会和技术环境，包括定期政策审查、效果评估和修订。政策制定者应与实践者、患者和其他利益相关者合作，收集反馈信息，识别问题和增加改进的机会。

（二）鼓励创新思维和实践

创新是推动卫生政策发展的关键。政策制定者应鼓励创新思维和实践，支持新理念、新技术和新方法的探索与应用，这一过程可能对现有政策和程序产生挑战，需要政策制定者具备开放的心态和勇气；同时，也需要建立支持创新的环境，如提供资金支持、建立创新平台、提供专业指导等。

（三）加强跨学科合作

肿瘤心理学是一个高度跨学科的领域，涉及医学、心理学、社会学、经济学等多个学科。政策制定者应加强跨学科合作，促进不同学科之间的交流与整合，建立跨学科研究团队、开展跨学科教育和培训、促进跨学科学术交流等。通过跨学科合作，可以更好地理解肿瘤心理学的复杂性，开发更有效的干预策略。

（四）利用信息技术和数据分析

信息技术和数据分析是提高政策制定和实施效率的重要工具，政策制定者应充分利用这些工具，提高决策的科学性和精准性，包括建立电子健康记录系统、利用大数据分析患者需求和治疗效果、开发智能诊断和干预工具等；同时，也需要考虑数据安全和隐私保护的问题。

（五）提高政策透明度和公众参与度

政策透明度和公众参与度对提高政策的接受度和有效性至关重要。政策制定者应采取措施，提高政策的透明度，让公众更好地理解政策的目的、内容和影响，以及建立公开的政策制定和审查流程、提供政策文件和数据的公开访问、开展公众咨询和参与活动等。通过提高透明度和参与度，可以增加公众对政策的信任，促进政策的顺利实施。

（六）建立长期的政策支持和投资机制

肿瘤心理学的发展需要长期的政策支持和投资，以确保政策持续、有效地实施，包括制定长期战略规划、建立稳定的资金来源、制订持续的人才培养和教育计划等；同时，也需要建立灵活的调整机制，以应对未来可能出现的挑战与变化。

三、国际合作与经验交流

在探讨国际合作时，不仅需要关注国际会议和学术交流的重要性，还需要深入探讨合作研究的作用。国际会议和学术交流为研究人员提供了一个分享研究成果、讨论问题、寻求合作机会的平台，这有助于推动肿瘤心理学领域的发展。然而，国际合作在肿瘤心理学领域的更深层次体现是合作研究，与国外研究机构的合作不仅有助于引进先进的研究理念和技术方法，更能够共同开展创新性研究，解决肿瘤心理学领域中的重大科学问题。合作研究可以促进资源的共享和优化配置，提高研究效率和质量，从而推动整个肿瘤心理学领域的发展。

在国际合作中，必须时刻铭记保护国家利益和患者权益的重要性。在推动合作项目的同时，要确保其符合国家法律法规的要求，严格保障患者的隐私权和知情权。与此同时，合作过程中可能会遇到文化差异、利益冲突等挑战，因此需要建立有效的合作机制，加强沟通协调，明确合作双方的权利与义务，以确保合作顺利进行。

可以预见，随着全球化的不断深入，肿瘤心理学领域的国际合作将更加紧密。我国将有机会整合全球资源，共同推动肿瘤心理学研究的创新与发展，为肿瘤患者提供更优质的心理健康服务，为他们的康复之路贡献更多的智慧和力量。

（冯　威　何家欣　于　泽）

参考文献

曹玉萍, 王国强, 2020. 心理咨询与治疗: 临床研究与分析. 北京: 人民卫生出版社.
陈国鹏, 2005. 心理测验与常用量表. 上海: 上海科学普及出版社.
郝伟, 陆林, 2018. 精神病学. 8 版. 北京: 人民卫生出版社.
黄丽, 罗健, 2000. 肿瘤心理治疗. 北京: 人民卫生出版社.
黄薛冰, 2019. 焦虑障碍的团体认知行为治疗临床实操手册. 北京: 北京大学医学出版社.
黄薛冰, 柳学华, 2024. 精神心理科临床正念应用手册. 北京: 北京大学医学出版社.
卡普兰, 萨库佐, 2010. 心理测验: 原理、应用和争论. 6 版. 陈国鹏, 译. 上海: 上海人民出版社.
乐虹, 2011. 当代医患关系及纠纷防控新思维. 北京: 科学出版社.
陆林, 2018. 沈渔邨精神病学. 6 版. 北京: 人民卫生出版社.
罗世香, 汪艳, 唐丽丽, 等, 2015. 心理社会肿瘤学的专业发展进展. 中国护理管理, 15(1): 17-19.
米尔顿・艾瑞克森, 2024. 基本催眠引导与暗示 (艾瑞克森催眠治疗大典). 金焰, 主译. 上海: 上海科学技术出版社.
邱录贵, 纪春岩, 王建祥, 等, 2023. ASCT 技术. 天津: 天津科学技术出版社.
曲成毅, 2006. 心理测验的编制与心理测量学分析. 中华流行病学杂志, 27(5): 451-455.
沈雁英, 代宏, 朱建军, 2010. 肿瘤心理学. 北京: 人民卫生出版社.
孙学礼, 秦叔逵, 2018. 肿瘤患者心理健康读本. 北京: 科学出版社.
唐丽丽, 2020. 中国肿瘤心理临床实践指南. 北京: 人民卫生出版社.
唐丽丽, 2022. 心理社会肿瘤学. 北京: 北京大学医学出版社.
唐丽丽, 庞英, 宋丽莉, 等, 2022. 心理社会肿瘤学国内外临床实践发展现状. 医学与哲学, 43(15): 39-43.
王建平, 张宁, 王玉龙, 等, 2018. 变态心理学. 3 版. 北京: 中国人民大学出版社.
王锦帆, 尹梅, 2018. 医患沟通. 2 版. 北京: 人民卫生出版社.
王玥, 2021. 技术辅助医患沟通效果的影响因素研究. 武汉: 华中科技大学.
温斯顿, 2010. 支持性心理治疗导论. 程文红, 译. 北京: 人民卫生出版社.
希波莱特・伯恩海姆, 2012. 暗示治疗学: 催眠术的实质及其应用. 邱宏, 译. 天津: 天津人民出版社.
徐丛剑, 严飞, 2022. 医学社会学. 上海: 复旦大学出版社.
许又新, 2022. 心理治疗基础. 北京: 中国轻工业出版社.
亚历山德拉・拉玛, 2019. 精神分析心理治疗实践导论. 2 版. 徐建琴, 任洁, 译. 上海: 华东师范大学出版社.
杨秉辉, 2011. 医患关系与医患沟通技巧. 上海: 上海科学普及出版社.
杨德森, 2000. 基础精神医学. 长沙: 湖南科学技术出版社.
杨德森, 刘协和, 许又新, 2015. 湘雅精神医学. 北京: 科学出版社.
杨文辉, 刘绍亮, 周烃, 等, 2014. 贝克抑郁量表第 2 版中文版在青少年中的信效度. 中国临床心理学杂志, (2): 240-245.
姚树桥, 2018. 心理评估. 3 版. 北京: 人民卫生出版社.
姚树桥, 傅文青, 唐秋萍, 等, 2018. 临床心理学. 2 版. 北京: 中国人民大学出版社.
于欣, 2014. 医务人员心理保健手册. 北京: 中华医学电子音像出版社.
喻东山, 顾镭, 高伟博, 等, 2022. 精神科合理用药手册. 4 版. 南京: 江苏凤凰科学技术出版社.
曾文星, 2008. 心理治疗: 操作与会谈. 北京: 北京大学医学出版社.
曾文星, 徐静, 2000. 心理治疗: 原则与方法. 北京: 北京大学医学出版社.
张曼华, 2005. 肿瘤患者心理干预研究的现状. 中国行为医学科学, 14(6): 487-489.
张亚林, 曹玉萍, 2014. 心理咨询与心理治疗技术操作规范. 北京: 科学出版社.
张作记, 2005. 行为医学量表手册. 北京: 中华医学电子音像出版社.
赵靖平, 张聪沛, 2016. 临床精神病学. 2 版. 北京: 人民卫生出版社.
郑日昌, 2017. 催眠术: 原理、方法与应用. 北京: 北京师范大学出版社.
郑延平, 2003. 生物反馈的临床实践. 北京: 高等教育出版社.
中国抗癌协会肿瘤心理学专业委员会, 2016. 中国肿瘤心理治疗指南. 北京: 人民卫生出版社.
中国心理学会, 2015. 心理测验管理条例. 心理学报, 47(11): 1415-1418.

邹韶红, 任涛, 2021. 肿瘤患者心身疾病诊治指南. 西安: 陕西科学技术出版社.

American Psychiatric Association, 2013. Diagnostic and statistical manual of mental disorders. 5th ed. Arlington: American Psychiatric Publishing, Inc.

Avis N E, Levine B, Goyal N, et al., 2020. Health-related quality of life among breast cancer survivors and noncancer controls over 10 years: Pink SWAN. Cancer, 126(10): 2296-2304.

Bakker R M, Kenter G G, Creutzberg C L, et al., 2017. Sexual distress and associated factors among cervical cancer survivors: A cross-sectional multicenter observational study. Psychooncology, 26(10): 1470-1477.

Bortolato B, Hyphantis T N, Valpione S, et al., 2017. Depression in cancer: The many biobehavioral pathways driving tumor progression. Cancer Treat Rev, 52: 58-70.

De Mol M, Visser S, Aerts J, et al., 2020. The association of depressive symptoms, personality traits, and sociodemographic factors with health-related quality of life and quality of life in patients with advanced-stage lung cancer: An observational multi-center cohort study. BMC Cancer, 20(1): 431.

Dunn J, Watson M, Aitken J F, et al., 2017. Systematic review of psychosocial outcomes for patients with advanced melanoma. Psychooncology, 26(11): 1722-1731.

NCCN, 2021. Clinical practice guidelines in oncology: survivorship, version 1. Pennsylvania: NCCN. [2025-03-20]. https://www.nccn.org/.

附　　录

附录 A　艾森克人格问卷-成人版（Eysenck Personality Questionnaire-Adult Version，EPQ-A）

填表指导：在这张卷上印有 88 个问题，每题后面印有“是”和“否”，请你按自己的实际情况依次回答，不要写字，回答“是”时，就在“是”上打“√”，回答“否”时，就在“否”上打“√”，每个答案无所谓正确与错误。这里没有对你不利的题目。请尽快回答，不要在每道题目上有太多思索，回答时不要考虑应该怎样的，只回答你平时是怎样的。每道题都要回答。本问卷上不得作任何标记。

第 1 题，你是否有许多不同的业余爱好？　是　否

第 2 题，你是否在做任何事情以前都要停下来仔细思考？　是　否

第 3 题，你的心境是否常有起伏？　是　否

第 4 题，你曾有过明知是别人的功劳而你去接受奖励的事吗？　是　否

第 5 题，你是否健谈？　是　否

第 6 题，欠债会使你不安吗？　是　否

第 7 题，你曾无缘无故觉得“真是难受”吗？　是　否

第 8 题，你曾经贪图过分外之物吗？　是　否

第 9 题，你是否在晚上小心翼翼地关好门窗？　是　否

第 10 题，你是否比较活跃？　是　否

第 11 题，你在见到一小孩或一动物受折磨时是否会感到非常难过？　是　否

第 12 题，你是否常常为自己不该做而做了的事，不该说而说了的话而紧张？　是　否

第 13 题，你喜欢跳降落伞吗？　是　否

第 14 题，通常你能在热闹联欢会中尽情地玩吗？　是　否

第 15 题，你容易激动吗？　是　否

第 16 题，你曾经将自己的过错推给别人吗？　是　否

第 17 题，你喜欢会见陌生人吗？是　否

第 18 题，你是否相信保险制度是一种好办法？　是　否

第 19 题，你是一个容易伤感情的人吗？　是　否

第 20 题，你所有的习惯都是好的吗？　是　否

第 21 题，在社交场合你是否总不愿露头角？　是　否

第 22 题，你会服用有奇异或危险作用的药物吗？　是　否

第 23 题，你常有“厌倦”之感吗？　是　否

第 24 题，你曾拿过别人的东西（哪怕是一针一线）吗？　是　否

第 25 题，你是否常爱外出？　是　否

第 26 题，你是否为伤害你所宠爱的人而感到乐趣？　是　否

第 27 题，你常为有罪恶之感所苦恼吗？　是　否

第 28 题，你在谈论中是否有时不懂装懂？　是　否

第 29 题，你是否宁愿去看些书而不愿去多见人？　是　否

第 30 题，你有要伤害你的仇人吗？　是　否

第 31 题，你觉得自己是一个神经过敏的人吗？　是　否

第 32 题，对人有所失礼时你是否经常要表示歉意？　是　否

第 33 题，你有许多朋友吗？　是　否
第 34 题，你是否喜爱讲些有时确能伤害人的笑话？　是　否
第 35 题，你是一个多忧多虑的人吗？　是　否
第 36 题，你在童年是否按照吩咐要做什么便做什么，毫无怨言？　是　否
第 37 题，你认为你是一个乐天派吗？　是　否
第 38 题，你很讲究礼貌和整洁吗？　是　否
第 39 题，你是否总在担心会发生可怕的事情？　是　否
第 40 题，你曾损坏或遗失过别人的东西吗？　是　否
第 41 题，交新朋友时一般是你采取主动吗？　是　否
第 42 题，当别人向你诉苦时，你是否容易理解他们的苦衷？　是　否
第 43 题，你认为自己很紧张，如同“拉紧的弦”一样吗？　是　否
第 44 题，在没有废纸篓时，你是否将废纸扔在地板上？　是　否
第 45 题，当你与别人在一起时，你是否言语很少？　是　否
第 46 题，你是否认为结婚制度过时了，应该废止？　是　否
第 47 题，你是否有时感到自己可怜？　是　否
第 48 题，你是否有时有点自夸？　是　否
第 49 题，你是否很容易将一个沉寂的集会搞得活跃起来？　是　否
第 50 题，你是否讨厌那种小心翼翼地开车的人？　是　否
第 51 题，你为你的健康担忧吗？　是　否
第 52 题，你曾讲过什么人的坏话吗？　是　否
第 53 题，你是否喜欢对朋友讲笑话和有趣的故事？　是　否
第 54 题，你小时曾对父母粗暴无礼吗？　是　否
第 55 题，你是否喜欢与人混在一起？　是　否
第 56 题，你若知道自己工作有错误，这会使你感到难过吗？　是　否
第 57 题，你患失眠吗？　是　否
第 58 题，你吃饭前必定洗手吗？　是　否
第 59 题，你常无缘无故感到无精打采和倦怠吗？　是　否
第 60 题，和别人玩游戏时，你有过欺骗行为吗？　是　否
第 61 题，你是否喜欢从事一些动作迅速的工作？　是　否
第 62 题，你的母亲是一位善良的妇人吗？　是　否
第 63 题，你是否常常觉得人生非常无味？　是　否
第 64 题，你曾利用过某人为自己取得好处吗？　是　否
第 65 题，你是否常常参加许多活动，超过你的时间所允许？　是　否
第 66 题，是否有几个人总在躲避你？　是　否
第 67 题，你是否为你的容貌而非常烦恼？　是　否
第 68 题，你是否觉得人们为了未来有保障而办理储蓄和保险所花的时间太多？　是　否
第 69 题，你曾有过不如死了为好的愿望吗？是　否
第 70 题，如果有把握永远不会被人发现，你会逃税吗？　是　否
第 71 题，你能使一个集会顺利进行吗？　是　否
第 72 题，你能克制自己不对人无礼吗？　是　否
第 73 题，遇到一次难堪的经历以后，你是否在一段长时间内还感到难受？　是　否
第 74 题，你患有“神经过敏”吗？　是　否
第 75 题，你曾经故意说些什么来伤害别人的感情吗？是　否
第 76 题，你与别人的友谊是否容易破裂，虽然不是你的过错？　是　否

第 77 题，你常感到孤单吗？　是　否
第 78 题，当人家寻你的差错，找你工作中的缺点时，你是否容易在精神上受挫伤？　是　否
第 79 题，你赴约会或上班曾迟到过吗？　是　否
第 80 题，你喜欢忙忙碌碌和热热闹闹过日子吗？　是　否
第 81 题，你愿意别人怕你吗？　是　否
第 82 题，你是否觉得有时浑身是劲，而有时又是懒洋洋的？　是　否
第 83 题，你有时把今天应做的事拖到明天去做吗？　是　否
第 84 题，别人认为你是生机勃勃的吗？　是　否
第 85 题，别人是否对你说了许多谎话？　是　否
第 86 题，你是否对某些事物容易冒火？　是　否
第 87 题，当你犯了错误时，你是否常常愿意承认它？　是　否
第 88 题，你会为一动物落入圈套被捉拿而感到很难过吗？　是　否

说　明

EPQ 是由英国心理学家 H.J. 艾森克编制的一种自陈量表，是在《艾森克人格调查表》（EH）基础上发展而成的。20 世纪 40 年代末开始制订，1952 年首次发表，1975 年正式命名。包括 4 个分量表：内外倾向量表（E）、情绪性量表（N）、心理变态量表（P，又称精神质）和效度量表（L）。

88 道题的成人版计分：(+) 为正向计分，即答“是”加 1 分，答“否”不加分；(–) 为反向计分，即答“是”不加分，答“否”加 1 分。

E 量表（21 道题）：

(+)：1、5、10、13、14、17、25、33、37、41、49、53、55、61、65、71、80、84。

(–)：21、29、45。

P 量表（23 道题）：

(–)：2、6、9、11、18、22、38、42、56、62、72、88。

(+)：26、30、34、46、50、66、68、75、76、81、85。

N 量表（24 道题）：

(+)：3、7、12、15、19、23、27、31、35、39、43、47、51、57、59、63、67、69、73、74、77、78、82、86。

(–)：无

L 量表（20 道题）：

(+)：20、32、36、58、87。

(–)：4、8、16、24、28、40、44、48、52、54、60、64、70、79、83。

附录 B　状态-特质焦虑问卷
（State-Trait Anxiety Inventory，STAI）

指导语：下面列出的是一些人们常用来描述他们自己的陈述，请阅读每一个陈述，然后在右边适当的位置画“√”来表示你现在最恰当的感觉，也就是你此时此刻最恰当的感觉。没有对或错的回答，不要对任何一个陈述花太多的时间去考虑，但所给的回答应该是你现在最恰当的感觉。

	完全没有	有些	中等程度	非常明显
1. 我感到心情平静				
2. 我感到安全				

续表

	完全没有	有些	中等程度	非常明显
3. 我是紧张的				
4. 我感到紧张束缚				
5. 我感到安逸				
6. 我感到烦乱				
7. 我现在正烦恼，感到这种烦恼超过了可能的不幸				
8. 我感到满意				
9. 我感到害怕				
10. 我感到舒适				
11. 我有自信心				
12. 我觉得神经过敏				
13. 我极度紧张不安				
14. 我优柔寡断				
15. 我是轻松的				
16. 我感到心满意足				
17. 我是烦恼的				
18. 我感到慌乱				
19. 我感觉镇定				
20. 我感到愉快				
21. 我感到愉快				
22. 我感到神经过敏和不安				
23. 我感到自我满足				
24. 我希望能像别人那样高兴				
25. 我感到我像衰竭一样				
26. 我感到很宁静				
27. 我是平静的、冷静的和泰然自若的				
28. 我感到困难一一堆集起来，因此无法克服				
29. 我过分忧虑一些事，实际这些事无关紧要				
30. 我是高兴的				
31. 我的思想处于混乱状态				
32. 我缺乏自信心				
33. 我感到安全				
34. 我容易作出决断				

续表

	完全没有	有些	中等程度	非常明显
35. 我感到不合适				
36. 我是满足的				
37. 一些不重要的思想总缠绕着我，并打扰我				
38. 我产生的沮丧是如此强烈，以致我不能从思想中排除它们				
39. 我是一个镇定的人				
40. 当我考虑我目前的事情和利益时，我就陷入紧张状态				

说　明

STAI 含两个分量表：状态焦虑问卷（S-AI）和特质焦虑问卷（T-AI），各有 20 项。S-AI（第 1～20 项）中，半数为描述负性情绪的条目，半数为正性情绪条目，主要用于评定即刻的或最近某一特定时间或情景的恐惧、紧张、忧虑和神经质的体验或感受，可用来评价应激情况下的状态焦虑。

T-AI（第 21～40 项）中，11 项为描述负性情绪条目，9 项为正性情绪条目，用于评定人们经常的情绪体验。

计分方法：STAI 每项均为 1～4 级评分。S-AI 的分级标准为：1—完全没有；2—有些；3—中等程度；4—非常明显。T-AI 的分级标准为：1—完全没有；2—有些；3—中等程度；4—非常明显。以下条目（1、2、5、8、10、11、15、16、19、20、21、23、24、26、27、30、33、34、36、39 项）均为反向计分，即按上述顺序依次评为 4、3、2、1 分。如此设计的目的是使问卷本身心理诱导作用降到最低限度，自动纠正自评者夸大或缩小其主观感觉的倾向。

附录 C　90 项症状自评量表
（Symptom Checklist 90，SCL-90）

指导语：下面有 90 条测验项目，列出了有些人可能有的问题，仔细阅读每一条，根据自己现在或最近一周的感觉，在相应的位置画“√”。必须逐条填写不可遗漏，每一项只能画一个“√”，不能画两个或更多。自我评定分 5 个等级。

1. 无 =1 分　自觉并无该项问题（症状）。

2. 轻度 =2 分　自觉有该问题，但发生得并不频繁、不严重。

3. 中度 =3 分　自觉有该项症状，其严重程度为轻到中度。

4. 偏重 =4 分　自觉常有该项症状，其程度为中到严重。

5. 严重 =5 分　自觉该症状的频度和强度都十分严重。

条目	无	轻度	中度	偏重	严重
1. 头痛					
2. 神经过敏，心中不踏实					
3. 头脑中有不必要的想法或字句盘旋					
4. 头晕或晕倒					
5. 对异性的兴趣减退					

续表

条目	无	轻度	中度	偏重	严重
6. 对旁人责备求全					
7. 感到别人能控制你的思想					
8. 责怪别人制造麻烦					
9. 忘性大					
10. 担心自己的衣饰的整齐及仪态是否端正					
11. 容易烦恼和激动					
12. 胸痛					
13. 害怕空旷的场所或街道					
14. 感到自己的精力下降，活动减慢					
15. 想结束自己的生命					
16. 听到旁人听不到的声音					
17. 发抖					
18. 感到大多数人都不可信任					
19. 胃口不好					
20. 容易哭泣					
21. 同异性相处时感到害羞不自在					
22. 感到受骗，中了圈套或有人想抓住你					
23. 无缘无故地突然感到害怕					
24. 自己不能控制地大发脾气					
25. 怕单独出门					
26. 经常责怪自己					
27. 腰痛					
28. 感到难以完成任务					
29. 感到孤独					
30. 感到苦闷					
31. 过分担忧					
32. 对事物不感兴趣					
33. 感到害怕					
34. 你的感情容易受到伤害					
35. 旁人能知道你的私下想法					
36. 感到别人不理解你、不同情你					
37. 感到人们对你不友好，不喜欢你					

续表

条目	无	轻度	中度	偏重	严重
38. 做事必须做得很慢以保证做得正确					
39. 心跳得很厉害					
40. 恶心或胃部不舒服					
41. 感到比不上他人					
42. 肌肉酸痛					
43. 感到有人在监视你、谈论你					
44. 难以入睡					
45. 做事必须反复检查					
46. 难以做出决定					
47. 怕乘公共汽车、地铁或火车					
48. 有呼吸困难情况					
49. 一阵阵发冷或发热					
50. 因为感到害怕而避开某些东西、场合或活动					
51. 脑子变空了					
52. 身体发麻或刺痛					
53. 喉咙有梗死感					
54. 感到前途没有希望					
55. 不能集中注意力					
56. 感到身体的某一部分软弱无力					
57. 感到紧张或容易紧张					
58. 感到手或脚发重					
59. 想到死亡的事					
60. 吃得太多					
61. 当别人看着你或谈论你时感到不自在					
62. 有一些不属于你自己的想法					
63. 有想打人或伤害他人的冲动					
64. 醒得太早					
65. 必须反复洗手、数数或触摸某些东西					
66. 睡得不稳不深					
67. 有想摔坏或破坏东西的想法					
68. 有一些别人没有的想法					
69. 感到对别人神经过敏					

续表

条目	无	轻度	中度	偏重	严重
70. 在商店或电影院等人多的地方感到不自在					
71. 感到任何事情都很困难					
72. 一阵阵恐惧或惊恐					
73. 感到公共场合吃东西很不舒服					
74. 经常与人争论					
75. 单独一人时神经很紧张					
76. 别人对你的成绩没有做出恰当的评价					
77. 即使和别人在一起也感到孤单					
78. 感到坐立不安，心神不定					
79. 感到自己没有什么价值					
80. 感到熟悉的东西变成陌生或不像是真的					
81. 大叫或摔东西					
82. 害怕会在公共场合晕倒					
83. 感到别人想占你的便宜					
84. 为一些有关“性”的想法而很苦恼					
85. 你认为应该因为自己的过错而受到惩罚					
86. 感到要很快把事情做完					
87. 感到自己的身体有严重问题					
88. 从未感到和其他人很亲近					
89. 感到自己有罪					
90. 感到自己的脑子有毛病					

说　明

（一）总分

1. 总分是 90 个项目所得分之和。

2. 总症状指数，也称总均分，是将总分除以 90（= 总分 ÷90）。

3. 阳性项目数是指评分≥2 分的项目数，阳性症状痛苦水平是指总分除以阳性项目数（= 总分 ÷ 阳性项目数）。

4. 阳性症状均分是指总分减去阴性项目（评为 1 分的项目）总分，再除以阳性项目数。

（二）因子分

SCL-90 包括 9 个因子，每一个因子反映出患者的某方面症状痛苦情况，通过因子分可了解症状分布特点。

因子分 = 组成某一因子的各项目总分/组成某一因子的项目数

9 个因子的含义及所包含项目如下。

1. 躯体化 包括 1、4、12、27、40、42、48、49、52、53、56、58，共 12 项。该因子主要反映身体不适感，包括心血管、胃肠道、呼吸和其他系统的主诉不适，以及头痛、背痛、肌肉酸痛及焦虑的其他躯体表现。

2. 强迫症状 包括 3、9、10、28、38、45、46、51、55、65，共 10 项。主要指那些明知没有必要，但又无法摆脱的无意义的思想、冲动和行为，还有一些比较一般的认知障碍的行为征象也在这一因子中反映。

3. 人际关系敏感 包括 6、21、34、36、37、41、61、69、73，共 9 项。主要指某些个人不自在与自卑感，特别是与其他人相比较时更加突出。在人际交往中的自卑感、心神不安、明显不自在，以及人际交流中的自我意识、消极的期待亦是这方面症状的典型原因。

4. 抑郁 包括 5、14、15、20、22、26、29、30、31、32、54、71、79，共 13 项。苦闷的情感与心境为代表性症状，还以生活兴趣的减退、动力缺乏、活力丧失等为特征，还反映失望、悲观以及与抑郁相联系的认知和躯体方面的感受，另外，还包括有关死亡的思想和自杀观念。

5. 焦虑 包括 2、17、23、33、39、57、72、78、80、86，共 10 项。一般指那些烦躁、坐立不安、神经过敏、紧张及由此产生的躯体征象，如震颤等。测定游离不定的焦虑及惊恐发作是本因子的主要内容，还包括一项“解体”感受的项目。

6. 敌对 包括 11、24、63、67、74、81，共 6 项。主要从三方面来反映敌对的表现：思想、感情及行为。其项目包括厌烦的感觉、摔物、争论，直到不可控制地发脾气等各方面。

7. 恐怖 包括 13、25、47、50、70、75、82，共 7 项。恐惧的对象包括出门旅行、空旷场地、人群或公共场所和交通工具。此外，还有反映社交恐怖的一些项目。

8. 偏执 包括 8、18、43、68、76、83，共 6 项。本因子是围绕偏执性思维的基本特征而制订，主要指投射性思维、敌对、猜疑、关系观念、妄想、被动体验和夸大等。

9. 精神病性 包括 7、16、35、62、77、84、85、87、88、90，共 10 项。反映各式各样的急性症状和行为，以及限定不严的精神病性过程的指征。此外，也可以反映精神病性行为的继发征兆和分裂性生活方式的指征。

此外，还有 19、44、59、60、64、66、89，共 7 个项目未归入任何因子，反映睡眠及饮食情况，分析时可将这 7 项作为附加项目或其他，作为第 10 个因子来处理，以便使各因子分之和等于总分。

各因子的因子分计算方法是：各因子所有项目的分数之和除以因子项目数。例如强迫症状因子各项目的分数之和假设为 30 分，共有 10 个项目，所以因子分为 3 分。在 1～5 分评分制中，粗略、简单的判断方法是看因子分是否超过 3 分，若超过 3 分，即表明该因子的症状已达到中等以上的严重程度。

附录 D 汉密尔顿焦虑量表
（Hamilton Anxiety Scale，HAMA）

评定项目	评定内容	得分				
		无	轻	中	重	严重
1. 焦虑心境	担心、担忧，感到有最坏的事情将要发生，容易激惹	0	1	2	3	4
2. 紧张	紧张感、易疲劳、不能放松、情绪反应、易哭、颤抖、感到不安	0	1	2	3	4
3. 害怕	害怕黑暗、陌生人、一人独处、动物、乘车或旅行及人多的场合	0	1	2	3	4
4. 失眠	难以入睡、易醒、睡得不深、多梦、夜惊、醒后感疲倦	0	1	2	3	4
5. 认知功能	注意力不能集中，记忆力差	0	1	2	3	4
6. 抑郁心境	丧失兴趣、对以往爱好缺乏快感、忧郁、早醒、昼重夜轻	0	1	2	3	4

续表

评定项目	评定内容	得分				
		无	轻	中	重	严重
7. 肌肉系统症状	肌肉酸痛、活动不灵活、肌肉抽动、肢体抽动、牙齿打寒战、声音发抖	0	1	2	3	4
8. 感觉系统症状	视物模糊、发冷发热、软弱无力感、浑身刺痛	0	1	2	3	4
9. 心血管系统症状	心动过速、心悸、胸痛、血管跳动感、昏倒感、心搏脱漏	0	1	2	3	4
10. 呼吸系统症状	胸闷、窒息感、叹息、呼吸困难	0	1	2	3	4
11. 胃肠道症状	吞咽困难、嗳气、消化不良（进食后腹痛、腹胀、恶心、胃部饱感）、肠鸣、腹泻、体重减轻、便秘	0	1	2	3	4
12. 生殖泌尿系统症状	尿意频数、尿急、停经、性冷淡、早泄、阳痿	0	1	2	3	4
13. 自主神经系统症状	口干、潮红、苍白、易出汗、易起“鸡皮疙瘩”、紧张性头痛、毛发竖起	0	1	2	3	4
14. 会谈时行为表现	（1）一般表现：紧张、不能松弛、忐忑不安、咬手指、紧紧握拳、摸弄手帕、面肌抽动、不停顿足、手发抖、皱眉、表情僵硬、肌张力高、叹息样呼吸、面色苍白 （2）生理表现：吞咽、打嗝、安静时心率快、呼吸快（20 次/分以上）、腱反射亢进、震颤、瞳孔放大、眼睑跳动、易出汗、眼球突出	0	1	2	3	4

说　明

评分标准：

总分如小于 7 分，患者就没有焦虑症状；超过 7 分，可能有焦虑；超过 14 分，肯定有焦虑；超过 21 分，肯定有明显焦虑；超过 29 分，可能为严重焦虑。一般划界分为 14 分。

附录 E　汉密尔顿抑郁量表（Hamilton Depression Scale，HAMD）

项目	分值	分数
（1）抑郁情绪	0 分 = 没有 1 分 = 只在问到时才诉述 2 分 = 在访谈中自发地表达 3 分 = 不用言语也可以从表情、姿势或声音中流露出这种情绪 4 分 = 病人的自发言语和非语言表达（表情、动作）几乎完全表现为这种情绪	
（2）有罪感	0 分 = 没有 1 分 = 责备自己，感到自己已连累他人 2 分 = 认为自己犯了罪，或反复思考以往的过失和错误 3 分 = 认为目前的疾病是对自己错误的惩罚，或有罪恶妄想 4 分 = 罪恶妄想伴有指责或威胁性幻想	
（3）自杀	0 分 = 没有 1 分 = 觉得活着没有意义 2 分 = 希望自己已经死去，或常想与死亡有关的事 3 分 = 消极观念（自杀念头） 4 分 = 有严重自杀行为	
（4）入睡困难（初段失眠）	0 分 = 没有 1 分 = 主诉入睡困难，上床半小时后仍不能入睡（要注意平时病人入睡的时间） 2 分 = 主诉每晚均有入睡困难	

续表

项目	分值	分数
（5）睡眠不深（中段失眠）	0 分 = 没有 1 分 = 睡眠浅，多噩梦 2 分 = 半夜（晚 12 点钟以前）曾醒来（不包括上厕所）	
（6）早醒（末段失眠）	0 分 = 没有 1 分 = 有早醒，比平时早醒 1 小时，但能重新入睡，应排除平时习惯 2 分 = 早醒后无法重新入睡	
（7）工作和兴趣	0 分 = 没有 1 分 = 提问时才诉述 2 分 = 自发地直接或间接表达对活动、工作或学习失去兴趣，如感到无精打采，犹豫不决，不能坚持或需强迫自己去工作或劳动 3 分 = 活动时间减少或成效下降，住院患者每天参加病房劳动或娱乐不足 3 小时 4 分 = 因目前的疾病而停止工作，住院患者不参加任何活动或者没有他人帮助便不能完成病室日常事务（注意不能凡住院就打 4 分）	
（8）阻滞（指思维和言语缓慢，注意力难以集中，主动性减退）	0 分 = 没有 1 分 = 精神检查中发现轻度阻滞 2 分 = 精神检查中发现明显阻滞 3 分 = 精神检查进行困难 4 分 = 完全不能回答问题（木僵）	
（9）激越	0 分 = 没有 1 分 = 检查时有些心神不定 2 分 = 明显心神不定或小动作多 3 分 = 不能静坐，检查中曾起立 4 分 = 搓手、咬手指和头发、咬嘴唇	
（10）精神性焦虑	0 分 = 没有 1 分 = 问及时才诉述 2 分 = 自发地表达 3 分 = 表情和言谈流露出明显忧虑 4 分 = 明显惊恐	
（11）躯体性焦虑（指焦虑的生理症状，包括口干、腹胀、腹泻、打呃、腹绞痛、心悸、头痛、过度换气和叹气，以及尿频和出汗）	0 分 = 没有 1 分 = 轻度 2 分 = 中度，有肯定的上述症状 3 分 = 重度，上述症状严重，影响生活或需要处理 4 分 = 严重影响生活和活动	
（12）胃肠道症状	0 分 = 没有 1 分 = 食欲缺乏，但不需他人鼓励便自行进食 2 分 = 进食需他人催促或请求，需要应用泻药或助消化药	
（13）全身症状	0 分 = 没有 1 分 = 四肢、背部或颈部沉重感，背痛、头痛、肌肉疼痛、全身乏力或疲倦 2 分 = 症状明显	
（14）性症状（指性欲减退、月经紊乱等）	0 分 = 没有 1 分 = 轻度 2 分 = 重度 3 分 = 不能肯定，或该项对被评者不适合（不计入总分）	
（15）疑病	0 分 = 没有 1 分 = 对身体过分关注 2 分 = 反复考虑健康问题 3 分 = 有疑病妄想 4 分 = 伴幻觉的疑病妄想	

续表

项目	分值		分数
（16）体重减轻	（1）按病史评定： 0 分 = 没有 1 分 = 患者诉说可能有体重减轻 2 分 = 肯定有体重减轻	（2）按体重记录评定： 0 分 = 1 周内体重减轻 0.5kg 以内 1 分 = 1 周内体重减轻超过 0.5kg 2 分 = 1 周内体重减轻超过 1kg	
（17）自知力	0 分 = 知道自己有病，表现为忧郁 1 分 = 知道自己有病，但归咎伙食太差、环境问题、工作过忙、病毒感染或需要休息 2 分 = 完全否认有病		
（18）日夜变化（如果症状在早晨或傍晚加重，先指出哪一种，然后按其变化程度评分）	0 分 = 早晚情绪无区别 1 分 = 早晨或傍晚轻度加重 2 分 = 早晨或傍晚严重		
（19）人格解体或现实解体（指非真实感或虚无妄想）	0 分 = 没有 1 分 = 问及时才诉述 2 分 = 自发诉述 3 分 = 有虚无妄想 4 分 = 伴幻觉的虚无妄想		
（20）偏执症状	0 分 = 没有 1 分 = 有猜疑 2 分 = 有牵连观念 3 分 = 有关系妄想或被害妄想 4 分 = 伴有幻觉的关系妄想或被害妄想		
（21）强迫症状（指强迫思维和强迫行为）	0 分 = 没有 1 分 = 问及时才诉述 2 分 = 自发诉述		
（22）能力减退感	0 分 = 没有 1 分 = 仅于提问时方引出主观体验 2 分 = 病人主动表示有能力减退感 3 分 = 需鼓励、指导和安慰才能完成病室日常事务或个人卫生 4 分 = 穿衣、梳洗、进食、铺床或个人卫生均需要他人协助		
（23）绝望感	0 分 = 没有 1 分 = 有时怀疑“情况是否会好转”，但解释后能接受 2 分 = 持续感到“没有希望”，但解释后能接受 3 分 = 对未来感到灰心、悲观和绝望，解释后不能排除 4 分 = 自动反复诉述“我的病不会好了”或诸如此类的情况		
（24）自卑感	0 分 = 没有 1 分 = 仅在询问时诉述有自卑感不如他人 2 分 = 自动诉述有自卑感 3 分 = 病人主动诉说自己一无是处或低人一等（与评 2 分者只是程度的差别） 4 分 = 自卑感达妄想的程度，例如“我是废物”或类似情况		

说　明

评分标准：

总分＜8 分：正常。

总分在 8～20 分：可能有抑郁症。

总分在 21～35 分：肯定有抑郁症。

总分＞35 分：严重抑郁症。

附录 F 医院焦虑抑郁量表 (Hospital Anxiety and Depression Scale，HADS)

这个测量表是为帮助医生了解患者情绪而设定的，请你阅读以下各个项目，在其中最符合你过去 1 个月的情绪情况选项后括号内打 “ √ ”。对这些问题的回答不要作过多的考虑，立即作出的回答往往更符合实际情况。

1. 我感到紧张或痛苦（ ）
a. 几乎所有时候（3 分） b. 大多时候（2 分）
c. 有时（1 分） d. 根本没有（0 分）

2. 我对以往感兴趣的事情还是感兴趣（ ）
a. 肯定一样（0 分） b. 不像以前那么多（1 分）
c. 只有一点（2 分） d. 基本没有了（3 分）

3. 我感到有些害怕，好像预感到有什么可怕的事情要发生（ ）
a. 非常肯定和十分严重（3 分） b. 是的，但并不太严重（2 分）
c. 有一点，但并不使我苦恼（1 分） d. 根本没有（0 分）

4. 我能够哈哈大笑，并看到事物有趣的一面（ ）
a. 我经常这样（0 分） b. 我现在已经不大这样了（1 分）
c. 现在肯定是不太多了（2 分） d. 根本没有（3 分）

5. 我心中充满烦恼（ ）
a. 大多数时间（3 分） b. 常常如此（2 分）
c. 时时，但并不经常（1 分） d. 偶然如此（0 分）

6. 我感到愉快（ ）
a. 根本没（3 分） b. 并不经常这样（2 分）
c. 有时（1 分） d. 大多数时间（0 分）

7. 我能够安闲而轻松地坐着（ ）
a. 肯定（0 分） b. 经常（1 分）
c. 并不经常（2 分） d. 根本没有（3 分）

8. 我感到人好像变迟钝了（ ）
a. 几乎所有时间（3 分） b. 很经常（2 分）
c. 有时（1 分） d. 根本没有（0 分）

9. 我感到一种令人发抖的恐惧（ ）
a. 根本没有（0 分） b. 很正常（2 分）
c. 有时（1 分） d. 常常如此（3 分）

10. 我对自己的外表（打扮自己）失去兴趣（ ）
a. 肯定（3 分） b. 经常（2 分）
c. 并不经常（1 分） d. 根本没有（0 分）

11. 我有点坐立不安，好像感到非要活动不可（ ）
a. 确实非常多（3 分） b. 是不少（2 分）
c. 并不多（1 分） d. 根本没有（0 分）

12. 我怀着愉快的心情憧憬未来（ ）
a. 差不多是这样做（0 分） b. 并不完全是这样做的（1 分）
c. 很少这样做（2 分） d. 几乎从来不这样做（3 分）

13. 我突然有恐惧感（　）

a. 确实很经常（3 分）　　b. 时常（2 分）

c. 并非经常（1 分）　　d. 根本没有（0 分）

14. 我能欣赏一本好书或一项好的广播或电视节目（　）

a. 常常（0 分）　　b. 有时（1 分）

c. 并非经常（2 分）　　d. 很少（3 分）

A 因子（奇数条目）总分：

D 因子（偶数条目）总分：

说　明

总评分：

HADS 代表可评定抑郁和焦虑的状况。A 代表焦虑，D 代表抑郁，每个项目均分为 4 级评分。

总分 0～7 分代表无抑郁或焦虑。

总分 8～10 分代表可能或“临界”抑郁或焦虑。

总分 11～21 分代表可能有明显的抑郁或焦虑。

附录 G　广泛性焦虑量表
（Generalized Anxiety Disorder，GAD-7）

在过去的 2 周内，有多少时候你受到以下任何问题的困扰？（在你的选择下打“√”）	完全不会	有过几天	一半以上的日子	几乎每天
1. 感觉紧张、焦虑或烦躁	0	1	2	3
2. 不能停止或控制担忧	0	1	2	3
3. 对各种各样的事情担忧过多	0	1	2	3
4. 很难放松下来	0	1	2	3
5. 由于不安而无法静坐	0	1	2	3
6. 变得容易烦恼或急躁	0	1	2	3
7. 害怕将有可怕的事发生	0	1	2	3

说　明

总评分：

总分 0～4 分：代表无焦虑。

正常 5～9 分：代表轻度焦虑。

总分 10～14 分：代表中度焦虑。

总分 15～21 分：代表重度焦虑。

附录 H　贝克抑郁量表
（Beck Depression Inventory，BDI）

下面有 21 组项目，每组有 4 句陈述，每句之前标有的阿拉伯数字为等级分。你可根据 1 周来的感觉，把最适合自己情况的一句话前面的数字圈出来。全部 21 组都做完后，将各组的圈定分数相加，便得到总分。依据总分，就能明白无误地了解自己是否有抑郁以及抑郁的程度。

（一）
0. 我不感到悲伤。
1. 我感到悲伤。
2. 我始终悲伤，不能自制。
3. 我太悲伤或不愉快，不堪忍受。
（二）
0. 我对将来并不失望。
1. 对未来我感到心灰意冷。
2. 我感到前景黯淡。
3. 我觉得将来毫无希望，无法改善。
（三）
0. 我没有感到失败。
1. 我觉得比一般人失败要多些。
2. 回首往事，我能看到的是很多次失败。
3. 我觉得我是一个完全失败的人。
（四）
0. 我从各种事件中得到很多满足。
1. 我不能从各种事件中感受到乐趣。
2. 我不能从各种事件中得到真正的满足。
3. 我对一切事情不满意或感到枯燥无味。
（五）
0. 我不感到有罪过。
1. 我在相当的时间里感到有罪过。
2. 我在大部分时间里觉得有罪。
3. 我在任何时候都觉得有罪。
（六）
0. 我没有觉得受到惩罚。
1. 我觉得可能会受到惩罚。
2. 我预料将受到惩罚。
3. 我觉得正受到惩罚。
（七）
0. 我对自己并不失望。
1. 我对自己感到失望。
2. 我讨厌自己。
3. 我恨自己。
（八）
0. 我觉得并不比其他人更不好。
1. 我要批判自己的弱点和错误。
2. 我在所有的时间里都责备自己的错误。
3. 我责备自己把所有的事情都弄坏了。
（九）
0. 我没有任何想弄死自己的想法。
1. 我有自杀想法，但我不会去做。
2. 我想自杀。

3. 如果有机会我就自杀。
（十）
0. 我哭泣与往常一样。
1. 我比往常哭得多。
2. 我现在一直要哭。
3. 我过去能哭，但现在要哭也哭不出来。
（十一）
0. 和过去相比，我现在生气并不更多。
1. 我现在比往常更容易生气发火。
2. 我觉得现在所有的时间都容易生气。
3. 过去使我生气的事，现在一点也不能使我生气了。
（十二）
0. 我对其他人没有失去兴趣。
1. 和过去相比，我对别人的兴趣减少了。
2. 我对别人的兴趣大部分失去了。
3. 我对别人的兴趣已全部丧失了。
（十三）
0. 我现在能和过去一样作决定。
1. 我推迟作出决定比过去多了。
2. 我作决定比以前困难大得多。
3. 我再也不能作出决定了。
（十四）
0. 觉得我的外表看上去并不比过去更差。
1. 我担心自己看上去显得老了，没有吸引力。
2. 我觉得我的外貌有些变化，使我难看了。
3. 我相信我看起来很丑陋。
（十五）
0. 我工作和以前一样好。
1. 要着手做事，我现在需额外花些力气。
2. 无论做什么我必须努力催促自己才行。
3. 我什么工作也不能做了。
（十六）
0. 我睡觉与往常一样好。
1. 我睡眠不如过去好。
2. 我比往常早醒 1～2 小时，难以再睡。
3. 我比往常早醒几个小时，不能再睡。
（十七）
0. 我并不感到比往常更疲乏。
1. 我比过去更容易感到疲乏无力。
2. 几乎不管做什么，我都感到疲乏无力。
3. 我太疲乏无力，不能做任何事情。
（十八）
0. 我的食欲和往常一样。
1. 我的食欲不如过去好。

2. 我现在的食欲差得多了。
3. 我一点也没有食欲了。
（十九）
0. 最近我的体重并无很大减轻。
1. 我体重下降 2.27 kg 以上。
2. 我体重下降 5.54 kg 以上。
3. 我体重下降 7.81 kg 以上。
（二十）
0. 我对健康状况并不比往常更担心。
1. 我担心身体上的问题，如疼痛、胃不适或便秘。
2. 我很担心身体问题，想别的事情很难。
3. 我对身体问题如此担忧，以致不能想其他任何事情。
（二十一）
0. 我没有发现自己对性的兴趣最近有什么变化。
1. 我对性的兴趣比过去降低了。
2. 我现在对性的兴趣大大下降。
3. 我对性的兴趣已经完全丧失。

说　明

总分≤10 分：无抑郁。
总分 11～15 分：轻度抑郁。
总分 16～25 分：中度抑郁。
总分＞25 分：重度抑郁。

附录 I　患者健康问卷
（Patient Health Questionnaire，PHQ-9）

在过去的 2 周内，有多少时候您受到以下任何问题困扰？（在您的选择下打“√”）	完全不会	有过几天	一半以上的日子	几乎每天
1. 做事时提不起劲或没有兴趣	0	1	2	3
2. 感到心情低落、沮丧或绝望	0	1	2	3
3. 入睡困难、睡不安稳或睡眠过多	0	1	2	3
4. 感觉疲倦或没有活力	0	1	2	3
5. 食欲缺乏或吃太多	0	1	2	3
6. 觉得自己很糟或觉得自己很失败，或让自己或家人失望	0	1	2	3
7. 对事物专注有困难，例如阅读报纸或看电视时	0	1	2	3
8. 动作或说话速度缓慢到别人已经察觉的程度，或正好相反——烦躁或坐立不安、动来动去的情况更胜于平常	0	1	2	3
9. 有不如死掉或用某种方式伤害自己的念头	0	1	2	3

说　明

总评分：
0～4 分：正常或无抑郁症迹象。

5～9 分：轻度抑郁症。
10～14 分：中度抑郁症。
15～19 分：中度–重度抑郁症。
20～27 分：重度抑郁症。

附录 J　自杀风险综合评估护理量表（Nurses Global Assessment of Suicide Risk，NGASR）

条目	赋分	日期
1. 绝望感	3	
2. 近期负性生活事件	1	
3. 被害妄想或有被害内容的幻听	1	
4. 情绪低落/兴趣丧失或愉快感缺乏	3	
5. 人际和社会功能退缩	1	
6. 言语流露自杀意图	1	
7. 计划采取自杀行动	3	
8. 自杀家族史	1	
9. 近期亲人死亡或重要的亲密关系丧失	3	
10. 精神病史	1	
11. 鳏夫/寡妇	1	
12. 自杀未遂史	3	
13. 社会–经济地位低下	1	
14. 饮酒史或酒精滥用	1	
15. 罹患晚期疾病	1	
评估得分		
护理措施		
护士签名		
护士长签名		

说　明

量表总分为 25 分。≤5 分为低自杀风险，可不再评估；6～8 分为中自杀风险，每 2 周再评估 1 次；9～11 分为高自杀风险，每周评估 1 次；≥12 分为极高自杀风险，每周评估 2 次。

附录 K　贝克自杀意念量表（Beck Scale for Suicidal Ideation）

条目	程度		
1. 你希望活下去的程度如何？	中等到强烈	弱	没有活着的欲望
2. 你希望死去的程度如何？	没有死去的欲望	弱	中等到强烈

续表

条目	程度			
3. 你要活下去的理由胜过你要死去的理由吗？		要活下去胜过要死去	二者相当	要死去胜过要活下来
4. 你主动尝试自杀的愿望程度如何？		没有	弱	中等到强烈
5. 你希望外力结束自己生命，即有“被动自杀愿望”的程度如何？（如希望一直睡下去不再醒来、意外地死去等）		没有	弱	中等到强烈
如果上面第 4 项或第 5 项的答案为“弱”或“中等到强烈”，请继续问接下来的问题；否则，请结束问卷				
6. 你的这种自杀想法持续存在多长时间？	短暂、一闪即逝	较长时间	持续或几乎是持续的	近 1 周无自杀想法
7. 你自杀想法出现的频度如何？	极少、偶尔	有时	经常或持续	近 1 周无自杀想法
8. 你对自杀持什么态度？	排斥	矛盾或无所谓	接受	
9. 你觉得自己控制自杀想法、不把它变成行动的能力如何？	能控制	不知能否控制	不能控制	
10. 如果出现自杀想法，某些顾虑（如顾及家人、死亡不可逆转等）在多大程度上能阻止你自杀？	能阻止自杀	能减少自杀的危险	无顾虑或无影响	
11. 当你想自杀时，主要是为了什么？	控制形势、寻求关注、报复	逃避、减轻痛苦、解决问题	前两种情况均有	近 1 周无自杀想法
12. 你想过结束自己生命的方法了吗？	没想过	想过，但没制订出具体细节	制订出具体细节或计划得很周详	
13. 你把自杀想法落实的条件或机会如何？	没有现成的方法、没有机会	需要时间或精力准备自杀工具	有现成的方法和机会或预计将来有方法和机会	近 1 周无自杀想法
14. 你相信自己有能力并且有勇气去自杀吗？	没有勇气、太软弱、害怕、没有能力	不确信自己有无能力、勇气	确信自己有能力、有勇气	
15. 你预计某一时间你确实会尝试自杀吗？	不会	不确定	会	
16. 为了自杀，你的准备行动完成得怎样？	没有准备	部分完成（如开始收集药片）	全部完成（如有药片、刀片、有子弹的枪）	
17. 你已着手写自杀遗言了吗？	没有考虑	仅考虑、开始但未写完	写完	
18. 你是否因为预计要结束自己的生命而抓紧处理一些事情，如买保险或准备遗嘱？	没有	考虑过或做了一些安排	有肯定的计划或安排完毕	
19. 你是否让人知道自己的自杀想法？	坦率主动说出想法	不主动说出	试图欺骗、隐瞒	近 1 周无自杀想法

说　明

量表答案的选项为 3 个，从左至右对应得分为 1、2、3，得分越高，求死的愿望越强烈。所有来访者都首先完成前 5 个题；如果第 4 项和第 5 项的选择答案都是“没有”，那么则视为没有自杀意念，完成此问卷；如果第 4 项或者第 5 项任意 1 个选择答案是“弱”或者“中等到强烈”，那么就认定为有自杀意念，需要继续完成后面的 14 个项目。对后 14 个项目修订时，为了方便评估，对个别项目（如 6、7、11、13 和 19）的答案增加 1 个“近 1 周无自杀想法”的选项，其对应得分为“0”。自杀意念的强度是根据量表 1～5 项的均值所得，得分在 0～3 之间变化。分数越高，自杀意念的强度越大。自杀危险是依据量表的 6～19 项来评估有自杀意念的被试者真正实施自杀的可能性的大小。总分的计算公式是［（6～19 项的得分之和 −9）/33］×100，得分在 0～100 之间变化。分数越高，自杀危险性越大。

附录 L　匹兹堡睡眠质量指数量表
（Pittsburgh Sleep Quality Index，PSQI）

指导语：下面一些问题是关于你最近 1 个月的睡眠状况，这仅与你的睡眠习惯有关。请选择或填写最符合你近 1 个月白天和晚上实际情况的选项，并尽可能地做精确回答。其中画有横杠的部分需要自己填写。

1. 在最近 1 个月中，你晚上上床睡觉通常是____点钟。

2. 在最近 1 个月中，你每晚通常要多长时间才能入睡（从上床到入睡）：____min。

3. 在最近 1 个月中，你每天早上通常____点钟起床。

4. 在最近 1 个月中，你每晚实际睡眠的时间为____h（注意不等同于卧床时间，可以有小数）。

从下列问题中选择一个最符合你情况的选项作为答案，并画“√”。

5. 在最近 1 个月中，你是否因下列情况影响睡眠而烦恼，并描述其程度。

A. 不能在 30min 内入睡：
（1）过去 1 个月没有
（2）每周平均不足 1 个晚上
（3）每周平均有 1 或 2 个晚上
（4）每周有平均 3 个或更多晚上

B. 在晚上睡眠过程中醒来或早醒（凌晨醒后不容易再次入睡）：
（1）过去 1 个月没有
（2）每周平均不足 1 个晚上
（3）每周平均有 1 或 2 个晚上
（4）每周有平均 3 个或更多晚上

C. 晚上起床上洗手间：
（1）过去 1 个月没有
（2）每周平均不足 1 个晚上
（3）每周平均有 1 或 2 个晚上
（4）每周有平均 3 个或更多晚上

D. 晚上睡觉时出现不舒服的呼吸：
（1）过去 1 个月没有
（2）每周平均不足 1 个晚上
（3）每周平均有 1 或 2 个晚上
（4）每周有平均 3 个或更多晚上

E. 晚上睡觉出现大声咳嗽或鼾声：
（1）过去 1 个月没有
（2）每周平均不足 1 个晚上

（3）每周平均有 1 或 2 个晚上
（4）每周有平均 2 个或更多晚上
F. 晚上睡觉感到寒冷：
（1）过去 1 个月没有
（2）每周平均不足 1 个晚上
（3）每周平均有 1 或 2 个晚上
（4）每周有平均 3 个或更多晚上
G. 晚上睡觉感到太热：
（1）过去 1 个月没有
（2）每周平均不足 1 个晚上
（3）每周平均有 1 或 2 个晚上
（4）每周有平均 3 个或更多晚上
H. 晚上睡觉做噩梦：
（1）过去 1 个月没有
（2）每周平均不足 1 个晚上
（3）每周平均有 1 或 2 个晚上
（4）每周有平均 3 个或更多晚上
I. 晚上睡觉身上出现疼痛不适：
（1）过去 1 个月没有
（2）每周平均不足 1 个晚上
（3）每周平均有 1 或 2 个晚上
（4）每周有平均 3 个或更多晚上
J. 其他影响睡眠的问题和原因：
如有，请说明这个问题：______________，并描述其程度：_______。
（1）过去 1 个月没有
（2）每周平均不足 1 个晚上
（3）每周平均有 1 或 2 个晚上
（4）每周有平均 3 个或更多晚上
6. 在最近 1 个月中，总的来说，你认为自己的睡眠质量：
（1）很好
（2）较好
（3）较差
（4）很差
7. 在最近 1 个月中，你是否要服药物（包括医院和药店购买的药物）才能入睡：
（1）过去 1 个月没有
（2）每周平均不足 1 个晚上
（3）每周平均有 1 或 2 个晚上
（4）每周有平均 3 个或更多晚上
8. 在最近 1 个月中，你是否在开车、吃饭或参加社会活动时时常感到困倦：
（1）过去 1 个月没有
（2）每周平均不足 1 个晚上
（3）每周平均有 1 或 2 个晚上
（4）每周有平均 3 个或更多晚上

9. 在最近 1 个月中，你在积极完成事情上是否感到精力不足：

（1）过去 1 个月没有

（2）每周平均不足 1 个晚上

（3）每周平均有 1 或 2 个晚上

（4）每周有平均 3 个或更多晚上

说　明

PSQI 用于评定被试者最近 1 个月的睡眠质量，由 19 个自评和 5 个他评条目构成，其中第 19 个自评条目和 5 个他评条目不参与计分，在此仅介绍参与计分的 18 个自评条目：18 个条目组成 7 个成分，每个成分按 0～3 等级计分，累积各成分得分为 PSQI 总分，总分范围为 0～21 分，得分越高，表示睡眠质量越差。被试者完成试问需要 5～10min。

各成分含义及计分方法如下：

成分 A. 睡眠质量

根据条目 6 的应答计分，很好计 0 分，较好计 1 分，较差计 2 分，很差计 3 分。

成分 B. 入睡时间

（1）条目 2 的计分为：≤15min 计 0 分，16～30min 计 1 分，31～60min 计 2 分，＞60min 计 3 分。

（2）条目 5A 的计分为：“没有” 计 0 分，＜1 次/周计 1 分，1～2 次/周计 2 分，≥3 次/周计 3 分。

（3）累加条目 2 和 5A 的计分，若累加分为 0 计 0 分，1～2 计 1 分，3～4 计 2 分，5～6 计 3 分。

成分 C. 睡眠时间

根据条目 4 的应答计分：＞7h 计 0 分，6～7h 计 1 分，5～6h 计 2 分，＜5h 计 3 分。

成分 D. 睡眠效率

（1）床上时间 = 条目 3（起床时间）－条目 1（上床时间）

（2）睡眠效率 = 条目 4（睡眠时间）/床上时间 ×100%

（3）成分 D 计分位，睡眠效率＞85% 计 0 分，75%～84% 计 1 分，65%～74% 计 2 分，＜65% 计 3 分。

成分 E. 睡眠障碍

根据条目 5B～5J 的应答计分：无计 0 分，＜1 次/周计 1 分，1～2 次/周计 2 分，≥3 次/周计 3 分。累加条目 5B～5J 的计分，若累加分为 0 则成分 E 计 0 分，1～9 计 1 分，10～18 计 2 分，19～27 计 3 分。

成分 F. 催眠药物

根据条目 7 的应答计分：无计 0 分，＜1 次/周计 1 分，1～2 次/周计 2 分，≥3 次/周计 3 分。

成分 G. 日间功能障碍

（1）根据条目 7 的应答计分：无计 0 分，＜1 次/周计 1 分，1～2 次/周计 2 分，≥3 次/周计 3 分。

（2）根据条目 7 的应答计分：没有计 0 分，偶尔有计 1 分，有时有计 2 分，经常有计 3 分。

（3）累加条目 8 和 9 的得分：若累加分为 0 则成分 G 计 0 分，1～2 计 1 分，3～4 计 2 分，5～6 计 3 分。

PSQI 总分 = 成分 A+ 成分 B+ 成分 C+ 成分 D+ 成分 E+ 成分 F+ 成分 G

评价等级：

0～5 分：睡眠质量很好。

6～10 分：睡眠质量较好。

11～15 分：睡眠质量一般。

16～21 分：睡眠质量很差。

附录 M　失眠严重程度指数量表
（Insomnia Severity Index，ISI）

对于以下问题，请你圈出近 1 个月以来最符合你的睡眠情况的数字	0	1	2	3	4
1. 入睡困难	无	轻度	中度	重度	极重度
2. 睡眠维持困难	无	轻度	中度	重度	极重度
3. 早醒	无	轻度	中度	重度	极重度
4. 对你目前的睡眠模式满意/不满意程度如何？	非常满意	满意	不太满意	不满意	非常不满意
5. 你认为你的失眠在多大程度上影响了你的日常功能？	无	轻度	中度	重度	极重度
6. 你的失眠问题影响了你的生活质量，你觉得在别人眼中你的失眠情况如何？	无	轻度	中度	重度	极重度
7. 你对目前的睡眠问题的担心/痛苦程度如何？	无	轻度	中度	重度	极重度

说　明

总分范围是 0～28 分。

0～7 分：没有临床上显著的失眠症。

8～14 分：亚临床失眠。

15～21 分：临床失眠症（中度）。

22～28 分：临床失眠症（重度）。

附录 N　事件影响量表修订版
（Impact of Event Scale-Revise，IES-R）

说明：下面是人们在经历过有压力的生活事件刺激之后所体验到的一些困扰，请你仔细阅读每个题目，选择最能够形容每一种困扰对你过去 7 天影响的程度。

以下提到的“此事”是指（制作问卷时，需要明确指出“此事”为何事）：

条目	一点没有	很少出现	有时出现	常常出现	总是出现
侵扰维度					
1. 我常因为其他事物想起此事					
2. 虽然我不愿意，但还是想起此事					
3. 关于此事的画面或形象常在脑海闪现					
4. 任何暗示都能把我带回到当时对此事的体验中					
5. 我发现我的所做所想好像又回到了那时					
6. 关于此事常有强烈的情感波澜袭扰我					

续表

条目	一点没有	很少出现	有时出现	常常出现	总是出现
唤醒维度					
7. 我难以保持熟睡					
8. 我难以入睡					
9. 想起此事导致我有心理反应，如出汗、呼吸困难、恶心或心跳加速					
10. 我做与此事有关的梦					
11. 我很敏感并且容易受到惊吓					
12. 我充满警惕性或处于警觉状态					
13. 我难以集中注意力					
14. 我觉得容易愤怒或生气					
逃避维度					
15. 我远离能让我想起此事的提示物					
16. 我尽量不谈论此事					
17. 我试图把此事从记忆中抹去					
18. 我努力不想此事					
19. 我觉得此事仿佛没有发生或者不是真的					
20. 当我想起此事时，我避免让自己难过					
21. 我知道自己仍对此颇有感触，但是我不愿面对这种情感					
22. 我对此事的感触有些麻木					

说　明

量表包含 22 个条目，3 个维度：侵扰（6 个条目）、唤醒（8 个条目）、逃避（8 个项目）。量表条目采用 0～4 分的 5 级评分（一点没有 =0，很少出现 =1，有时出现 =2，常常出现 =3，总是出现 =4），自我评估精神创伤在过去 1 周的影响。量表总分为 0～88 分，得分越高，说明事件的影响越大。

附录 O　创伤后应激障碍自评量表-民用版（PTSD Checklist-Civilian Version，PCL-C）

下表中的问题和症状是人们通常对一些紧张生活经历的反应。请仔细阅读其在 1 个月内打扰你的程度，在右框选择打分。

条目	一点也不	有一点	中度的	相当程度的	极度的
1. 过去的一段压力性事件的经历引起的反复发生令人不安的记忆、想法或形象	1	2	3	4	5
2. 过去的一段压力性事件的经历引起的反复发生令人不安的梦境	1	2	3	4	5
3. 过去的一段压力性事件的经历仿佛突然间又发生了、又感觉到了（好像你再次体验）	1	2	3	4	5
4. 当有些事情让你想起过去的一段压力性事件的经历时，你会非常局促不安	1	2	3	4	5
5. 当有些事情让你想起过去的一段压力性事件的经历时，有身体反应（如心悸、呼吸困难、出汗）	1	2	3	4	5
6. 避免想起或谈论过去的那段压力性事件经历或避免产生与之相关的感觉	1	2	3	4	5
7. 避免那些能使你想起那段压力性事件经历的活动和局面	1	2	3	4	5
8. 记不起压力性经历的重要内容	1	2	3	4	5
9. 对你过去喜欢的活动失去兴趣	1	2	3	4	5
10. 感觉与其他人疏远或脱离	1	2	3	4	5
11. 感觉到感情麻木或不能对与你亲近的人有爱的感觉	1	2	3	4	5
12. 感觉好像你的将来由于某种原因将被突然中断	1	2	3	4	5
13. 入睡困难或易醒	1	2	3	4	5
14. 易怒或怒气爆发	1	2	3	4	5
15. 注意力很难集中	1	2	3	4	5
16. 处于过度机警或警戒状态	1	2	3	4	5
17. 感觉神经质或易受惊	1	2	3	4	5

说　明

PCL-C 是专为评价普通人在平时生活（与战争相对而言）中遭遇创伤后的体验而设计的。它要求被试者根据自己在过去的 1 个月被问题和抱怨打扰程度打分，分 5 个等级：1“一点也不”，2“有一点”，3“中度的”，4“相当程度的”，5“极度的”。可分为 4 个因素，分别为警觉增高反应、回避反应、创伤经历反复重现反应、社会功能缺失反应。累计各项的总分（17～85 分），分数越高，代表 PTSD 发生的可能性越大。

17～37 分：无明显 PTSD 症状。

38～49 分：有一定程度的 PTSD 症状。

50～85 分：有较明显的 PTSD 症状，可能被诊断为 PTSD。

附录 P　简易精神状态检查量表（Mini-Mental State Examination，MMSE）

项目		积分					
定向力（10 分）	1. 今年是哪一年					1	0
	现在是什么季节？					1	0
	现在是几月份？					1	0
	今天是几号？					1	0
	今天是星期几？					1	0
	2. 你住在哪个省？					1	0
	你住在哪个县（区）？					1	0
	你住在哪个乡（街道）？					1	0
	咱们现在在哪个医院？					1	0
	咱们现在在第几层楼？					1	0
记忆力（3 分）	3. 告诉你 3 种东西，我说完后，请你重复一遍并记住，待会还会问你（各 1 分，共 3 分）			3	2	1	0
注意力和计算力（5 分）	4. 100−7=？连续减 5 次（93、86、79、72、65。各 1 分，共 5 分。若错了，但下一个答案正确，只记一次错误）	5	4	3	2	1	0
回忆能力（3 分）	5. 现在请你说出我刚才告诉你让你记住的那些东西			3	2	1	0
语言能力（9 分）	6. 命名能力						
	出示手表，问这个是什么东西					1	0
	出示钢笔，问这个是什么东西					1	0
	7. 复述能力						
	我现在说一句话，请跟我清楚地重复一遍（四十四只石狮子）！					1	0
	8. 阅读能力						
	（闭上你的眼睛）请你念念这句话，并按上面的意思去做！					1	0
	9. 三步命令						
	我给你一张纸请你按我说的去做，现在开始："用右手拿着这张纸，用两只手将它对折起来，放在你的左腿上。"（每个动作 1 分，共 3 分）			3	2	1	0
	10. 书写能力						
	要求受试者自己写一句完整的句子					1	0
	11. 临摹能力						
	（出示图案）请你照上面图案画下来！					1	0

说　明

（一）评价方法

1. 定向力　每说对一个计 1 分，总共 5 分。日期和星期差一天可计正常。月、日可以记阴历。

如被试者少说其中一个或几个（如忘记说月份、星期几等），调查员应该补充再问一遍被试者遗漏的内容。

2. 记忆力　要求被试者记忆 3 个性质不同的物件，要告诉被试者你可能要考察他/她的记忆力。调查员说的时候需连续、清晰、1 秒 1 个。第一次记忆的结果确定即刻记忆的分数，每说对 1 个给 1 分，总共 3 分。如果被试者没有全部正确说出，调查员应该再重复说一遍让被试者复述。重复学习最多 6 次，若仍不能记忆，则后面的回忆能力检查则无意义。

3. 注意力和计算力　正确答案为：93、86、79、72、65，每正确回答 1 个得 1 分，共 5 分。若受试者回答错误，但其后面的答案回答正确，那么只记一次错误。例如：回答 92、85、78、71-64，其中 92 错误，但其后续结果都正确，则总体只记一次错误，得分为 4 分。

4. 回忆能力　回答出的词语正确即可，顺序不要求，每正确回答一个，计 1 分，总分 3 分。

5. 语言能力　从命名、语言的流畅性、听懂命令和阅读书写等方面考查被试者的语言能力。

（1）命名能力：给被试者出示手表和钢笔，能正确命名各计 1 分。

（2）复述能力：检查语言复述能力，要求被试者复述中等难度的短句子。调查员只能说一次，正确无误复述给 1 分。

（3）三步命令：准备一张白纸，要求被试者把纸用右手拿起，把它对折起来，放在左腿上。3 个动作各得 1 分。调查员把 3 个命令连续说完后被试者再做动作。

（4）阅读书写

1）阅读能力：让被试者看右边纸上“闭上您的眼睛”，请被试者先朗读一遍，然后要求被试者按纸写命令去做。患者能闭上双眼给 1 分。

2）书写能力：让被试者看右边纸上第 2 个命令，被试者在纸上主动随意写一个句子。调查员不能用口述句子让被试者书写。句子应有主语和谓语，必须有意义，能被人理解。语法和标点符号不作要求。如果被试者在 2min 之内仍不能写出合格的句子给 0 分。

3）临摹能力：让被试者自己看右边纸上的命令完成。要求被试者临摹重叠的两个五角形，五角形的各边长应在 2.5cm 左右，但并不强求每条边要多长。必须是两个交叉的五边形，交叉的图形必须是四边形，但角不整齐和边不直可忽略不计。

（二）判定标准

1. 认知功能障碍　最高得分为 30 分，分数在 27～30 分为正常，分数＜27 分为认知功能障碍。

2. 痴呆划分标准　文盲≤17 分；小学程度≤20 分；中学程度（包括中专）≤22 分；大学及以上程度（包括大专）≤23 分。

3. 痴呆严重程度分级　≥21 分为轻度；10～20 分为中度；≤9 分为重度。

附录 Q　谵妄分级量表-98 修订版
（Delirium Rating Scale-Revised，DRS-R-98）

症状严重程度项目	项目得分				可选信息
1. 睡眠-觉醒周期紊乱	0	1	2	3	打盹　仅有夜间睡眠紊乱　日夜颠倒
2. 感知障碍	0	1	2	3	错觉或幻觉的类型： 听觉　视觉　嗅觉　触觉 错觉或幻觉的形式：简单　复杂
3. 妄想	0	1	2	3	妄想的类型：被害妄想　其他 形式：结构松散　系统化

续表

症状严重程度项目	项目得分				可选信息
4. 情感易变性	0	1	2	3	类型：　愤怒　焦虑　烦躁不安　情绪高涨　易激惹
5. 言语	0	1	2	3	因插管、缄默或其他而无法检查　是　否
6. 思维过程	0	1	2	3	因插管、缄默或其他而无法检查　是　否
7. 精神运动性激越	0	1	2	3	因受到限制而无法检查　是　否 限制类型：
8. 精神运动性迟滞	0	1	2	3	因受到限制而无法检查　是　否 限制类型：
9. 定向障碍	0	1	2	3	时间： 地点：　人物：
10. 注意力	0	1	2	3	
11. 短时记忆	0	1	2	3	测定的编号： 提示的类型：
12. 长时记忆	0	1	2	3	提示的类型：
13. 视觉空间能力	0	1	2	3	是否无法运用双手　是　否
诊断项目	**项目得分**				**可选信息**
14. 症状发生时间	0	1	2	3	症状是否出现在其他精神疾病基础上　是　否
15. 症状波动性	0	1	2		症状是否只出现在夜间　是　否
16. 躯体疾病	0	1	2		可导致症状的生理、医学或药物因素

说　明

该量表共分为两部分。

1. 3 个诊断项目，包括“症状发生时间”“症状波动性”和“躯体疾病”，用于鉴别谵妄与其他精神障碍，如痴呆、精神分裂症等。

2. 13 个症状严重程度项目，用于评估谵妄的严重程度，其中涵盖了言语、思维过程、运动表现以及认知等内容。

目前已证实 DRS-R-98 具有良好的效度和信度，其总分为 46 分，严重程度分最高为 39 分。根据 Trzepacz 等的研究，DRS-R-98 总分的最佳界值为 17.75 分，其敏感性和特异性分别为 92% 和 95%；而 DRS-R-98 严重程度分的最佳界值为 15.25，其敏感性和特异性分别为 92% 和 93%。目前临床上一般将 DRS-R-98 量表总分和严重程度分界值分别确定为 17.75 和 15.25，即总分≥18 分或严重程度分≥15 分即诊断为谵妄。

附录 R　意识模糊评估量表
（Confusion Assessment Method，CAM）

特征	表现	阳性标准
1. 急性发病或病情波动性变化	（1）与患者基础水平相比，是否有证据表明存在精神状态的急性变化 （2）在一天中，患者的（异常）行为是否存在波动性（症状时有时无或时轻时重）	（1）或（2）任何问题答案为“是”
2. 注意力不集中	患者的注意力是否难以集中，如注意力容易被分散或不能跟上正在谈论的话题	是
3. 思维混乱	患者的思维是否混乱或者不连贯，如谈话主题分散或与谈话内容无关、思维不清晰或不合逻辑，或毫无征兆地从一个话题突然转到另一话题	是
4. 意识水平改变	患者当前的意识水平是否存在异常，如过度警觉（对环境刺激过度敏感、易惊吓）、嗜睡（瞌睡、易叫醒）或昏睡（不易叫醒）	存在任一异常

说　明

谵妄诊断：特征 1 阳性 + 特征 2 阳性 + 特征 3 或 4 阳性 = CAM 阳性。